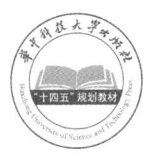

高等职业学校"十四五"规划药学类及中医药类专业新形态一体化特色教材

供药学、药物制剂技术、药品经营与管理等专业使用

U0756351

药事管理与法规

主　编　杨家林　李　收　刘　涛
副主编　熊　慧　张立峰　赵　曼　陈辉芳
编　者　（以姓氏笔画为序）
　　　　邓　媚　湖南食品药品职业学院
　　　　司　展　枣庄科技职业学院
　　　　刘　涛　铁岭卫生职业学院
　　　　刘金凤　永州职业技术学院
　　　　刘晓彤　铁岭卫生职业学院
　　　　李　收　枣庄科技职业学院
　　　　杨　怡　宝鸡职业技术学院
　　　　杨家林　鄂州职业大学
　　　　肖奕珂　广东岭南职业技术学院
　　　　岑菲菲　乐山职业技术学院
　　　　张立峰　邢台医学高等专科学校
　　　　陈辉芳　广东岭南职业技术学院
　　　　孟　佳　辽宁医药职业学院
　　　　赵　曼　陕西能源职业技术学院
　　　　熊　慧　鄂州职业大学

华中科技大学出版社

中国·武汉

内 容 简 介

本教材是高等职业学校"十四五"规划药学类及中医药类专业新形态一体化特色教材。

本教材共分为十六章,包括绪论,药事组织,药学技术人员管理,药品与药品监督管理,药品管理立法,国家药物政策与相关制度,药品研制与注册管理等。

本教材可供药学、药物制剂技术、药品经营与管理等专业使用。

图书在版编目(CIP)数据

药事管理与法规/杨家林,李收,刘涛主编.—武汉:华中科技大学出版社,2022.8
ISBN 978-7-5680-8620-2

Ⅰ.①药… Ⅱ.①杨… ②李… ③刘… Ⅲ.①药政管理-高等职业教育-教材 ②药事法规-高等职业教育-教材 Ⅳ.①R95

中国版本图书馆 CIP 数据核字(2022)第 140998 号

药事管理与法规
Yaoshi Guanli yu Fagui

杨家林 李 收 刘 涛 主编

策划编辑:史燕丽
责任编辑:马梦雪 方寒玉
封面设计:原色设计
责任校对:谢 源
责任监印:周治超
出版发行:华中科技大学出版社(中国·武汉)   电话:(027)81321913
        武汉市东湖新技术开发区华工科技园   邮编:430223
录 排:华中科技大学惠友文印中心
印 刷:武汉市籍缘印刷厂
开 本:889mm×1194mm 1/16
印 张:17.5
字 数:534 千字
版 次:2022 年 8 月第 1 版第 1 次印刷
定 价:59.90 元

高等职业学校"十四五"规划药学类及中医药类专业新形态一体化特色教材编委会

主 任 委 员 胡　野　葛淑兰

副主任委员（按姓氏笔画排序）

刘　涛　　铁岭卫生职业学院
陈地龙　　重庆三峡医药高等专科学校
宣永华　　滨州职业学院
姚腊初　　益阳医学高等专科学校
秦立国　　铁岭卫生职业学院

委 　 　 员（按姓氏笔画排序）

王　峰　　辽宁医药职业学院
王文渊　　永州职业技术学院
王志亮　　枣庄科技职业学院
王德华　　苏州卫生职业技术学院
兰小群　　广东创新科技职业学院
刘修树　　合肥职业技术学院
刘歆韵　　铁岭卫生职业学院
李新莉　　渭南职业技术学院
杨凤琼　　广东岭南职业技术学院
杨家林　　鄂州职业大学
张　勇　　皖北卫生职业学院
陆艳琦　　郑州铁路职业技术学院
孟彦波　　邢台医学高等专科学校
封家福　　乐山职业技术学院
赵立彦　　铁岭卫生职业学院
钱士匀　　海南医学院
徐　宁　　安庆医药高等专科学校
赖菁华　　陕西能源职业技术学院
谭　工　　重庆三峡医药高等专科学校

网络增值服务

使用说明

欢迎使用华中科技大学出版社医学资源网 yixue.hustp.com

① 教师使用流程

（1）登录网址：**http://yixue.hustp.com** （注册时请选择教师用户）

注册 ▶ 登录 ▶ 完善个人信息 ▶ 等待审核

（2）审核通过后，您可以在网站使用以下功能：

下载教学资源　　建立课程　　管理学生　　布置作业　　查询学生学习记录等

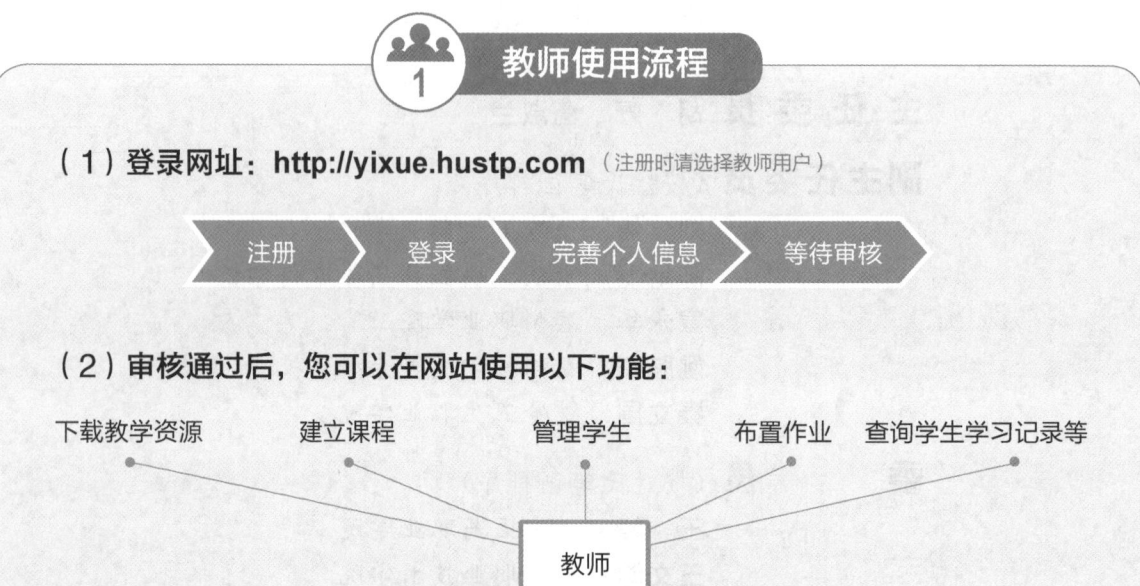

教师

② 学员使用流程

（建议学员在PC端完成注册、登录、完善个人信息的操作）

（1）PC 端操作步骤

① 登录网址：http://yixue.hustp.com （注册时请选择普通用户）

注册 ▶ 登录 ▶ 完善个人信息

② 查看课程资源：（如有学习码，请在个人中心－学习码验证中先验证，再进行操作）

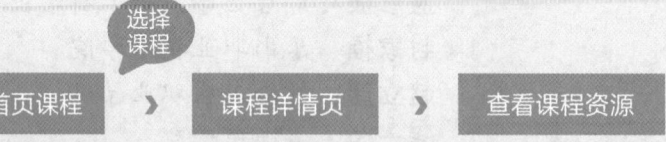

选择课程

首页课程 ▶ 课程详情页 ▶ 查看课程资源

（2）手机端扫码操作步骤

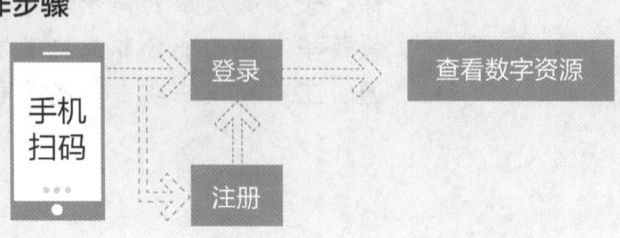

手机扫码 → 登录 → 查看数字资源　　注册

前言

　　高等职业教育是我国高等教育的重要组成部分,要求学生掌握一定理论知识的同时,重点掌握实际工作中各岗位的职业技能。为了适应我国高等卫生职业教育药学类专业教育教学改革的需要,遵循以就业为导向、以学生为主体、以能力为本位、培养高端技能型专门人才为核心的指导思想和原则,按照药学、医药营销、中药学、药物制剂技术等专业岗位培养目标,结合执业药师资格考试大纲,确立本课程的教学内容,编写本教材。

　　《药事管理与法规》在内容上作了以下安排和调整:教材编写充分考虑高等卫生职业教育特点,力求做到"新、专、精",力求反映药事管理方面的新进展、新知识、新法规。按照"需用为准、够用为度、实用为先"的原则安排教学内容,将原有的学科体系中药事管理学的内容,进行有机编排和深度融合,按照药事管理工作程序将全书内容分为十六章。各学校可根据实际情况做适当调整。

　　为了增强学生学习的主动性、自觉性、目的性及教材内容的可读性、趣味性,激发学生的学习热情,增强学生分析问题和解决问题的能力,本教材设立了"学习目标、案例导学、知识链接、课堂互动、本章小结、药师及执业药师考点、目标检测、实训项目"等模块,希望对老师的教学及学生的学习有所裨益。

　　本教材由鄂州职业大学杨家林老师统稿,陈辉芳老师编写第一章,杨家林老师编写第二章,熊慧老师编写第三章和第五章,刘晓彤老师编写第四章,刘涛老师编写第六章,孟佳老师编写第七章,张立峰老师编写第八章,赵曼老师编写第九章,司展老师编写第十章,岑菲菲老师编写第十一章,邓媚老师编写第十二章,杨怡老师编写第十三章,李收老师编写第十四章,刘金凤老师编写第十五章,肖奕珂老师编写第十六章。

　　由于编者的水平有限,书中可能存在不足之处,敬请使用本教材的广大师生、同行和读者批评指正,提出宝贵意见。

编　者

目录

第一章

绪　　论

本章
PPT

学习目标

知识目标

1.掌握　药事的概念、我国药品管理法律体系、《中华人民共和国药品管理法》和《中华人民共和国药品管理法实施条例》。

2.熟悉　我国药品管理法律效力,我国药事法的构成,药师的类型和功能。

3.了解　学习药事法规的重要性。

能力目标

强化药学工作者知法守法的法律意识,并逐步培养运用法律、法规基本知识和相关规定分析、解决实际问题的能力。

素质目标

在学习过程中认真履行药学工作者的法律职责和义务,为成为一名德才兼备的执业药师做好充分准备。

案 例 导 学

2017年11月,长春长生生物科技有限责任公司和武汉生物制品研究所有限责任公司生产的各一批次共计65万余支百白破疫苗效价指标不符合标准规定,被原国家食品药品监督管理总局责令查明流向,并要求立即停止使用不合格产品。

2017年11月5日,山东省疾病预防控制中心曾针对当时情况,发布了《效价指标不合格的百白破疫苗相关问题解答》,对公众所关心的问题有一个初步的回应。

2018年7月15日,国家药品监督管理局发布通告:近日,国家药品监督管理局根据线索组织检查组对长春长生生物科技有限责任公司(以下简称长春长生)生产现场进行飞行检查。检查组发现,长春长生在冻干人用狂犬病疫苗生产过程中存在记录造假等严重违反《药品生产质量管理规范》行为。根据检查结果,国家药品监督管理局迅速责成吉林省药品监督管理局收回长春长生相关GMP证书。此次飞行检查所有涉事批次产品,尚未出厂和上市销售,全部产品已得到有效控制。

长春长生问题疫苗案件暴露出原国家食品药品监督管理总局、吉林省药品监督管理局相关工作人员监管不到位、监督指导不力、审查把关不严、失察失责等诸多漏洞。

讨论:长春长生疫苗事件造成了极大的社会不良影响,我们要充分认识到加强药品监管的重要意义。那么,疫苗事件发生后,有关部门采取了哪些措施?其法律依据是什么?

第一节　药事管理概述

一、药事与药事管理的含义

（一）药事的概念

药事，即药学事业的简称，泛指一切与药品、药学有关的事业，是由与药学相关的若干部门（行业）构成的一个完整体系。

（二）药事的范围

2009 年 4 月，《中共中央、国务院关于深化医药卫生体制改革的意见》发布，这标志着我国医药卫生体制进入深化改革新阶段；2016 年 10 月，中共中央、国务院发布了《"健康中国 2030"规划纲要》，提出把健康摆在优先发展的战略地位，确立了"以促进健康为中心"的"大健康观""大卫生观"；2017 年 10 月 18 日至 24 日，中国共产党第十九次全国代表大会在北京召开，党的十九大报告提到，要全面建立中国特色基本医疗卫生制度、医疗保障制度和优质高效的医疗卫生服务体系，健全药品供应保障制度；现行版《中华人民共和国药品管理法》的适用范围、管理对象和内容包括药品的研制、生产、经营、使用和监督管理等环节的管理。"药事"的范围应根据国家与药品相关法律法规、政策等而定，综上所述，本教材将"药事"一词界定如下：与药品的研制、生产、经营、使用、价格、广告、信息、监督、检验、服务和药学教育等活动有关的事项。

（三）药事管理的概念

药事管理是指国家对药学事业的综合管理，是以药学知识为基础，运用现代管理学、法学、社会经济学等学科的原理和方法对药事活动进行研究，并通过不断的实践过程来论证和修正研究成果，以此来指导药事活动的发展和壮大。

药事管理是药学事业科学化、规范化、法制化的管理，涉及药学事业的各方面（药品研制、生产、经营、价格、广告、使用等），形成了较为完整的管理体系，现已发展成为我国医药卫生事业管理的一个重要组成部分。

（四）药事法规的概念

药事法规是由国家制定或认可，并由国家强制力保证实施，具有普遍效力和严格程序的行为规范体系，是调整与药事活动相关的行为和社会关系的法律法规的总和。药事法规是广义概念，它不具体指哪一部法规，而是与药事活动相关的所有法律、行政法规、部门规章、规范性文件的总称，是从事药事活动的所有单位和个人都必须严格遵守和认真执行的行为规范。

（五）药事法规的特征

我国的药事法规有以下四个基本特征：①以维护人民健康为立法目的：药品的质量直接关系到药品使用者的生命健康和安全，我国药事法规都是以加强药品监督管理，保证药品质量，保障人体用药安全，维护人民身体健康和用药的合法权益为目的。②以药品标准为核心的行为规范：药事法规可规范人们在从事药事活动时的行为，而这一切规范行为的目的是确保药品的安全性和有效性，我国通过颁布法律法规和药品标准以达到上述目的。③以系统性保证立法的完整性：我国药事法规从药品研制、生产、经营、使用过程全面立法，始终保证药品质量。④以不断完善体现立法的时效性：我国药事法规，立足现状，有针对性地解决药事活动中的现存问题，与中共中央作出的医药卫生战略部署高度契合，适时修订修正。

二、药事管理的目的和特点

（一）药事管理的目的

药事管理的目的是保证公众用药安全、有效、经济，不断提高人民的健康水平，促进社会协调发展。

（二）药事管理的特点

1. 专业融合性 体现在以药学知识为基础的自然科学和以管理学、法学、社会经济学为方法的社会科学的高度融合。

2. 政策时效性 药事管理活动需要按照国家药物政策以及相关法律法规进行，且在管理的过程中管理者要做到有据可依、有法可循，以公平、公正、严谨、科学的态度来进行药事管理。但往往法律法规又会根据国家药事现状做适时修改，所以又要求管理者一定要对法律条文的时效性有较强的敏感意识。

3. 实践检验性 "实践是检验真理的唯一标准"。新出台的或已有的法律法规是否真的适用于药事现状？这需要付诸实践后才能得到答案，而这也是修订修正药事法规的前提条件。

三、我国药事管理发展情况

（一）我国古代药事管理发展

周代建立了我国最早的医药管理制度。《周礼》所载六官体制中，医师是官名，为众医之长，职权是"掌医之政令，聚毒药以共药事"。秦汉至隋唐，医药行政管理机制逐步扩大充实，但管理体制大体相承。《通典》记载，秦设有太医令丞，掌管医药的政令，设有侍医，负责皇帝的医药。后汉时医药管理开始分设，东汉光武帝设"太医令一人，六百石，掌诸医。药丞、方丞各一人。药丞主药，方丞主药方"。两晋南北朝时期有史书记载："梁门下省置太医令，又太医二丞中，藏药丞为三品勋一位"，"北齐门下省尚药局，有典御药四人，侍御药四人，尚药监四人，总御药之事"。隋唐时期，医药管理机构进一步扩大，分工日细，《隋书》记载，设有尚药局、药藏局；唐政府设有药藏局，局内有药库，由药丞、药监等专职人员负责药品的收发、存储工作。综上，在宋朝以前，药事服务于皇室，是与王公贵族的药物供应、保管、使用有关之事。

宋元时期药事有进一步发展。宋政府太医局创立"卖药所"，又称"熟药所"，出售丸散膏丹等成药，首创了官办药局。元政府除设有御药院、典药局等管理机构外，还设置有面向民间的药事机构或药局，如广惠司、广济提举司、大都惠民局。这些机构既制药，也卖药，并行使药事管理之职能。

明清时期政府的药事机构进一步健全。从中央到地方各级都有专职人员管理药物并负责医疗事务，也有管理药品的制造和领发宫廷用药的机构，人员配备和管理制度更为严格。

（二）我国近代药事管理发展

1905 年始建中央卫生行政机构。1911 年，孙中山先生领导的辛亥革命，推翻了清王朝的封建帝制，结束了在中国延续几千年的君主专制制度，建立了民主共和国，在内务部下设卫生司，为全国卫生工作的行政主管部门。

国民政府建立后，先后公布了一些药政法规：《药师暂行条例》（1929 年 1 月）、《管理药商规则》（1929 年 8 月）、《修正麻醉药品管理条例》（1929 年 4 月）、《修成管理成药规则》（1930 年 4 月）、《细菌学免疫制品管理规则》（1937 年 5 月）、《药师法》（1944 年 9 月）等。

中国药学会成立于 1907 年，1909 年在日本东京召开了第一次年会，当时命名为"东京留日中华药学会"。1912 年在北京召开第二次年会改名为"中华民国药学会"（简称"中华药学会"），并经政府批准备案。1942 年更名为"中国药学会"。它的会章提出"本会以联合药学同志共同研究药学学术，推进药学事业与国际药学团体合作联系为宗旨"。至 1949 年，中国药学会共召开十二届年会，办有药学杂志。中国药学会就发展药学事业的各种问题，多次形成决议并向国民政府建议、批评、咨询，在一定程度上作出了积极贡献。

（三）我国现代药事管理发展（1949—1983 年）

1949 年后，党和人民政府制定了保障人民健康，发展医药卫生事业的方针。药事管理受到重视，并不断改善和加强药品质量监督管理工作，在行政管理、药物研究、制药工业、医药商业、临床药学等各个方面都取得了很大的成就。这一时期的药事管理的发展大体可划分为三个阶段：①初步建设阶段（1949—1957年）。中央人民政府成立时设立了卫生部，由卫生部统一领导管理药政、药检、药品生产、经营、使用、药物科研和药学教育；卫生部下设立了相应的机构、药政处、药品检验所、生物制品检验所、中国医药公司，以后又建立了中国药材公司。②大力发展和调整、巩固阶段（1958—1976年）。我国药学事业发展速度快，全国已建起许多小药厂，医药市场活跃，药物科研和药学教育发展快。1959年，中共中央批转卫生部党组《关于药品生产管理及质量问题的报告》，规定今后没有经过卫生行政部门批准，非制药单位不准制造药品，未经严格检验的药品，不准收购或在市场出售。1963年10月，卫生部、化学工业部、商业部发布了《关于药政管理的若干规定》，这也是中华人民共和国成立后有关药政管理的第一个综合性法规文件。③急速发展提升阶段（1977—1983年）。这一阶段我国药事管理工作得到急速发展。1978年，党的十一届三中全会顺利召开，确定了以"社会主义现代化建设"作为党的工作重点。同年6月，经国务院批准，国家医药管理总局成立，统一集中管理药品生产经营。国务院先后批准了《药政管理条例（试行）》《麻醉药品管理条例》，发布了《关于加强医药管理的决定》。卫生部也陆续制定并公布了一系列药政法规，1982年9月公布了淘汰药品127种的名单，同时遴选了282种药品为国家基本药物；整顿医院制剂室，发给"配制许可证"并加强了医院合理用药的管理工作；加强药品标准的制定和药品质量的监督管理工作。1979年，卫生部颁布了《中华人民共和国药典》（1977年版），还制定了部颁标准。药检机构的建设和质量监督检验工作有了较快的发展，全国有各级药检所一千多个。1980年，国务院批转卫生部等单位《关于加强药政管理禁止制售伪劣药品的报告》，加强了对医药市场的管理，对扰乱社会治安的非法游医药贩进行了取缔打击。

（四）我国药事管理进入法制化管理新阶段（1984年至今）

1984年，第六届全国人民代表大会常务委员会第七次会议通过了《中华人民共和国药品管理法》（下文简称《药品管理法》），自1985年7月1日起施行，这标志着我国药事管理工作进入法制化管理新阶段。继《药品管理法》出台以后，国务院先后发布了《麻醉药品管理办法》《精神药品管理办法》等法规；卫生部作为《药品管理法》的行政执法主要部门，依据《药品管理法》制定并发布了一系列配套文件，如《中华人民共和国药品管理法实施办法》《新药审批办法》《新生物制品审批办法》等。到20世纪80年代末，以《药品管理法》为核心的药品监督管理法规体系基本形成，强化了国家对药品研究、生产、流通、使用、过程的监管，推动了药事管理法制化进程。20世纪90年代，我国改革开放政策赢得国内外高度关注，有中国特色的社会主义市场经济理论，使我国社会和经济进入了一个新时期。随着对外交流日益增多，药学事业得到很大的发展。药品监督管理制度得到进一步完善，并在此基础上积极探索药品管理体制改革。进入21世纪，我国政府加强对药事管理的法制化力度，采取一系列重要措施，保证药学事业健康发展，保障人民用药安全：2001年第一次修订并颁布实施《中华人民共和国药品管理法》；2002年制定并颁布实施《中华人民共和国药品管理法实施条例》；2009年发布《中共中央、国务院关于深化医药卫生体制改革的意见》；2016年发布《"健康中国2030"规划纲要》和《"十三五"深化医药卫生体制改革规划》；2017年发布《"十三五"国家药品安全规划》；2018年印发《关于完善国家基本药物制度的意见》；2019年第二次修订并颁布实施《中华人民共和国药品管理法》等。

四、药事管理的重要性

（1）对于公众的重要性：药事活动关系到公众用药安全、有效、经济、合理、方便、及时，关系到公众的生命健康。

（2）对于国家的重要性：保护公民健康是宪法规定的国家责任。

（3）对于药事组织的重要性：宏观药事管理为药事组织的微观药事管理提供了法律依据、法定标准和程序。

五、药事管理的主要内容

药事管理有宏观和微观之分（表1-1）。宏观药事管理是指国家对药事的监督管理，具有全局性和指导性，其内容包括制定和执行国家药物政策与药事法规，建立健全药事管理体制，建立药品研制、生产、流通、使用的秩序,加强药学专业技术人员和监督管理人员的人力资源管理等。

微观药事管理是指药事管理各部门内部的管理,包括人员管理、财务管理、设施设备管理、药品质量管理、信息管理等,具有针对性和实践性。

表 1-1　宏观药事管理与微观药事管理的区别

分类	特点	举例
宏观药事管理	全局性、指导性	2019 年 3 月 5 日,国家药品监督管理局和人力资源社会保障部修订并发布了《执业药师职业资格制度规定》和《执业药师职业资格考试实施办法》
微观药事管理	针对性、实践性	某医院药学部规定取得执业药师资格并连续 3 年接受执业药师继续教育者,方可从事门诊药房药品调剂工作

第二节　药事管理学

一、药事管理学的定义和发展历史

(一)药事管理学的定义

药事管理学(pharmacy administration)是药学科学的重要组成部分,是药学与社会学、法学、经济学、管理学和心理学等学科相互交叉、渗透而形成的管理学科,是药学实践的重要基础,是药学生的专业必修课,是国家执业药师考试的主要科目。

(二)中国的药事管理学

中华人民共和国成立初期,我国对药品的管理主要是通过调整政策、下达命令进行约束,如 20 世纪 50 年代的查禁烟毒,20 世纪 60 年代查禁滥用麻黄素、安钠咖等案件。改革开放之后,我国加强了对药品的监督管理。1985 年 7 月 1 日,我国开始施行《中华人民共和国药品管理法》。1985 年 10 月,张静宇、王玉祥编写了《药政管理学概论》一书,由北京军区军医学校出版,作为内部交流资料使用。在此之前,国内尚无一本系统地研究药政管理的专著,也没有把药政当作一门学问进行研究。该书的编者把药政管理当作一门科学,参考有关文献,力图从管理学、史学、药学、医学、法学等方面概述药政管理学的基本内容与方法。该书中的第一篇将"药政管理"称作"药事管理"。1988 年 2 月,张静宇、王玉祥又编写了《实用药事管理学》,从药事管理、药品管理、特殊药品管理、药品遴选、药品审批和法律监督六个方面,概述了药品监督管理工作的基本内容与方法,为从事药品生产、药品经营、医院药房、药品检验、药政管理人员以及医药院校师生提供了参考。1988 年 8 月,李超进等编著了《药事管理学》一书,以药学的社会管理原则为重点,概述了药学事业管理发展简史和现代管理科学基本原理、内容、方法,简要介绍了国外有关情况和经验。此后,药事管理引起了教育界的重视,华西医科大学(现为四川大学华西医学中心)率先组建了药事管理教研组,开始讲授药事管理学。后来,各药学院校也陆续开办了相同的课程,涌现了大量的研究药事管理的论文,卫生部因势利导,开办了《中国药事》杂志,为药事管理的研究者搭建了一个交流的平台。

二、药事管理学与相关学科的关系

药事管理学是一门交叉学科,涉及法学、管理学、经济学等。药事管理学涉及法学是因为国家药品监管机构在执法过程中必须以法律的授权按法定的程序,执行相关的监管活动。药事管理学还必须借鉴经济学、管理学的分析方法,这也就有别于其他传统的药学理论课(药剂学、药物分析、药理学等),也有别于普通的经济学、管理学,它是二者的有机结合。药事管理学的一个重要特点就是运用管理学、经济学的手段来分析药学领域中的一些问题。药事管理学具有明显的社会属性,涉及药学事业的各个层面,与药学活动有紧密的联系。缺乏药事管理的约束,药学活动就不能有秩序、有规律、公平合法地进行。任何药学工作者都离不开这门学科的指导。

药事管理学是随着我国医药事业的发展和需要而发展起来的。它的目标是通过科学的管理,即运用先进的管理方法、管理技术和管理手段,对药品研究、生产、经营和使用过程进行组织、指挥、协调和监督,以合理的人力、财力、物力投入,取得最佳条件下达到最佳的治疗、预防疾病的目的,从而提高人民的健康水平。

三、学习药事管理学的重要性

随着医药卫生体制改革的深入推进,药事活动中产生了许多新的问题,亟须运用药事法规知识来解决,以实现药事活动的科学性与实践性的统一。特别是对药学及相关专业的学生来说,学习药事法规是增强其职业适应能力,提高综合素质的有效途径,可助其更好地协调个人与社会的发展,成为对社会有用的药学类专业技能人才,并具备完成药学社会任务的能力。

药事管理学是高等卫生职业教育药学类专业的专业课程。该课程的教学目的是使学生掌握药事管理法律法规和药师的职责与行为准则,熟悉药品研制、生产、流通、使用等各环节的质量保证和控制的相关管理准则,明确药品的安全有效与药事管理的关系,了解药学的社会性和管理方面的基本知识及经济全球化形势下药事管理的发展趋势。

药事管理学涉及内容广泛,应用性强。随着我国社会主义市场经济体制的建立和法律体系的逐步完善,药品监督法制化管理程序、制度也在不断完善。我国药事管理法律法规正处在不断修订完善的阶段,更新较快,这使得药事管理学教材内容相对滞后。为了贯彻新颁布的一些药事法律法规,需要不断完善补充编写药事管理学教材。

四、药事管理学的研究内容与学习方法

(一)药事管理学的研究内容

药事管理学课程主要是通过讲授药事法规和管理学、法学、经济学的基本知识,使学生了解药事活动的基本规律,掌握我国药品管理的法律法规,具备药品研制、生产、流通、使用等环节管理和监督的能力,培养学生运用药事管理的理论和知识指导实践,分析、解决实际工作问题的能力。

药事管理学的研究内容如下:①药事管理法律体系。②药事管理体制与药事组织。③药品监督管理:药品监督管理是政府采用法律的、行政的手段对药品及与药品有关的事项依法实施的严格的监督管理,以保证药品质量。由国家立法授权政府的卫生行政部门(药品监督管理部门)行使药品监督管理的职权。药品监督管理的实质是药品质量的监督管理。④药品质量管理:在经历了质量检验阶段(1920—1940年)、统计质量管理阶段(1941—1960年)后产品质量管理现已进入全面质量管理的新阶段。药品质量管理是药品监督管理的中心内容。药品质量管理的内容:制定、执行药品质量标准,制定影响药品质量工作的标准规范(如 GLP、GCP、GMP、GSP 等)等。药品质量管理的目的已从保证符合药品质量标准,发展成为保证药品安全、有效、经济和合理用药等方面。⑤药品生产、经营(企业)管理。药品生产、经营(企业)管理与一般企业管理不同,它以严格药品质量管理、切实保证人民用药安全为出发点。药品生产、经营(企业)管理包括国家对医药企业的管理和医药企业自身的科学管理两大部分。⑥药房管理。药房是直接为患者服务的部门,专门负责调配和发售药物。世界各国通常将药房分为社会药房和医院药房。社会药房又称作药店,根据我国特点,以调配中药饮片和中成药为主的药房称为中药房(店),但现多兼营。发达国家多以社会药房为分发销售药品的主要途径,形成医、药职业上的分工,现被称为"医药分业"。我国绝大多数的药品由医院门诊药房调配后发出,供患者使用。药房管理研究是药事管理学的主要内容,包括现代药房的作用、地位;门诊药房的发展;药房的组织、机构职能;业务运转;医药护关系等。药房管理的核心是保证合理用药:随着社会的发展,研究的课题已由单纯的调配分发药品向药房管理的核心问题——保证合理用药的管理方向发展。药品分类管理制度推动了社会药房的发展。⑦药品市场。⑧中药管理:对中药的综合管理,作为药品,在国家法律、法规等管理上有共同的方面,也有不同的管理措施,其种养栽培、生产管理、研究、使用,科技与教育管理等方面已经形成独特的领域,受到国内外普遍的重视。加强中药管理,保护药材资源和合理利用,提高中药质量,积极发展中药产业,推进中药现代化已成为我国医药产业和科技进步的重

要任务。研究中药管理对加速中医药事业发展、提高中医药整体管理水平具有重要意义。⑨药品知识产权保护与药品贸易。⑩社会与行为药学。⑪药学情报评价和药学信息管理。

（二）药事管理学的学习方法

1. 以讨论典型案例为主的教学方法 学生先行自学案例中相关的知识点,围绕案例提出的问题进行讨论,并将自己的观点与他人分享,集思广益,相互促进提升。

2. 以参观见习的方式将理论与实践结合 药厂、药企、药房(医院药房和药店)、药监部门的参观见习是真正去到药品生产、经营、使用、监督管理的第一线,学生可直接接触到药事管理活动,以更好地达到学习目的。

3. 关注药事新闻 通过互联网搜索、手机 App 下载、关注公众号等现代化信息获取方法,时常关注药事发展动态,把强时效性的学科理念植入心中。

第三节　健康中国战略

中华人民共和国成立后,特别是改革开放以来,我国健康领域改革发展取得显著成就,为全面建成小康社会奠定了重要基础。但是,工业化、城镇化、人口老龄化、疾病谱变化、生态环境及生活方式变化等,给维护和促进健康带来一系列新的挑战,健康服务供给总体不足与需求不断增长之间的矛盾依然突出,健康领域发展与经济社会发展的协调性有待增强,需要从国家战略层面统筹解决关系健康的重大和长远问题。

一、健康中国战略目标和任务

2016 年 10 月 25 日,中共中央、国务院印发了《"健康中国 2030"规划纲要》,提出了健康中国建设的目标和任务,确立了"以促进健康为中心"的"大健康观""大卫生观",提出将这一理念融入公共政策制定实施的全过程。2019 年 6 月 24 日,国务院印发的《关于实施健康中国行动的意见》,以及国务院办公厅印发的《健康中国行动组织实施和考核方案》要求加快推动从以治病为中心转变为以人民健康为中心,动员全社会落实预防为主方针,实施健康中国行动,同时明确在国家层面成立健康中国行动推进委员会。2019 年 7 月 9 日,健康中国行动推进委员会印发《健康中国行动(2019—2030 年)》,明确坚持以人民为中心的发展思想,政府、社会、个人协同推进,建立健全健康教育体系,引导群众建立正确健康观,形成有利于健康的生活方式、生态环境和社会环境,促进以治病为中心向以健康为中心转变,提高人民健康水平。

二、健康中国战略的原则

"共建共享、全民健康"是建设健康中国的战略主题。核心是以人民健康为中心,坚持以基层为重点,以改革创新为动力,预防为主,中西医并重,把健康融入所有政策,人民共建共享的卫生与健康工作方针,针对生活行为方式、生产生活环境以及医疗卫生服务等健康影响因素,坚持政府主导与调动社会、个人的积极性相结合,推动人人参与、人人尽力、人人享有,落实预防为主,推行健康生活方式,减少疾病发生,强化早诊断、早治疗、早康复,实现全民健康。

共建共享是建设健康中国的基本路径,全民健康是建设健康中国的根本目的。要立足全人群和全生命周期两个着力点,提供公平可及、系统连续的健康服务,实现更高水平的全民健康。推进健康中国建设,主要遵循以下原则:①健康优先。把健康摆在优先发展的战略地位,立足国情,将促进健康的理念融入公共政策制定实施的全过程,加快形成有利于健康的生活方式、生态环境和经济社会发展模式,实现健康与经济社会良性协调发展。②改革创新。坚持政府主导,发挥市场机制作用,加快关键环节改革步伐,形成具有中国特色、促进全民健康的制度体系。③科学发展。把握健康领域发展规律,坚持预防为主、防治结合、中西医并重,转变服务模式,构建整合型医疗卫生服务体系,推动健康服务从规模扩张的粗放型发展转变到质量效益提升的绿色集约式发展,推动中医药和西医药相互补充、协调发展,提升健康服务水平。④公平公正。以农村和基层为重点,推动健康领域基本公共服务均等化,维护基本医疗卫生服务的公益性,逐步缩小城乡、地区、人群间基本健康服务和健康水平的差异,实现全民健康覆盖,促进社会公平。《"健康中国 2030"规划纲要》确定的健康中国战略目标:到 2030 年,促进全民健康的制度体系更加完善,健康领域发展更加协调,健康生活方式得到普及,健康服务质量和健康保障水平不断提高,健康产业繁荣发展,基本实现健康公平,主要健康指标进入高收入国家行列。到 2050 年,建成与社会主义现代化国家相适应的健康国家。

三、基本医疗卫生制度与健康促进

(一)基本医疗卫生制度的建立

深化医药卫生体制改革是全面深化改革的重要内容,是维护人民群众健康福祉的重大民生工程、民心工程。2009 年 3 月 17 日,中共中央、国务院发布《关于深化医药卫生体制改革的意见》(以下简称新医改意见),这标志着我国医药卫生体制进入深化改革新阶段。新医改意见坚持把基本医疗卫生制度作为公共产品向全民提供的核心理念,坚持保基本、强基层、建机制的基本原则,首次明确了深化医药卫生体制改革总体目标是建立健全覆盖城乡居民的基本医疗卫生制度,为群众提供安全、有效、方便、价廉的医疗卫生服务,即建设覆盖城乡居民的公共卫生服务体系、医疗服务体系、医疗保障体系、药品供应保障体系,形成四位一体的基本医疗卫生制度。四大体系相辅相成,配套建设,协调发展。同时,完善保障医药卫生体系有效规范运转的体制机制,完善医药卫生的管理、运行、投入、价格、监管体制机制,建立协调统一的医药卫生管理体制、高效规范的医药卫生机构运行机制、政府主导的多元卫生投入机制、科学合理的医药价格形成机制、严格有效的医药卫生监管体制、可持续发展的医药卫生科技创新机制和人才保障机制、实用共享的医药卫生信息系统、医药卫生法律制度,保障医药卫生体系有效规范运转。

(二)基本医疗卫生与健康促进

2019 年 12 月 28 日,第十三届全国人大常委会第十五次会议通过《中华人民共和国基本医疗卫生与健康促进法》(以下简称《基本医疗卫生与健康促进法》),自 2020 年 6 月 1 日起施行。这是我国卫生与健康领域第一部基础性、综合性的法律,旨在落实《中华人民共和国宪法》(以下简称《宪法》)关于国家发展医疗卫生事业、保护人民健康的规定。这部法律涵盖基本医疗卫生服务、医疗卫生机构和人员、药品供应保障、健康促进、资金保障等方面内容,用法律的形式体现"保基本、强基层、促健康"的理念。2019 年《中华人民共和国药品管理法》(以下简称《药品管理法》)修订,其总则第一条,首次将"保护和促进公众健康"作为新的药品管理理念,即药品管理立法目的是加强药品管理,保证药品质量,保障公众用药安全和合法权益,保护和促进公众健康。

1.公民健康权的内容 健康是人生存的基本条件,具体是指人的躯体、精神、社会适应能力的良好状态。健康权是指公民以其机体生理机能正常运作和功能完善发挥,维护人体生命活动的利益为内容的人格权,包括健康维护权和劳动能力以及心理健康。健康权是人类人权中自然拥有的一种权利。《基本医疗卫生与健康促进法》规定,国家和社会尊重、保护公民的健康权。政府有责任制定并不断完善医药卫生政策,创造条件使人人能够尽可能健康。国家实施健康中国战略,普及健康生活,优化健康服务,完善健康保障,建设健康环境,发展健康产业,提升公民全生命周期健康水平。国家建立健康教育制度,保障公民获得健康教育的权利,提高公民的健康素养。公民是自己健康的第一责任人,应树立和践行对自己健康负责的健康管理理念,主动学习健康知识,提高健康素养,加强健康管理。倡导家庭成员相互关爱,形成符合自身和家庭特点的健康生活方式。公民应当尊重他人的健康权和利益,不得损害他人健康和社会公共利益。

2.基本医疗卫生服务的要求 基本医疗卫生服务,是指维护人体健康所必需、与经济社会发展水平相适应、公民可公平获得的,采用适宜药物、适宜技术、适宜设备提供的疾病预防、诊断、治疗、护理和康复等服务。基本医疗卫生服务包括基本公共卫生服务和基本医疗服务。医疗卫生与健康事业应当坚持以人民为中心,为人民健康服务,卫生健康工作理念从以治病为中心到以人民健康为中心的转变。国家建立基本医疗卫生制度,建立健全医疗卫生服务体系,保护和实现公民获得基本医疗卫生服务的权利。医疗卫生事业应当坚持公益性原则。公民依法享有从国家和社会获得基本医疗卫生服务的权利。基本公共卫生服务由国家免费提供。各级人民政府应当把人民健康放在优先发展的战略地位,将健康理念融入各项政策,坚持预防为主,完善健康促进工作体系,组织实施健康促进的规划和行动,推进全民健身。国家大力发展中医药事业,坚持中西医并重、传承与创新相结合,发挥中医药在医疗卫生与健康事业中的独特作用。

(三)深化医药卫生体制改革促进人人健康

为建立中国特色医药卫生体制,逐步实现人人享有基本医疗卫生服务的目标,提高全民健康水平,2009 年 3 月 17 日,中共中央、国务院印发《关于深化医药卫生体制改革的意见》,指出深化医药卫生体制改革,是加快医药卫生事业发展的战略选择,是实现人民共享改革发展成果的重要途径,是广大人民群众的迫切愿望。

1. 深化医药卫生体制改革的总体目标 建立健全覆盖城乡居民的基本医疗卫生制度,为群众提供安全、有效、方便、价廉的医疗卫生服务。到 2011 年,基本医疗保障制度全面覆盖城乡居民,基本药物制度初步建立,城乡基层医疗卫生服务体系进一步健全,基本公共卫生服务得到普及,公立医院改革试点取得突破,明显提高基本医疗卫生服务可及性,有效减轻居民就医费用负担,切实缓解"看病难、看病贵"问题。到 2020 年,覆盖城乡居民的医疗卫生制度基本建立。普遍建立比较完善的公共卫生服务体系和医疗服务体系,比较健全的医疗保障体系,比较规范的药品供应保障体系,比较科学的医疗卫生机构管理体制和运行机制,形成多元办医格局,人人享有基本医疗卫生服务,基本适应人民群众多层次的医疗卫生需求,人民群众健康水平进一步提高。

2. 深化医药卫生体制改革的基本任务 完善医药卫生四大体系,建立覆盖城乡居民的基本医疗卫生制度。建设覆盖城乡居民的公共卫生服务体系、医疗服务体系、医疗保障体系、药品供应保障体系,形成四位一体的基本医疗卫生制度。四大体系相辅相成,配套建设,协调发展。①全面加强公共卫生服务体系建设。建立健全疾病预防控制、健康教育、妇幼保健、精神卫生、应急救治、采供血、卫生监督和计划生育等专业公共卫生服务网络,完善以基层医疗卫生服务网络为基础的医疗服务体系的公共卫生服务功能,建立分工明确、信息互通、资源共享、协调互动的公共卫生服务体系,提高公共卫生服务和突发公共卫生事件应急处置能力,促进城乡居民逐步享有均等化的基本公共卫生服务。②进一步完善医疗服务体系。坚持非营利性医疗机构为主体、营利性医疗机构为补充,公立医疗机构为主导、非公立医疗机构共同发展办医原则,建设结构合理、覆盖城乡的医疗服务体系。③加快建设医疗保障体系。加快建立和完善以基本医疗保障为主体,其他多种形式补充医疗保险和商业健康保险为补充,覆盖城乡居民的多层次医保体系。④建立健全药品供应保障体系。加快建立以国家基本药物制度为基础的药品供应保障体系,保障人民群众安全用药。

本章小结

本章分为三节,第一节主要介绍药事的概念和范围,药事管理的概念、目的、特点,我国药事管理发展情况,药事管理的主要内容以及药事管理的重要性;第二节主要介绍药事管理学的定义、研究内容、学习方法等。第三节介绍了健康中国战略。

主要内容如下。

1.药事,即药学事业的简称,泛指一切与药品、药学有关的事业,是由与药学相关的若干部门(行业)构成的一个完整体系。

2.药事管理是指国家对药学事业的综合管理,是以药学知识为基础,运用现代管理学、法学、社会经济学等学科的原理和方法对药事活动进行研究,并通过不断的实践过程来论证和修正研究成果,以此来指导药事活动的发展和壮大。

3.药事管理学的学习方法主要有以讨论典型案例为主的教学方法,以参观见习的方式将理论与实践结合,关注药事新闻。

4.法律体系通常是指一个国家全部现行法律规范分类组合为不同的法律部门而形成的有机联系的统一整体。简单地说,法律体系就是部门法律体系。法律部门是根据一定标准、原则所制定的同类法律规范的总称。药品管理法律体系按照法律效力等级依次包括法律、行政法规、部门规章、规范性文件。

5.健康中国战略这节内容主要要求掌握健康中国战略目标和任务,掌握推进健康中国建设的原则以及基本医疗卫生制度与健康促进的关系。

药师及执业药师考点

1.药事、药事管理的概念;

2.执业药师职业资格考试与注册管理;

3.药事管理法规中的法律、行政法规、部门规章、规范性文件的法律效力层级比较。

目标检测

目标检测答案

一、单项选择题

1."药事"是指与药品的研制、生产、流通、使用及(　　　)。

A. 价格、广告、信息、监督、检验、服务和药学教育等活动有关的事项

B. 监督、检验和药学教育等活动有关的事项

C. 价格、检验、服务和药学教育等活动有关的事项

D. 广告、信息、监督和药学教育等活动有关的事项

2.下列不属于"药事"范围的是(　　　)。

A. 医疗机构购进药品　　　　　　　　　　B. 药学研究生教育

C. 药品质量抽查检验　　　　　　　　　　D. 保健食品做广告

3.《中华人民共和国药品管理法》是何部门制定、发布的?(　　　　)

A. 全国人大　　　　　　　　　　　　　　B. 全国人大常委会

C. 国务院　　　　　　　　　　　　　　　D. 国家卫生健康委员会

4.不属于我国药品管理法律体系的是(　　　　)。

A. 法律　　　　　　B. 行政法规　　　　　C. 部门规章　　　　　D. 民族性法规

5.深化医药卫生体制改革的总体目标是(　　　　)。

A. 建立健全覆盖城乡居民的基本医疗卫生制度,为群众提供安全、有效、方便、价廉的医疗卫生服务

B. 解决看病难问题

C. 解决医保问题

D. 解决医患关系问题

6.《中华人民共和国药品管理法实施条例》制定的依据是(　　　　)。

A.《中华人民共和国质量法》　　　　　　B.《中华人民共和国标准化法》

C.《中华人民共和国药品管理法》　　　　D.《中华人民共和国宪法》

7.负责药品检定和研究用试验动物标准化工作的是(　　　　)。

A. 中国食品药品检定研究院　　　　　　　B. 省级药品检验所

C. 市(地)级药品检验所　　　　　　　　　D. 县级药品检验所

8.健康权是指( )。

A.公民以其机体生理机能正常运作和功能完善发挥,维护人体生命活动的利益为内容的人格权,包括健康维护权和劳动能力以及心理健康

B.保证健康的权力

C.不生病

D.无职业病

9.建设健康中国的战略主题是( )。

A.共建共享、全民健康   B.大家身体健康

C.全部无病   D.人人身体好

10.2019 年 7 月 9 日,健康中国行动推进委员会通过《健康中国行动(2019—2030 年)》,明确坚持( )的发展思想,政府、社会、个人协同推进,建立健全健康教育体系,引导群众建立正确健康观,形成有利于健康的生活方式、生态环境和社会环境,促进以治病为中心向以健康为中心转变,提高人民健康水平。

A.以人民为中心   B.以群众为中心

C.以社会为中心   D.以家庭为中心

二、多项选择题

1.制定《中华人民共和国药品管理法》的目的是( )。

A.保障人体用药安全   B.保证药品质量   C.维护人民身体健康

D.加强药品监督管理   E.维护人民用药的合法权益

2.以下哪些是行政法规?( )

A.《中华人民共和国药品管理法》

B.《中华人民共和国药品管理法实施条例》

C.《药品生产质量管理规范》

D.《麻醉药品和精神药品管理条例》

E.《中药品种保护条例》

3.以下属于部门规章的是( )。

A.《放射性药品管理办法》   B.《处方管理办法》   C.《药品经营质量管理规范》

D.《野生药材资源保护管理条例》 E.《湖北省药品使用质量管理规定》

4.以下表述正确的是( )。

A.宪法具有最高法律效力

B.法律的效力高于行政法规

C.地方性法规的效力高于行政法规

D.地方性法规的效力高于同级地方政府规章

E.地方政府规章是结合地方实际情况而制定的,可以没有上位法

5.我国药品的委托生产必须经过国务院药品监督管理部门审批,其中( )不允许委托生产。

A.一类精神药品   B.大容量注射剂   C.疫苗制品

D.二类精神药品原料药   E.血液制品

实训项目 总结过去一年我国药事管理领域发生的重大事件

【实训目的】

了解过去一年我国药事管理领域发生的重大事件,以便掌握药事动态。

【实训内容】

选取药事管理与法规某一方面或几方面的内容,如药品生产管理、药品经营管理、药品说明书管理、药品广告管理、药品注册管理、药事管理法规建设等,检索、查阅药品相关网站及报刊,收集所需信息,并进行总结。

【实训步骤】

1. 自由组合分组,每组5人并进行分工。

2. 查阅相关文献、网页及报刊,收集资料。

3. 整理、分析、总结已收集的信息,并制作成PPT。

4. 每组选派1名同学做现场陈述。

5. 全班同学讨论,自由提问,小组成员解答。

【实训评价】

教师根据PPT的内容、现场报告(语言表达、解答问题)的质量予以评价并总结。

(陈辉芳)

第二章

药 事 组 织

本章
PPT

学习目标

知识目标

1.掌握 药事组织、药品监督管理部门的含义;药事组织的类型。

2.熟悉 药品行政管理组织、药品技术监督管理机构和药品监督管理相关部门的主要职能。

3.了解 其他药事组织的类型及职能。

能力目标

能正确运用药事组织的相关知识分析案例,可以根据药事组织性质,合理制订企业药事管理纲要。

素质目标

清楚知道药事组织体系中的组成及岗位职责,在以后的药事工作中能够坚守自己的岗位职责,与其他岗位的同事团结合作,共同维护公众的用药安全。

案 例 导 学

2018 年 10 月 16 日,在河北省政府新闻办召开的"联合打击重点领域食品药品违法犯罪'铁拳 2018'专项行动成果"新闻发布会上,河北省公安厅公布了典型案例。根据公安机关线索,相关部门联合出击,在邢台健身教练任某处查获美雄酮、氧雄酮、康力龙等激素类药品及封口机、产品包装标签等制假原材料。经查,任某通过网络购买原料,分装后再进行销售,销售对象主要为健身行业人员,销售所得约为 292 万元,抓获犯罪嫌疑人 2 名。

讨论:1.本案除了公安部门,还有哪些部门参与?

2.当发现可疑的药品时,该找哪个部门进行药品真伪的鉴别?

第一节 药事组织概述

一、组织

(一)组织的含义

组织是人类社会生活中最常见、最普遍的社会现象,它的产生源于人类的生产斗争和社会斗争。在人与社会的联系中,组织承担着沟通的中介任务。在当代世界,组织的影响已经深入各个社会生活领域,如社会政治生活、经济生活、文化生活和家庭生活等。人们对组织的认识已久,那么组织的定义是什么呢?

不同的学者从不同的角度出发形成了不同的观点。切斯特·巴纳德(Chester Barnard)将组织定义为有意识地协调两个或多个人活动或力量的系统。曼尼(J. D. Money)认为组织的定义是为了达到共同目的的所有人员协力合作的形态。布朗(A. Brown)给组织下的定义则是为了推进组织内部各组成成员的活动,确定最好、最有效果的经营目的,最后规定各个成员所承担的任务及成员间的相互关系。路易斯·A·艾伦(Louis A. Allen)将组织定义为为了使人们能够最有效地工作,去实现目标而进行明确责任、授予权力和建立关系的过程。

无论是从哪个角度来定义组织,都可以看到组织具有以下特征。

(1)目的性:组织的目的性体现在组织目标上。任何一个组织都是为一定的目标而组织起来的。

(2)整体性:无论是组织的管理还是组织的活动,都具有系统性、整体性。

(3)开放性:组织作为社会的重要环节,取得稳定发展的条件之一是需要不断地与外界环境进行物质、能量、信息等交换。

因此,我们将组织定义为人们为实现一定的目标,互相协作结合而成的集体或团体。当然,这种定义只是将组织置于社会环境中来讨论,适合社会管理范畴。

(二)组织的类型

(1)按组织的规模,组织可分为小型组织、中型组织和大型组织。

同是医院组织,就有个人诊所、小型医院和大型医院;同是行政组织,就有小单位、中等单位和大单位。按这个标准进行分类是具有普遍性的,无论何类组织都可以做这种划分。以组织规模划分组织类型,是对组织现象的表面认识。

(2)按组织的社会职能,组织可分为文化性组织、经济性组织和政治性组织。

文化性组织是一种人们之间相互沟通思想,联络感情,传递知识和文化的社会组织,如各类学校、图书馆、博物馆,都属于文化性组织。经济性组织是一种专门以追求社会物质财富为目的的社会组织,它存在于生产、交换、分配、消费等不同领域,工商企业、药品生产企业、银行等社会组织都属于经济性组织。而政治性组织是一种为了某个阶级的政治利益而服务的社会组织,国家的立法机关、司法机关、行政机关、政党、军队等都属于政治性组织。

(3)按组织内部是否有正式分工关系,组织可分为正式组织和非正式组织。

政府机关、军队、学校等社会组织内部存在着明确的组织任务分工、组织人员分工和正式的组织制度,属于正式组织;相反,一个社会组织的内部既没有确定的机构分工、任务分工和固定的成员,也没有正式的组织制度等,这种组织就属于非正式组织,如学术沙龙、文化沙龙、业余俱乐部等。

知识链接
2-1

二、药事组织

(一)药事组织的含义

药事组织是指为了实现药学的社会任务,经人为的分工形成的各种形式的药事组织机构,以及药事组织内部、外部相互协作的关系。药事组织在药事管理中具有重要作用和普遍意义,从事药事活动的组织,其行为与公众的生命和健康密切相关。

在药事管理实践中,人们往往把药事组织机构、体系、体制都称为药事组织。一般来说,"药事组织"的概念有广义和狭义之分。广义的药事组织:以实现药学社会任务为共同目标而建立起来的人们的集合体。它是药学人员相互影响的社会心理系统和运用药学知识和技术的专业技术系统,又是人们以特定形式的结构关系而共同工作的管理系统。狭义的药事组织:为了实现药学社会任务所提出的目标,经人为的分工形成的各种形式的组织机构的总称。本书中所提及的药事组织概念,以狭义为主。

(二)药事组织的类型

药事组织的具体任务可包括研制新药、生产供应药品、保证合理用药、培养药师和药学家、管理并组织药学力量,为人类的健康实施全面的药学服务。因此,对于药事组织的分类,也从上述角度来进行。

1.药品监督管理行政机构 国家药品监督管理局,省、自治区、直辖市药品监督管理局。

2.药品监督管理技术机构 中国食品药品检定研究院、国家药典委员会、国家药品监督管理局药品审评中心、国家药品监督管理局食品药品审核查验中心、国家药品监督管理局药品评价中心、国家中药品种保护审评委员会、国家药品监督管理局行政事项受理服务和投诉举报中心、国家药品监督管理局执业药师资格认证中心、国家药品监督管理局高级研修学院、药品审评检查分中心。

3.企业组织 药品生产企业、药品经营企业、医疗机构。

4.药品监督管理相关部门 市场监督管理部门、卫生健康部门、人力资源和社会保障部门、中医药管理部门、工业和信息化部门、国家发展和改革委员会、互联网信息管理部门、医疗保障主管部门、公安部门、商务部门、海关。

5.其他药事组织 药学教育组织、药学学术团体、药学科研机构。

第二节 药品监督管理组织

一、国家和省级药品监督管理行政机构职能

(一)我国药品监督管理组织的发展历史

1.第一阶段(1978—1997年) 食品药品监督管理法律法规体系逐步建立,药品监管逐步向法制化、规范化和专业化方向发展。

1978年,国家医药管理总局成立,统一管理中西药、医疗器械的生产、供应与使用,卫生部负责药政管理。1985年7月1日,我国颁布并实施了第一部《中华人民共和国药品管理法》。1988年成立国家中医药管理局,负责中药的管理,将中药监管的功能分离出来。

2.第二阶段(1998—2002年) 食品药品监督管理法律法规体系进一步确全,法制建设、法制改革和制度建设得到全面加强。

1998年,国务院直属的国家药品监督管理局(SDA)成立,负责中西药、医疗器械等生产、流通、使用的监督和检验,将技术监督与行政监督统一起来。1998年8月19日,国家药品监督管理局正式对外办公。此后,全国省及省以下药品监督管理机构相继组建,一个统一、权威、高效的药品监督执法体系在我国初步形成。

1998年,国家对药品行业管理的职能进行了调整,在国家经济贸易委员会下设医药司,履行政府对医药行业管理的职能。将原国家医药管理局、国家中医药管理局、国内贸易部药品生产经营行业管理的职能移交给国家经济贸易委员会医药司。除中央部委设立专门机构进行药品的行业管理外,在省、地(市)、县经济贸易委员会下也设立了医药管理办公室,负责辖区内医药行业的管理工作。

2000年,明确省级以下药品监督管理机构实行垂直管理;2001年12月1日,新修订的《中华人民共和国药品管理法》实施,进一步巩固了国家食品药品监督管理局的行政管理职能。

3.第三阶段(2003—2007年) 食品药品安全监管受到前所未有的重视,成为政府社会公共事务管理的重要组成部分。

2003年,国务院在国家药品监督管理局的基础上组建国家食品药品监督管理局(SFDA),仍然作为国务院直属机构。其主要职责如下:继续行使国家药品监督管理局的职能,并负责对食品、保健品、化妆品安全管理的综合监督和组织协调,依法组织开展对重大事故的查处。

4.第四阶段(2008—2012年) 根据《国务院关于部委管理的国家局设置的通知》(国发〔2008〕12号),设立国家食品药品监督管理局(副部级),为卫生部管理的国家局,食品药品监督管理机构省级以下垂直管理改为由地方政府分级管理。职责调整如下:①取消已由国务院公布取消的行政审批事项;

②将药品、医疗器械等技术审评工作交给事业单位；③将综合协调食品安全、组织查处食品安全重大事故的职责划给卫生部；④将卫生部食品卫生许可，餐饮业、食堂等消费环节食品安全监管和保健食品、化妆品卫生监督管理的职责，划入国家食品药品监督管理局。

5. 第五阶段(2013—2017年) 2013年3月22日，"国家食品药品监督管理局"(SFDA)改名为"国家食品药品监督管理总局"(CFDA)，为国务院直属机构。这意味着这一新组建的正部级部门正式对外亮相，食品安全过去多头分段管理的"九龙治水"局面结束。国家食品药品监督管理总局负责起草食品(含食品添加剂、保健食品)安全、药品(含中药、民族药)、医疗器械、化妆品监督管理的法律法规草案，制定食品行政许可的实施办法并监督实施，组织制定、公布国家药典等药品和医疗器械标准、分类管理制度并监督实施，制定食品、药品、医疗器械、化妆品监督管理的稽查制度并组织实施，组织查处重大违法行为。

6. 第六阶段(2018年至今) 2018年组建国家市场监督管理总局，为国务院直属机构，同时单独组建国家药品监督管理局，由国家市场监督管理总局管理。

(二)国家药品监督管理部门

1. 药品监督管理部门的含义 药品监督管理部门是指依照法律法规授权和相关规定，承担药品研制、生产、流通和使用环节监督管理职责的组织机构。

2. 国家药品监督管理局的主要职责

(1)负责药品(含中药、民族药)、医疗器械和化妆品安全监督管理。拟订监督管理政策规划，组织起草法律法规草案，拟订部门规章，并监督实施。研究拟订鼓励药品、医疗器械和化妆品新技术、新产品的管理与服务政策。

(2)负责药品、医疗器械和化妆品标准管理。组织制定、公布国家药典等药品、医疗器械标准，组织拟订化妆品标准，组织制定分类管理制度，并监督实施。参与制定国家基本药物目录，配合实施国家基本药物制度。

(3)负责药品、医疗器械和化妆品注册管理。制定注册管理制度，严格上市审评审批，完善审评审批服务便利化措施，并组织实施。

(4)负责药品、医疗器械和化妆品质量管理。制定研制质量管理规范并监督实施。制定生产质量管理规范并依职责监督实施。制定经营、使用质量管理规范并指导实施。

(5)负责药品、医疗器械和化妆品上市后风险管理。组织开展药品不良反应、医疗器械不良事件和化妆品不良反应的监测、评价和处置工作。依法承担药品、医疗器械和化妆品安全应急管理工作。

(6)负责执业药师资格准入管理。制定执业药师资格准入制度，指导监督执业药师注册工作。

(7)负责组织指导药品、医疗器械和化妆品监督检查。制定检查制度，依法查处药品、医疗器械和化妆品注册环节的违法行为，依职责组织指导查处生产环节的违法行为。

(8)负责药品、医疗器械和化妆品监督管理领域对外交流与合作，参与相关国际监督管理规则和标准的制定。

(9)负责指导省、自治区、直辖市药品监督管理部门工作。

(10)完成党中央、国务院交办的其他任务。

3. 国家药品监督管理局内设机构

(1)综合和规划财务司：主要负责机关日常运转，承担信息、安全、档案、保密、信访、政务公开、统计、信息化、新闻宣传等工作。对重要政务事项开展督查督办。组织开展应急管理和舆情监测工作。拟订并组织实施发展规划和专项建设规划，推动监督管理体系和信息化建设。承担机关和直属单位预决算、财务、国有资产管理及内部审计工作。组织起草综合性文稿和重要会议文件。

(2)政策法规司：主要负责研究药品、医疗器械和化妆品监督管理重大政策。组织起草法律法规及部门规章草案。承担规范性文件的合法性审查工作。承担执法监督、行政复议、行政应诉、重大案件法制审核工作。承担行政执法与刑事司法衔接管理工作。承担普法宣传和涉及世界贸易组织的相关工作。承担全面深化改革的有关协调工作。承担疫苗质量管理体系QMS办公室日常工作。

（3）药品注册管理司（中药民族药监督管理司）：主要负责组织拟订并监督实施国家药典等药品标准、技术指导原则，拟订并实施药品注册管理制度。监督实施药物非临床研究和临床试验质量管理规范、中药饮片炮制规范，实施中药品种保护制度。承担组织实施分类管理制度、检查研制现场、查处相关违法行为工作。参与制定国家基本药物目录，配合实施国家基本药物制度。

（4）药品监督管理司：主要负责组织拟订并依职责监督实施药品生产质量管理规范，组织拟订并指导实施经营、使用质量管理规范。承担组织指导生产现场检查、组织查处重大违法行为。组织质量抽查检验，定期发布质量公告。组织开展药品不良反应监测并依法处置。承担放射性药品、麻醉药品、毒性药品及精神药品、药品类易制毒化学品监督管理工作。指导督促生物制品批签发管理工作。

（5）医疗器械注册管理司：主要负责组织拟订并监督实施医疗器械标准、分类规则、命名规则和编码规则。拟订并实施医疗器械注册管理制度。承担相关医疗器械注册、临床试验审批工作。拟订并监督实施医疗器械临床试验质量管理规范、技术指导原则。承担组织检查研制现场、查处违法行为工作。

（6）医疗器械监督管理司：主要负责组织拟订并依职责监督实施医疗器械生产质量管理规范，组织拟订并指导实施医疗器械经营、使用质量管理规范。承担组织指导生产现场检查、组织查处重大违法行为工作。组织质量抽查检验，定期发布质量公告。组织开展不良事件监测并依法处置。

（7）化妆品监督管理司：主要负责组织实施化妆品注册备案工作。拟订并组织实施化妆品注册备案和新原料分类管理制度。组织拟订并监督实施化妆品标准、分类规则、技术指导原则。承担拟订化妆品检查制度、检查研制现场、依职责组织指导生产现场检查、查处重大违法行为工作。组织质量抽查检验，定期发布质量公告。组织开展不良反应监测并依法处置。

（8）科技和国际合作司（港澳台办公室）：主要负责组织研究实施药品、医疗器械和化妆品审评、检查、检验的科学工具和方法。研究拟订鼓励新技术、新产品的管理与服务政策。拟订并监督实施实验室建设标准和管理规范、检验检测机构资质认定条件和检验规范。组织实施重大科技项目。组织开展国际交流与合作，以及与港澳台地区的交流与合作。协调参与国际监督管理规则和标准的制定。

（9）人事司：主要负责承担机关和直属单位的干部人事、机构编制、劳动工资和教育工作，拟订人事管理及干部监督制度并组织实施。统筹管理机关和直属单位机构编制，统筹管理工资、津贴补贴及直属单位绩效工资等。指导相关人才队伍建设工作，统筹管理干部培训，加强人才队伍建设。承担执业药师资格管理工作，负责执业药师资格准入管理，制定执业药师资格准入制度，指导监督执业药师注册工作。

（10）机关党委：主要负责推进机关和在京直属单位党的政治建设、思想建设、组织建设、作风建设、纪律建设，把制度建设贯穿其中。对党员进行教育、管理、监督和服务。承担党风廉政建设和反腐败工作。指导直属机关群团组织开展工作，推进精神文明建设。承担局党组巡视工作，负责内部巡视的组织实施和中央巡视的协调配合。

（11）离退休干部局：主要负责机关离退休干部服务管理工作。负责机关离退休干部党的建设，承担机关离退休党员干部教育管理监督工作。负责落实机关离退休干部政治、生活待遇，组织开展文化活动。承担机关离退休经费管理工作。指导直属单位离退休干部工作。

▶ 课堂互动

药品生产企业申报药物临床试验需要找哪个部门批准？

（三）省级药品监督管理部门

省、自治区、直辖市药品监督管理局负责药品、医疗器械、化妆品生产环节的许可、检查和处罚，以及药品批发许可、零售连锁总部许可、互联网销售第三方平台备案及检查和处罚，主要职责如下。

（1）贯彻执行国家药品（含中药、民族药）、医疗器械和化妆品质量安全监督管理的法律法规规章，组织起草相关地方性法规、省政府规章草案及监督管理制度。落实国家鼓励药品、医疗器械和化妆品新技术、新产品的管理与服务政策。

（2）监督实施药品、医疗器械和化妆品标准和分类管理制度，组织拟订并监督实施地方中药饮片炮制规范，配合实施国家基本药物制度。

（3）负责药品、医疗器械和化妆品生产环节的行政许可。负责药品批发许可、零售连锁总部许可、互联网销售第三方平台备案。承担药品、医疗器械和化妆品注册管理工作。完善审评审批服务便利化措施并组织实施。

（4）负责监督实施药品、医疗器械和化妆品生产质量管理规范，指导实施经营和使用质量管理规范。拟订和实施本省生产、经营和使用质量管理规范的具体措施。

（5）负责组织开展药品不良反应、医疗器械不良事件和化妆品不良反应的监测、评价和处置工作。承担药品、医疗器械和化妆品安全风险监测和应急管理工作。

（6）负责组织实施药品、医疗器械和化妆品监督检查。制定检查制度，负责药品、医疗器械、化妆品生产环节和药品批发、零售连锁总部、互联网销售第三方平台的检查和处罚。

（7）负责药品、医疗器械和化妆品监督管理领域对外交流与合作。

（8）组织实施执业药师注册工作。

（9）负责指导市、县药品、医疗器械和化妆品监督管理工作。督促落实药品、医疗器械和化妆品安全企业主体责任，督促市、县政府落实属地责任，履行党政同责，组织实施药品、医疗器械和化妆品安全管理考核。

（10）推进全省药品、医疗器械和化妆品安全监管信息化建设。拟订药品、医疗器械和化妆品安全监管科技发展规划并组织实施，推动检验检测体系、电子监管追溯体系和信息化建设。完善信息统一发布制度和重大信息直报制度。

（11）完成上级交办的其他任务。

（12）职能转变。

①深入推进简政放权。深化行政审批制度改革，依法依规减少、下放行政审批事项，厘清审批职责和审批事项事权，贯彻实施国家药品、医疗器械和化妆品简政放权的政策要求，拟订有关措施制度。做好进口非特殊用途化妆品审批备案工作。

②强化事中事后监管。贯彻落实药品、医疗器械全生命周期管理制度，强化全过程质量安全风险管理，创新监管方式，加强信用监管，全面落实"双随机、一公开"监管和"互联网＋监管"，提高监管效能，满足新时代公众用药用械需求。

③有效提升服务水平。落实上市许可持有人制度，推进电子化审评审批，优化流程，提高效率，营造激励创新，保护合法权益环境。

④全面落实监管责任。按照"最严谨的标准、最严格的监管、最严厉的处罚、最严肃的问责"要求，完善药品、医疗器械和化妆品审评、检查、检验、监测等体系，提升监管队伍职业化水平。推进仿制药质量和疗效一致性评价，推进追溯体系建设，落实企业主体责任，防范系统性、区域性风险，保障药品、医疗器械安全有效。

二、药品监督管理技术机构职能

1. 中国食品药品检定研究院（国家药品监督管理局医疗器械标准管理中心，中国药品检验总所）
中国食品药品检定研究院是全国药品检验的最高技术仲裁机构，是全国药品检验所业务技术的指导中心，主要职责如下。

（1）承担食品、药品、医疗器械、化妆品及有关药用辅料、包装材料与容器（以下统称为食品药品）的检验检测工作。组织开展药品、医疗器械、化妆品抽验和质量分析工作。负责相关复验、技术仲裁。组织开展进口药品注册检验以及上市后有关数据收集分析等工作。

（2）承担药品、医疗器械、化妆品质量标准、技术规范、技术要求、检验检测方法的修订以及技术复核工作。组织开展检验检测新技术、新方法、新标准研究。承担相关产品严重不良反应、严重不良事件原因的实验研究工作。

（3）负责医疗器械标准管理相关工作。

（4）承担生物制品批签发相关工作。

（5）承担化妆品安全技术评价工作。

（6）组织开展有关国家标准物质的规划、计划、研究、制备、标定、分发和管理工作。

（7）负责生产用菌毒种、细胞株的检定工作。承担医用标准菌毒种、细胞株的收集、鉴定、保存、分发和管理工作。

（8）承担实验动物饲育、保种、供应和实验动物及相关产品的质量检测工作。

（9）承担食品药品检验检测机构实验室间比对以及能力验证、考核与评价等技术工作。

（10）负责研究生教育培养工作。组织开展对食品药品相关单位质量检验检测工作的培训和技术指导。

（11）开展食品药品检验检测国际（地区）交流与合作。

（12）完成国家局交办的其他事项。

2. 国家药典委员会　主要职责如下。

（1）组织编制、修订和编译《中华人民共和国药典》（以下简称《中国药典》）及配套标准。

（2）组织制定、修订国家药品标准。参与拟订有关药品标准管理制度和工作机制。

（3）组织《中国药典》收载品种的医学和药学遴选工作。负责药品通用名称命名。

（4）组织评估《中国药典》和国家药品标准执行情况。

（5）开展药品标准发展战略、管理政策和技术法规研究。承担药品标准信息化建设工作。

（6）开展药品标准国际（地区）协调和技术交流，参与国际（地区）间药品标准适用性认证合作工作。

（7）组织开展《中国药典》和国家药品标准宣传培训与技术咨询，负责《中国药品标准》等刊物编辑出版工作。

（8）负责国家药典委员会各专业委员会的组织协调及服务保障工作。

（9）承办国家局交办的其他事项。

3. 国家药品监督管理局药品审评中心　主要职责如下。

（1）负责药物临床试验、药品上市许可申请的受理和技术审评。

（2）负责仿制药质量和疗效一致性评价的技术审评。

（3）承担再生医学与组织工程等新兴医疗产品涉及药品的技术审评。

（4）参与拟订药品注册管理相关法律法规和规范性文件，组织拟订药品审评规范和技术指导原则并组织实施。

（5）协调药品审评相关检查、检验等工作。

（6）开展药品审评相关理论、技术、发展趋势及法律问题研究。

（7）组织开展相关业务咨询服务及学术交流，开展药品审评相关的国际（地区）交流与合作。

（8）承担国家局国际人用药品注册技术协调会（ICH）相关技术工作。

（9）承办国家局交办的其他事项。

4. 国家药品监督管理局食品药品审核查验中心　主要职责如下。

（1）组织制定修订药品、医疗器械、化妆品检查制度规范和技术文件。

（2）承担药物临床试验、非临床研究机构资格认定（认证）和研制现场检查。承担药品注册现场检查。承担药品生产环节的有因检查。承担药品境外检查。

（3）承担医疗器械临床试验监督抽查和生产环节的有因检查。承担医疗器械境外检查。

（4）承担化妆品研制、生产环节的有因检查。承担化妆品境外检查。

（5）承担国家级检查员考核、使用等管理工作。

（6）开展检查理论、技术和发展趋势研究、学术交流及技术咨询。

（7）承担药品、医疗器械、化妆品检查的国际（地区）交流与合作。

(8)承担国家市场监督管理总局委托的食品检查工作。

(9)承办国家局交办的其他事项。

5.国家药品监督管理局药品评价中心(国家药品不良反应监测中心) 主要职责如下。

(1)组织制定、修订药品不良反应、医疗器械不良事件、化妆品不良反应监测与上市后安全性评价以及药物滥用监测的技术标准和规范。

(2)组织开展药品不良反应、医疗器械不良事件、化妆品不良反应、药物滥用监测工作。

(3)开展药品、医疗器械、化妆品上市后安全性评价工作。

(4)指导地方相关监测与上市后安全性评价工作。组织开展相关监测与上市后安全性评价的方法研究、技术咨询和国际(地区)交流合作。

(5)参与拟订、调整国家基本药物目录。

(6)参与拟订、调整非处方药目录。

(7)承办国家局交办的其他事项。

6.国家中药品种保护审评委员会 国家中药品种保护审评委员会目前与国家市场监督管理总局食品审评中心实行一套机构、两块牌子管理,为国家市场监督管理总局直属事业单位,负责组织国家中药品种保护的技术审评工作。

7.国家药品监督管理局行政事项受理服务和投诉举报中心 主要职责如下。

(1)负责药品、医疗器械、化妆品行政事项的受理服务和审批结果相关文书的制作、送达工作。

(2)受理和转办属于国家局药品监督管理职能的投诉举报。

(3)负责药品、医疗器械、化妆品行政事项受理和投诉举报相关信息的汇总、分析、报送工作。

(4)负责药品、医疗器械、化妆品重大投诉举报办理工作的组织协调、跟踪督办,监督办理结果反馈。

(5)参与拟订药品、医疗器械、化妆品行政事项和投诉举报相关法规、规范性文件和规章制度。

(6)负责投诉举报新型、共性问题的筛查和分析,提出相关安全监管建议。承担国家局执法办案、整治行动的投诉举报案源信息报送工作。

(7)承担国家局行政事项受理服务大厅的运行管理工作。参与国家局行政事项受理、审批网络系统的运行管理。承担国家局行政事项收费工作。

(8)参与药品、医疗器械审评审批制度改革以及国家局"互联网＋政务服务"平台建设、受理服务工作。

(9)指导协调省级药品监管行政事项受理服务及投诉举报工作。

(10)开展与药品、医疗器械、化妆品行政事项受理及投诉举报工作有关的国际(地区)交流与合作。

(11)承办国家局交办的其他事项。

8.国家药品监督管理局执业药师资格认证中心 主要职责如下。

(1)开展执业药师资格准入制度及执业药师队伍发展战略研究,参与拟订、完善执业药师资格准入标准并组织实施。

(2)承担执业药师资格考试相关工作。组织开展执业药师资格考试命题、审题工作,编写考试大纲和考试指南。负责执业药师资格考试命题、审题专家库和考试题库的建设和管理。

(3)组织制订执业药师认证注册工作标准和规范并监督实施。承担执业药师认证注册管理工作。

(4)组织制订执业药师认证注册与继续教育衔接标准。拟订执业药师执业标准和业务规范,协助开展执业药师配备使用政策研究和相关执业监督工作。

(5)承担全国执业药师管理信息系统的建设、管理和维护工作,收集、报告相关信息。

(6)指导地方执业药师资格认证相关工作。

(7)开展执业药师资格认证国际(地区)交流与合作。

(8)协助实施执业药师能力与学历提升工程。

（9）承办国家局交办的其他事项。

9.国家药品监督管理局高级研修学院（国家药品监督管理局安全应急演练中心） 主要职责如下。

（1）承担国家局计划内培训任务。承担地方药品监督管理部门及其所属事业单位负责人国家级轮训。

（2）承担国家局相关司局、直属单位的培训任务，开展公务员初任、任职、在职及专门业务培训。承担省级局委托的培训任务。

（3）实施公务人员高级研修。

（4）承担国家局党校党员干部教学培训，开展相关学科建设。

（5）承担监管政策理论研究及人才队伍发展战略研究。

（6）负责有关学科、课程和教材体系建设。

（7）承担安全应急培训与演练相关工作。

（8）负责系统教育培训师资队伍建设及管理工作。

（9）承担博士后科研工作站管理工作。合作开展有关学历、学位教育。

（10）面向社会开展监管法规政策培训和专业技术培训。组织开展行业安全关键岗位从业人员职业（工种）技能鉴定工作。

（11）承担教育培训国际（地区）交流与合作。

（12）承办国家局交办的其他事项。

10.药品审评检查分中心 主要承担协助国家药品监督管理局药品审评中心开展药品审评事前、事中沟通指导和相关检查等工作（2020年12月，国家药品监督管理局在上海市成立药品审评检查长三角分中心，在广东省深圳市成立药品审评检查大湾区分中心）。

三、企业组织

在我国药品生产、经营组织的典型结构是药品生产企业和药品经营企业，在欧美称为制药公司、社会药房，在日本称为制药株式会社、经营株式会社和社会药局。虽然名称各异，但其主要功能都是生产药品和经销药品。

（一）企业

1.企业的定义 一般来说，企业是指从事生产、流通和服务活动，为社会提供商品（或服务），以盈利为目的而自主经营的，具有法人资格的经济组织。

对企业概念的基本理解如下。

（1）企业是在社会化大生产条件下存在的，是商品生产与商品交换的产物。

（2）企业是从事生产、流通与服务等基本经济活动的经济组织。

（3）就企业的本质而言，它属于追求盈利的营利性组织。

2.企业的特征 所谓企业特征，就是企业自产生以来各行各业、各种类型的企业共同的质的相似，也是区别于非企业的根本所在。企业作为独立的经济组织，一般应同时具备以下特征。

（1）组织性：企业不同于个人或家庭，它是一种有名称、组织机构、规章制度的正式组织；它不同于靠血缘、亲缘、地缘或神缘组成的家族宗法组织、同乡组织或宗教组织，而是由企业所有者和员工主要通过契约关系自由地（至少在形式上）组合而成的一种开放的社会组织。

（2）经济性：企业作为一种社会组织，不同于行政、军事、政党、社团组织和教育、科研、文艺、体育、医卫、慈善等组织，它本质上是经济组织，以经济活动为中心，实行全面的经济核算，追求并致力于不断提高经济效益。它也不同于政府和国际组织对宏观经济活动进行调控监管的机构，它是直接从事经济活动的实体，和消费者同属于微观经济单位。

（3）商品性：企业作为经济组织，又不同于自给自足的自然经济组织，而是商品经济组织、商品生产者或经营者、市场主体，其经济活动是面向、围绕市场进行的。不仅企业的产出（产品、服务）和投入（资源、要素）是商品——企业是"以商品生产商品"，而且企业自身（企业的有形、无形资产）也是商品，企业产权可以有偿转让——企业是"生产商品的商品"。

（4）营利性：企业作为商品经济组织，却不同于以城乡个体户为典型的小商品经济组织，它是发达商品经济即市场经济的基本单位，是单个的职能资本的运作实体，是以赢取利润为直接、基本目的，利用生产、经营某种商品的手段，通过资本经营，追求资本增值和利润最大化。

（5）独立性：企业还是一种在法律和经济上都具有独立性的组织，它（作为一个整体）在社会上完全独立，依法独立享有民事权利，独立承担民事义务、民事责任。它与其他自然人、法人在法律地位上完全平等，没有行政级别、行政隶属关系。它不同于民事法律上不独立的非法人单位，也不同于经济（财产、财务）上不能完全独立的其他社会组织，它拥有独立的、边界清晰的产权，具有完全的经济行为能力和独立的经济利益，实行独立的经济核算，能够自决、自治、自律、自立，实行自我约束、自我激励、自我改造、自我积累、自我发展。

（二）药品生产企业

药品生产企业，指生产药品的专营企业或者兼营企业。药品生产企业是依法成立的，从事药品生产活动，给社会提供药品，具有法人资格的经济组织。

（三）药品经营企业

药品经营企业，指经营药品的专营企业和兼营企业。药品经营企业分为药品批发企业和药品零售企业，前者习惯称为医药公司或中药材公司，后者习惯称为零售药房（药店）。按照所经营品种分为经营西药的医药公司和西药房，经营中药材、中成药的中药材公司和中药房。零售药房又可分为连锁药房和独立药房，以及定点零售药店。

（四）医疗机构

医疗机构药事泛指在医疗机构中一切与药品有关的管理、研究和服务性工作。医疗机构药事管理工作的目的是以医药学科学的理论、方法和技术来规范医疗活动中的用药行为，保证人民用药安全、有效、经济、合理，保障人民身体健康。它既是药事管理体系的重要分支，又是医疗工作的重要组成部分。现代医疗机构药事管理的研究内容涉及很多方面，核心内容是保证患者合理用药。根据医疗机构药事管理的内容和任务，医疗机构设立相应的药事管理委员会和药学部门。

四、药品监督管理相关部门

1. 市场监督管理部门

（1）国家、省（区、市）市场监督管理机构管理同级药品监督管理机构。

（2）市、县两级市场监督管理部门负责药品零售、医疗器械经营的许可、检查和处罚，以及化妆品经营和药品、医疗器械使用环节质量的检查和处罚。

（3）市场监督管理部门负责相关市场主体登记注册和营业执照核发，查处准入、生产、经营、交易中的有关违法行为，实施反垄断执法、价格监督检查和反不正当竞争。

（4）负责药品、保健食品、医疗器械、特殊医学用途配方食品广告审查和监督处罚。

2. 卫生健康部门

（1）负责组织拟订国民健康政策，拟订卫生健康事业发展法律法规草案、政策、规划，制定部门规章和标准并组织实施。

（2）协调推进深化医药卫生体制改革，组织深化公立医院综合改革，健全现代医院管理制度，提出医疗服务和药品价格政策的建议。

（3）组织制定国家药物政策和国家基本药物制度，开展药品使用监测、临床综合评价和短缺药品预警，提出国家基本药物价格政策的建议。

（4）制定医疗机构、医疗服务行业管理办法并监督实施，建立医疗服务评价和监督管理体系。

（5）国家药品监督管理局会同国家卫生健康委员会组织国家药典委员会并制定国家药典。

3. 人力资源和社会保障部门

（1）负责拟订人力资源和社会保障事业发展政策、规划。

（2）牵头推进深化职称制度改革，拟订专业技术人员管理、继续教育管理等政策。完善职业资格制度，健全职业技能多元化评价政策。

4. 中医药管理部门 国家中医药管理局由国家卫生健康委员会管理，其主要职责如下。

（1）拟订中医药和民族医药事业发展的战略、规划、政策和相关标准，起草有关法律法规和部门规章草案，参与国家重大中医药项目的规划和组织实施。

（2）承担中医医疗、预防、保健、康复及临床用药等的监督管理责任。

（3）负责监督和协调医疗、研究机构的中西医结合工作，拟订有关管理规范和技术标准。

（4）负责指导民族医药的理论、医术、药物的发掘、整理、总结和提高工作，拟订民族医医疗机构管理规范和技术标准并监督执行。

（5）组织开展中药资源普查，促进中药资源的保护、开发和合理利用，参与制定中药产业发展规划、产业政策和中医药的扶持政策，参与国家基本药物制度建设。

（6）组织拟订中医药人才发展规划，会同有关部门拟订中医药专业技术人员资格标准并组织实施。会同有关部门组织开展中医药师承教育、毕业后教育、继续教育和相关人才培训工作，参与指导中医药教育教学改革，参与拟订各级各类中医药教育发展规划。

（7）拟订和组织实施中医药科学研究、技术开发规划，指导中医药科研条件和能力建设，管理国家重点中医药科研项目，促进中医药科技成果的转化、应用和推广。

（8）承担保护濒临消亡的中医诊疗技术和中药生产加工技术的责任，组织开展对中医古籍的整理研究和中医药文化的继承发展，提出保护中医药非物质文化遗产的建议，推动中医药防病治病知识普及。

（9）组织开展中医药国际推广、应用和传播工作，开展中医药国际交流合作和港澳台的中医药合作。

（10）承办国务院及卫生部交办的其他事项。

5. 工业和信息化部门

（1）负责研究、提出工业发展战略，拟订工业行业规划和产业政策并组织实施。

（2）拟订高技术产业中涉及生物医药、新材料等的规划、政策和标准并组织实施，指导行业技术创新和技术进步，以先进适用技术改造、提升传统产业。

（3）承担食品、医药工业等的行业管理工作。

（4）承担盐业和国家储备盐行政管理、中药材生产扶持项目管理、国家药品储备管理工作。

（5）工信主管部门负责配合有关部门依法处置发布药品虚假违法广告、涉嫌仿冒他人网站发布互联网广告的违法违规网站、无线电台，积极引导行业自律。

6. 商务部门 负责拟订药品流通发展规划和政策。药品监督管理部门在药品监督管理工作中，配合执行药品流通发展规划和政策。

7. 公安部门 负责组织指导药品、医疗器械和化妆品犯罪案件侦查工作。药品监督管理部门与公安部门建立行政执法和刑事司法衔接工作机制。

8. 医疗保障主管部门

（1）拟订医疗保险、生育保险、医疗救助等医疗保障制度的法律法规草案、政策、规划和标准，制定部门规章并组织实施。

（2）组织制定城乡统一的药品、医用耗材、医疗服务项目、医疗服务设施等医保目录和支付标准，建立动态调整机制，制定医保目录准入谈判规则并组织实施。

（3）组织制定药品、医用耗材价格和医疗服务项目、医疗服务设施收费等政策，建立医保支付医药服务价格合理确定和动态调整机制，推动建立市场主导的社会医药服务价格形成机制，建立价格信息监测和信息发布制度。

（4）制定药品、医用耗材的招标采购政策并监督实施，指导药品、医用耗材招标采购平台建设。

（5）医疗保障部门应完善统一的城乡居民基本医疗保险制度和大病保险制度，建立健全覆盖全民城乡统筹的多层次医疗保障体系，不断提高医疗保障水平，确保医保资金合理使用、安全可控，推进医疗、医保、医药"三医联动"改革,更好保障人民群众就医需求、减轻医药费用负担。

9. 互联网信息管理部门 互联网信息管理部门简称"网信办",配合相关部门进一步加强互联网药品广告管理,大力整治网上虚假违法违规信息,依法查处发布虚假违法广告信息等的违法违规网站,营造风清气正的网络空间。

10. 海关 负责药品进口口岸的设置;药品进口与出口的监管、统计与分析。

11. 国家发展和改革委员会 监测、预测、预警价格变动,提出价格调控目标和政策建议。推进重要商品、服务和要素价格改革。组织起草有关价格和收费法规草案和政策。组织拟订少数由国家管理的重要商品和服务价格、重要收费政策,调整中央政府管理的商品和服务价格、收费标准。组织重点行业、重要农产品、重要商品和服务的成本调查,按规定承担政府定价项目成本监审。

知识链接
2-2

五、其他药事组织

(一)药学教育组织

药学教育组织的主要功能是教育,是为维持和发展药学事业培养药师、药学家、药学工程师、药学企业家和药事管理干部的机构,属于药学事业性组织。药学教育组织的目标是双重的,既出药学人才,又出药学研究成果。对社会来说,教育的功能是"揭示",而不是"实施",其重要作用只有在长期的发展中才能体现出来。药学教育应不断深化改革,建立教育新体制的基本框架,培养和造就一批高水平的具有创新能力的人才,以主动适应经济社会的发展。

药学教育组织一般比较稳定。它们的子系统基本上可以按学科专业类型划分,或以学历层次划分,也可以根据办学形式划分。我国现代药学教育经历了近百年的发展历程,已形成由高等药学教育、中等药学教育、药学继续教育构成的多层次、多类型、多种办学形式的药学教育体系。

(二)药学科研机构

药学科研机构的主要功能是研究开发新药、改进现有药品,以及围绕药品和药学的发展进行基础研究,提高创新能力,发展药学事业。

药学科研机构可分为两大类,即独立的药物研究机构或企业和附设在高等院校、大型制药企业、大型医院中的药物研究所(室)。随着改革的深入发展,我国药学教育和药学科研的机构和体制,发生了较大变化。药学科研机构处于从事业性组织向企业化过渡阶段。

(三)药学学术团体

1. 中国药学会(Chinese Pharmaceutical Association,CPA) 中国药学会成立于 1907 年,是我国近代成立较早的学术性社会团体之一。1992 年恢复加入了国际药学联合会(FIP),是亚洲药物化学联合会(AFMC)的发起成员之一。

中国药学会是依法成立的由全国药学科学技术工作者组成的具有学术性、公益性、非营利性的社会团体,是民政部批准登记的法人社会团体,是中国科学技术协会的组成部分,是党和政府联系药学科学技术工作者的桥梁和纽带,是推动中国药学科学技术事业发展的重要社会力量。

中国药学会的宗旨:坚持以习近平新时代中国特色社会主义思想为指导,增强"四个意识",坚定"四个自信",做到"两个维护",团结和凝聚广大会员和药学工作者,认真履行为科学技术工作者服务、为创新驱动发展服务、为提高全民科学素质服务、为党和政府科学决策服务职责,促进药学科学技术事业的繁荣和发展,促进药学科学技术的普及和推广,促进药学人才的成长与提高,反映药学工作者的意见和建议,维护药学工作者的合法权益,推动开放型、枢纽型、平台型组织建设,为实现中华民族伟大复兴的中国梦不懈奋斗。

中国药学会的任务:①开展药学科学技术的国际、国内交流,编辑、出版、发行药学学术期刊、书籍,发展同世界各国及地区药学团体、药学工作者的友好交往与合作;②举荐药学人才,表彰、奖励在科学技术活动中取得优异成绩的会员和药学工作者;③组织开展对会员和药学工作者的继续教育培训;④普及推广药学以及相关学科的科学技术知识;⑤反映会员和药学工作者的意见和要求,维护会员和药学工作者的合法权益;⑥接受政府委托,承办与药学发展及药品监督管理等有关的活动,组织会员和药学工作者参与国家有关的科学论证和科技与经济咨询;⑦开展医药科研成果中介服务,组织医药产品展览、推荐及宣传活动,举办为会员服务的事业和活动;⑧承办上级交办的其他事项。

2.中国药师协会 中国药师协会是由具有药学专业技术职务或执业资格的药学技术人员及相关单位会员自愿结成的全国性、行业性社会团体,是非营利性社会组织。中国药师协会接受登记管理机关中华人民共和国民政部,党建领导机关、有关行业管理部门的业务指导和监督管理。

2003年2月22日,经中华人民共和国民政部批准,中国执业药师协会正式成立;于2013年11月召开了第三届会员代表大会,选举产生了新一届理事会和领导机构;2014年5月,正式更名为中国药师协会。其主要职责如下。

(1)加强药师的自律管理,规范药师的执业行为,维护药师的合法权益。

(2)宣传、贯彻、落实有关法律、法规及合理用药的政策措施。

(3)积极推进药师立法工作,参与有关法律、法规和规章的制定。

(4)制定药师的职业规范、道德准则、药师药学服务胜任力评价标准和有关业务标准。

(5)加强药师队伍建设,组织开展药师培训和技能竞赛,促进药师能力提升。

(6)协助政府有关部门制定全国合理用药管理的工作目标、工作方案、相关管理政策、管理规范及技术标准并开展有关培训。

(7)宣传、推广药学新理论、新知识、新技术、新方法,促进药学技术的发展和进步。

(8)组织开展国内外药学技术的学术交流与合作。

(9)组织开展相关课题研究。

(10)依照有关规定,编辑、出版合理用药有关书籍和杂志,宣传合理用药知识,向专业人员及公众提供药学信息和健康知识服务。

(11)承担政府委托的有关药学学术发展、药品合理使用、全民健康促进等方面的任务。

素质拓展

守底线保安全,做好药品监管

药品质量和安全直接关系到人民群众身体健康和生命安全,是严肃的政治问题、基本的民生问题、重大的经济问题、严谨的技术问题。《中华人民共和国国民经济和社会发展第十四个五年规划和2035年远景目标纲要》(以下简称《纲要》)对加强和改进食品药品安全监管制度,完善食品药品安全法律法规和标准体系等作出部署要求。药品监管部门要严格落实习近平总书记关于药品安全"四个最严"要求,认真总结"十三五"时期药品监管事业改革发展的经验和成就,科学谋划新时代、新阶段药品监管事业改革发展思路举措,切实把党的十九届五中全会精神落实到"十四五"药品监管工作全过程、各环节,奋力谱写"十四五"药品监管事业新篇章。《纲要》对药品安全工作作出重要部署,体现了党中央对药品监管事业的高度重视和殷切希望。药品监管部门要认真落实党中央、国务院关于药品监管工作的重大决策部署,坚持人民至上、生命至上,守底线保安全、追高线促发展,持续深化系统治理、依法治理、综合治理、源头治理,更好满足新时代人民群众对药品安全和质量的需求。坚持和加强党的全面领导,充分发挥党的领导核心作用,提高把握方向、谋划全局、提出战略、推进发展的能力。一以贯之、坚定不移推进药品监管部门全面从严治党,持续加强干部作风建设,为做好"十四五"各项工作提供坚强政治保证。

扎实推进"依法治药",加快药品管理法规体系建设,加快健全形成与监管实际相适应的法规制度体系。对标国际标准编制《中国药典》(2025年版),优化医疗器械强制性标准体系,构建化妆品技术标准体系。加大法律法规标准宣传培训力度,不断提高监管法治化、制度化、规范化水平。

牢牢守住药品安全底线。严格落实药品安全企业主体责任、属地管理责任和部门监管责任,将药品安全隐患化解在萌芽状态。有效发挥现场检查作用,强化检查的突击性、实效性,加强境外检查工作力度,强化检查稽查协同。健全药物警戒体系,落实企业报告不良反应的主体责任。加强药品监督抽检,突出监督抽检的针对性、靶向性。系统总结疫情防控工作经验,提升药品监管应急处置能力。

持续深化药品监管改革,深化审评审批制度改革,持续加快创新药品、医疗器械和境外已上市新药审评审批。完善医疗器械分类管理,逐步实施医疗器械唯一标识。完善化妆品审评机制,逐步由外审向内审转变。深化疫苗监管改革,加强全生命周期监管。深化中药监管改革,促进中药传承创新发展。鼓励产业优势区域在监管政策改革上先行先试,服务支持创新药、高端医疗设备发展,支持医药产业生产链、供应链国产化,推动在医药领域构建以国内大循环为主体、国内国际双循环相互促进的新发展格局。

提升药品监管现代化水平,推进各级药品监管机构更加职能优化、协同高效,建立健全科学、高效、权威的药品监管体系。创新药品监管方式方法,提升"互联网＋药品监管"应用服务水平。深入开展药品监管科学研究,加快推进监管新工具、新标准、新方法的研究和应用。加快建立职业化专业化药品检查员队伍,为实现"十四五"药品监管事业改革发展各项目标任务提供有力支撑。

→ 本章小结

本章介绍了药事组织的含义、药事组织的类型、药品监督管理组织的主要职能,其主要内容如下。

1.药事组织是指为了实现药学的社会任务,经人为的分工形成的各种形式的药事组织机构,以及药事组织内部、外部相互协作的关系。

2.药事组织的类型:药品监督管理行政机构、药品监督管理技术机构、企业组织、药品监督管理相关部门、其他药事组织。

3.药品监督管理部门是指依照法律法规授权和相关规定,承担药品研制、生产、流通和使用环节监督管理职责的组织机构。

4.药品监督管理行政机构包括国家药品监督管理局,省、自治区、直辖市药品监督管理局。

5.国家药品监督管理局内设机构有综合和规划财务司、政策法规司、药品注册管理司、药品监督管理司、医疗器械注册管理司、医疗器械监督管理司、化妆品监督管理司、科技和国际合作司、人事司、机关党委、离退休十部局。

6.药品监督管理技术机构包括中国食品药品检定研究院、国家药典委员会、国家药品监督管理局药品审评中心、国家药品监督管理局食品药品审核查验中心、国家药品监督管理局药品评价中心、国家中药品种保护审评委员会、国家药品监督管理局行政事项受理服务和投诉举报中心、国家药品监督管理局执业药师资格认证中心、国家药品监督管理局高级研修学院、药品审评检查分中心。

7.企业组织包括药品生产企业、药品经营企业、医疗机构。

8.药品监督管理相关部门包括市场监督管理部门、卫生健康部门、人力资源和社会保障部门、中医药管理部门、工业和信息化部门、商务部门、公安部门、医疗保障主管部门、互联网信息管理部门、海关、国家发展和改革委员会。

9.其他药事组织有药学教育组织、药学科研机构、药学学术团体。

→ 药师及执业药师考点

1.药品监督管理部门;

2.药品管理工作相关部门；

3.药品监督管理专业技术机构。

目标检测

目标检测答案

一、单项选择题

1.药品上市前需要哪个单位审核？（　　）

A.国家药典委员会

B.国家药品监督管理局执业药师资格认证中心

C.国家药品监督管理局药品审评中心

D.国家药品监督管理局药品评价中心

2.国家药品监督管理局的主管部门是（　　）。

A.国家市场监督管理总局

B.国家卫生健康委员会

C.国务院

D.国家发展和改革委员会

3.负责国家基本药物定价的部门是（　　）。

A.卫生健康部门

B.国务院

C.国家发展和改革委员会

D.国家药品监督管理局

4.下列哪项不属于药品监督管理行政机构？（　　）

A.卫生健康委员会

B.国家药品监督管理局

C.省药品监督管理局

D.市药品监督管理局

5.国家药典委员会的主要职责不包括下列哪一项？（　　）

A.负责药品注册

B.负责国家药品标准及其相关内容的培训与技术咨询

C.负责药品试行标准转为正式标准的技术审核工作

D.组织制定和修订国家药品标准，以及直接接触药品的包装材料和容器、药用辅料的药用要求与标准

6.哪个单位加挂了药品不良反应监测中心的牌子？（　　）

A.中国食品药品检定研究院

B.国家药品监督管理局药品审评中心

C.国家药品监督管理局药品评价中心

D.国家药品监督管理局行政事项受理服务和投诉举报中心

7.以下不属于药品监督管理技术机构的是（　　）。

A.药物研究单位

B.国家药品监督管理局药品评价中心

C.国家药典委员会

D.国家药品监督管理局执业药师资格认证中心

8.以下不属于国家药品监督管理局的主管内容的是（　　）。

A.药品的注册和监督管理

B.化妆品的注册和监督管理

C.医疗器械的注册和监督管理

D.食品的注册和监督管理

9.下列哪项属于药品监督管理技术机构？（　　）

A.卫生健康委员会

B.国家药品监督管理局

C.中国食品药品检定研究院

D.市药品监督管理局

10.制定药师的职业规范、道德准则、药师药学服务胜任力评价标准和有关业务标准的是（　　）。

A.卫生健康委员会

B.国家药品监督管理局

C.中国药师协会

D.人力资源和社会保障部门

二、多项选择题

1. 药事组织的具体任务可包括(　　)。

A. 研制新药　　　　　　　　B. 培养药师和药学家　　　　C. 管理并组织药学力量

D. 生产药品　　　　　　　　E. 供应药品

2. 下列哪些属于药品监督管理技术机构?(　　)

A. 中国食品药品检定研究院

B. 国家药品监督管理局

C. 国家药典委员会

D. 国家药品监督管理局药品审评中心

E. 省药品监督管理局

3. 下列哪几项属于药事组织的基本类型?(　　)

A. 药品生产和经营组织　　　B. 事业性药房组织　　　　　C. 药学教育和科研组织

D. 药品管理的行政组织　　　E. 药事社会团体学术组织

4. 国家药典委员会的主要职责包括(　　)。

A. 负责药品试行标准转为正式标准的技术审核工作

B. 负责国家药品标准及相关培训

C. 组织制定和修订国家药品标准

D. 承办国家药品监督管理局交办的其他事项

E. 编制《中国药典》及其增补本

5. 属于药品经营企业的有(　　)。

A. 制药企业　　　　　　　　B. 药品批发企业　　　　　　C. 药品零售企业

D. 药品生产企业　　　　　　E. 医疗结构

实训项目　比较国内外药品监督管理体制的异同

【实训目的】

通过了解国内外药品监督管理体制的异同,学生可加深对我国药品监督管理体制的理解,提高分析和解决实际工作问题的能力。

【实训方式】

课堂讨论。

【实训内容】

学生查阅相关资料,了解国内外药品监督管理体制,再指定某一具体药品,比较国内外药品监督管理体制对这一药品的监督管理,对产生异同的原因加以分析。

【实训步骤】

1. 根据班级人数分组,选出一人担任小组长。

2. 以小组为单位按照实训的要求进行文献检索及查阅相关资料。

3. 各小组派一名成员进行发言。

4. 指导教师根据发言情况进行课堂总结。

5. 学生将案例资料和讨论结果进行归纳整理,并写出书面分析报告。

6. 指导教师根据发言及分析报告情况给出实训考核成绩。

7. 撰写实训调研报告,具体要求如下。

(1)字数 1000 字以上。

（2）对中、美、日各国对其药品不同的监督管理的原因进行分析。

（3）提出存在的问题及解决措施。

【实训评价】

教师根据小组成员总结情况进行点评并打分。

内容	我国药品的监督管理	与国外药品监督管理的相同点	与国外药品监督管理的不同点
分值	40	30	30

（杨家林）

药学技术人员管理

学习目标

知识目标

1.**掌握** 药学技术人员、执业药师、药师的定义；药师、执业药师的职责；执业药师业务规范活动内容、执业药师资格获得的途径。

2.**熟悉** 药师的类型和功能；执业药师考试与注册管理制度、继续教育和执业药师监督管理的相关规定。

3.**了解** 药学技术人员配备、执业药师继续教育情况。

能力目标

能从定义、考试、注册、职责等各方面区分药师与执业药师；在药学工作中能恪守药学职业道德标准，全心全意为患者服务。

素质目标

能在学习过程中认真履行药学技术人员的职责和义务，做好药品质量管理、处方调剂、用药指导、药物治疗管理、药品不良反应监测、健康宣教等工作；加强个人职业道德品质修养，为将来成为一名德才兼备的执业药师打下基础。

案 例 导 学

据国家药品监督管理局执业药师资格认证中心统计，截至2021年6月底，全国执业药师累计在有效期内注册人数为629911人，环比增加7309人。每万人口执业药师人数为4.5人。注册于药品零售企业的执业药师为574971人，占注册总数的91.3%。注册于药品批发企业、药品生产企业、医疗机构和其他领域的执业药师分别为35135人、4117人、15577人、111人。

讨论：1.药师与执业药师有什么区别？

2.执业药师注册在不同的领域，其职责相同吗？

第一节　药学技术人员概述

一、药学技术人员的概念

药学技术人员是指取得药学类等相关专业学历，依法经过国家有关部门考试考核合格，取得专业技术职务证书或执业药师资格,遵循药事法规和职业道德规范,从事与药品的生产、经营、使用、科研、检验和管理有关实践活动的技术人员,包括药师、执业药师、临床药师等。

二、药学技术人员的分布与配备

为了确保药品质量、保障人民用药安全有效,药学技术人员的配备及管理成为药品生产企业、药品经营企业及医疗机构的关键因素,同时也是药品监督管理机构能否履行其职责、贯彻《中华人民共和国药品管理法》的关键问题。许多药品生产企业、药品经营企业、医疗单位、药检机构和医药管理部门已开展药学技术人员需求预测,制订药学技术人员发展规划,制订培训计划,建立培训基地。为保证企业配备适当的药学技术人员,国家相关法律法规作出了规定。

1. 法律规定 《中华人民共和国药品管理法》规定:开办药品生产企业,必须具有依法经过资格认定的药学技术人员、工程技术人员及相应的技术工人;开办药品经营企业必须具有依法经过资格认定的药学技术人员;医疗机构必须配备依法经过资格认定的药学技术人员;非药学技术人员不得直接从事药剂技术工作。

2. 法规规定 《中华人民共和国药品管理法实施条例》规定:经营处方药、甲类非处方药的药品零售企业,应当配备执业药师或者其他依法经资格认定的药学技术人员;医疗机构审核和调配处方的药剂人员必须是依法经资格认定的药学技术人员。

3. 相关规章、规范性文件的规定

(1)《处方管理办法》规定:取得药学专业技术职务任职资格的人员方可从事处方调剂工作。药师在执业的医疗机构取得处方调剂资格。药师签名或者专用签章式样应当在本机构留样备查。具有药师以上专业技术职务任职资格的人员负责处方审核、评估、核对、发药以及安全用药指导;药士从事处方调配工作。

(2)《药品生产质量管理规范》规定:①生产管理负责人应当至少具有药学或相关专业本科学历(或中级专业技术职称或执业药师资格),具有至少三年从事药品生产和质量管理的实践经验,其中至少有一年的药品生产管理经验,接受过与所生产产品相关的专业知识培训。②质量管理负责人应当至少具有药学或相关专业本科学历(或中级专业技术职称或执业药师资格),具有至少五年从事药品生产和质量管理的实践经验,其中至少有一年的药品质量管理经验,接受过与所生产产品相关的专业知识培训。③质量受权人应当至少具有药学或相关专业本科学历(或中级专业技术职称或执业药师资格),具有至少五年从事药品生产和质量管理的实践经验,从事过药品生产过程控制和质量检验工作。

(3)《药品经营质量管理规范》规定:药品批发企业的负责人应当具有大学专科以上学历或者中级以上专业技术职称,经过基本的药学专业知识培训,熟悉有关药品管理的法律法规;企业质量负责人应当具有大学本科以上学历、执业药师资格和3年以上药品经营质量管理工作经历;企业质量管理部门负责人应当具有执业药师资格和3年以上药品经营质量管理工作经历。药品零售中的企业法定代表人或者企业负责人应当具备执业药师资格;企业应当按照有关规定配备执业药师,负责处方审核,指导合理用药;质量管理、验收、采购人员应当具有药学或者医学、生物、化学等相关专业学历或者具有药学专业技术职称。从事中药饮片质量管理、验收、采购人员应当具有中药学中专以上学历或者具有中药学专业初级以上专业技术职称。

(4)《医疗机构药事管理规定》规定:医疗机构药学专业技术人员不得少于本机构卫生专业技术人员的8%。建立静脉用药调配中心(室)的,医疗机构应当根据实际需要另行增加药学专业技术人员数量。

二级以上医院药学部门负责人应当具有高等学校药学专业或者临床药学专业本科以上学历,及本专业高级技术职务任职资格;除诊所、卫生所、医务室、卫生保健所、卫生站以外的其他医疗机构药学部门负责人,应当具有高等学校药学专业专科以上或者中等学校药学专业学历,及药师以上专业技术职务任职资格。

三级医院临床药师不少于5名,二级医院临床药师不少于3名。临床药师应当具有高等学校临床药学专业或者药学专业本科毕业以上学历,并应当经过规范化培训。

医疗机构应当加强对药学专业技术人员的培养、考核和管理,制订培训计划,组织药学专业技术人员参加毕业后规范化培训和继续医学教育,将完成培训及取得继续医学教育学分情况,作为药学专业技术人员考核、晋升专业技术职务任职资格和专业岗位聘任的条件之一。

第二节　药师及其管理

一、药师的定义

药师是药品生产、质量控制、经营、储藏、调配、使用和药物研究等药学工作的实践者和执行者。为了人类的健康,保证用药的安全、有效、合理,药师在药学领域的不同岗位上发挥着重要作用,因此,多数国家通过建立药师管理制度,规范药师的资格、职责和权利。

二、药师的类型

按划分的依据不同,药师可分为如下几类。

(1)根据所学专业可分为西药师、中药师、临床药师。

(2)根据职称职务可分为药士、药师、主管药师、副主任药师、主任药师。

(3)根据工作单位可分为药房药师(包括医院药房药师和社会药房药师)、药品生产企业药师、药品经营企业药师、药品监督管理部门药师、药物科研部门药师、药品检验所药师等。

(4)根据是否依法注册可分为执业药师、药师。

三、药师的职责

由于药学工作部门专业性不同,不同部门药师所具有的职责也不相同。

知识链接
3-1

(一)医疗机构药师的职责

1. 调配处方　调配处方是药学技术服务的重要组成部分,是保证患者安全、有效、合理用药的关键环节。

2. 提供专业建议　向临床医护人员提供有关药学专业理论和技术方面的知识和信息,以及向患者提供药物使用咨询和指导等服务。

3. 管理药品　对医疗机构医疗、科研所需药品进行采购、储存、分配、质量检查与控制,以及药品使用的统计和经济分析等。

4. 提供临床药学服务　提供药学保健,开展药物治疗监测以及药物的评价,进行药品不良反应监测等临床药学服务工作。

(二)社会药房药师的职责

1. 供应合格的药品　其主要任务是根据有关法律法规以及患者的意愿提供非处方药,根据医师处方调剂、供应处方药。

2. 提供用药指导　向用药者提供用药指导,保证其合理、安全地使用药品。

3. 管理药品　负责所经营药品的采购、储存、保管,并保证药品的质量。

4. 提供相关的卫生保健服务　为用药者提供合理的用药建议、保健常识。

(三)生产企业药师的职责

1. 质量保证　按照法律法规的规定,承担药品生产过程中的质量控制和检验等技术工作,保证生产合格药品。

2. 质量控制　对原材料、中间品、产品进行质量控制,对影响药品质量、生产全过程中易产生的人为差错和污物、异物引入等问题进行严格管理,杜绝不合格产品流入下一道工序,甚至进入药品市场。

3. 制订计划　依据市场需求,制订生产计划,保证供应足够药品。

4.追踪调查 追踪药品上市后的使用信息,及时、妥善处理不良药品事件。

(四)流通领域药师的职责

(1)构建药品流通渠道,沟通药品供需环节。

(2)合理储运药品,保证药品在流通过程中的质量。

(3)保证药品流通渠道规范有序,杜绝假、劣药品进入市场。

(4)与医疗专业人员沟通、交流,传递药品信息。

(五)科研部门药师的职责

(1)分析、评价新产品开发的方向、前景和潜力。

(2)确定新产品的性质和剂型。

(3)设计、筛选处方和生产工艺。

(4)通过临床前研究确定新产品研制方法、质量标准、药理毒理,并指导按照国家批准的生产工艺试制新产品。

(5)通过临床研究,确定新产品质量、有效期、药品不良反应等。

(6)研究确定新药的原料、辅料以及直接接触药品的包装材料容器。

(7)根据新药管理要求获得新产品的批准,并确保新产品正式生产的质量。

(六)药品监督管理部门药师的职责

(1)执行国家医药政策和药事管理的法律法规。

(2)监督管理药品的研制、生产、经营、使用以及监督管理等领域中的药学技术人员、药事组织和药品的质量,保障公众的健康利益,保障药学事业正常、有序的发展。

▶ 课堂互动

举例谈谈生活中接触到的药师属于哪个领域?他在工作中履行了哪些药师的职责?

四、药学职称考试

初级药士/药师/主管药师资格考试实行全国统一组织、统一考试时间、统一考试大纲、统一考试命题、统一合格标准的考试制度,原则上每年进行一次。凡列入全国考试的专业,不再进行初、中级卫生专业技术职务任职资格的认定和评审,不再组织初、中级卫生技术系列的专业考试。考试成绩合格者,颁发专业技术资格证书,该证书在全国范围内有效。

药学职称考试科目分为"基础知识""相关专业知识""专业知识""专业实践能力"4个科目。4个科目全部采用人机对话方式进行,各专业每科目题量均为100题,考试时间均为90分钟。

第三节 执业药师管理

一、执业药师的概念

按照《执业药师职业资格制度规定》,执业药师(licensed pharmacist)是指经全国统一考试合格,取得中华人民共和国执业药师职业资格证书(以下简称执业药师职业资格证书)并经注册登记,在药品生产、经营、使用和其他需要提供药学服务的单位中执业的药学技术人员。从事药品生产、经营、使用和其他需要提供药学服务的单位,应当按规定配备相应的执业药师。

所谓执业资格是指政府对某些责任较大、社会通用性强、关系公共利益的专业实行准入控制,是依法独立开业或从事某一特定专业学识、技术和能力的必备标准。国家执业药师资格制度纳入全国专业技术人员执业资格制度范围,其性质是对药学技术人员的执业准入控制。

二、我国执业药师资格制度的实施概况

为加强对药师行为的管理,国家相关主管部门相继颁布了一系列法规条例。1994年我国开始实施执业药师资格制度,人事部和国家医药管理局发布了《执业药师资格制度暂行规定》《执业药师资格考试实施办法》《执业药师资格认定办法》等,这标志着我国执业药师资格制度走上国际化、法制化管理的轨道。1998年国务院机构改革,成立国家药品监督管理局,并赋予其实施执业药师资格制度的职能,国家药品监督管理局与国家人事部对原规定的有关内容进行了修改。1999年国家人事部、国家药品监督管理局重新修订了《执业药师资格制度暂行规定》《执业药师资格考试实施办法》《执业药师注册管理暂行办法》。明确执业药师和执业中药师统称为执业药师,执业药师分为药学和中药学两个类别。随着执业药师资格制度的不断完善,我国的执业药师资格制度将进入法制化、规范化发展的轨道。

药师执业行为直接关系到人们的用药安全,关系到人们的生命和健康。为加强对药学技术人员的职业准入管理,进一步规范执业药师的管理权责,促进执业药师队伍建设和发展,根据《中华人民共和国药品管理法》《国家职业资格目录》等,2019年3月5日,国家药品监督管理局、中华人民共和国人力资源和社会保障部在原执业药师资格制度基础上,修订并印发了《执业药师职业资格制度规定》(以下简称《规定》)和《执业药师职业资格考试实施办法》,《规定》中还明确了专业技术人员取得执业药师职业资格,可认定其具备主管药师或主管中药师职称,并可作为申报高一级职称的条件,单位根据工作需要择优聘任。2021年6月18日,为进一步规范执业药师注册及其相关监督管理工作,加强执业药师队伍建设,国家药品监督管理局组织修订了《执业药师注册管理办法》,原国家药品监督管理局《执业药师注册管理暂行办法》(国药管人〔2000〕156号)和原国家食品药品监督管理局《关于〈执业药师注册管理暂行办法〉的补充意见》(国食药监人〔2004〕342号)、《关于〈执业药师注册管理暂行办法〉的补充意见》(食药监人函〔2008〕1号)、《关于取得内地〈执业药师资格证书〉的香港、澳门永久性居民执业注册事项的通知》(国食药监人〔2009〕439号)同时废止。

三、执业药师考试、注册及继续教育管理

(一)执业药师职业资格考试管理

执业药师职业资格作为药学技术人员的一种执业资格,需要通过职业资格考试。目前执业药师职业资格考试工作由国家药品监督管理局与中华人民共和国人力资源和社会保障部共同负责,日常管理工作委托国家药品监督管理局执业药师资格认证中心负责,考务工作委托中华人民共和国人力资源和社会保障部人事考试中心负责。各省、自治区、直辖市人力资源和社会保障行政主管部门会同药品监督管理部门负责本地区的考试工作,具体职责分工由各地协商确定。

执业药师职业资格考试实行全国统一大纲、统一命题、统一组织的考试制度。一般在每年10月举行一次,规定四年为一个考试周期,即参加全部科目考试的人员须在连续四个考试年度内通过全部科目的考试。免试部分科目的人员须在连续两个考试年度内通过应试科目。

1.报名条件 根据2022年《人力资源社会保障部关于降低或取消部分准入类职业资格考试工作年限要求有关事项的通知》,凡中华人民共和国公民和获准在我国境内就业的外籍人员,具备以下条件之一者,均可申请参加执业药师职业资格考试。

(1)取得药学类、中药学类专业大专学历,在药学或中药学岗位工作满4年。

(2)取得药学类、中药学类专业大学本科学历或学士学位,在药学或中药学岗位工作满2年。

(3)取得药学类、中药学类专业第二学士学位、研究生班毕业或硕士学位,在药学或中药学岗位工作满1年。

(4)取得药学类、中药学类专业博士学位。

(5)取得药学类、中药学类相关专业相应学历或学位的人员,在药学或中药学岗位工作的年限相应增加1年。

知识链接
3-2

执业药师报名要求提高了学历准入门槛,将最低学历要求从中专调整为大专,并适当提高相关专业考生从事药学(中药学)岗位的工作年限(相应增加1年)。

2.考试科目 执业药师职业资格考试分为药学类、中药学类两个专业类别,每个专业类别均包括4个考试科目。药学考试科目:"药学专业知识(一)""药学专业知识(二)""药事管理与法规""药学综合知识与技能"。中药学考试科目:"中药学专业知识(一)""中药学专业知识(二)""药事管理与法规""中药学综合知识与技能"。从事药学或中药学专业工作的人员,可根据从事的本专业工作选择参加药学或中药学专业知识科目的考试。"药事管理与法规"为药学类和中药学类共同考试科目。

按照国家有关规定,取得药学或医学专业高级职称并在药学岗位工作的,可免试"药学专业知识(一)""药学专业知识(二)",只参加"药事管理与法规""药学综合知识与技能"2个科目的考试;取得中药学或中医学专业高级职称并在中药学岗位工作的,可免试"中药学专业知识(一)""中药学专业知识(二)",只参加"药事管理与法规""中药学综合知识与技能"2个科目的考试。近几年执业药师考试合格情况见表3-1。

表 3-1 2017—2021 年执业药师考试合格情况

年份	报考人数/人	实际参考人数/人	合格率/(%)	累计达到/人
2021 年	592000	450973	17.93	137 万
2020 年	738901	610132	—	—
2019 年	834475	709687	18.72	116 万
2018 年	687584	566613	14.10	103 万
2017 年	675179	523296	29.19	95.36 万

(二)执业药师注册管理

执业药师资格实行注册制度。国家药品监督管理局负责执业药师注册的政策制定和组织实施,指导全国执业药师注册管理工作。各省、自治区、直辖市药品监督管理部门负责本行政区域内的执业药师注册及其相关监督管理工作。取得执业药师职业资格的药学人员,经执业单位考核同意,通过全国执业药师注册管理信息系统向所在地注册管理机构申请注册。经批准注册者,由执业药师注册管理机构核发国家药品监督管理局统一样式的执业药师注册证,方可从事相应的执业活动。未经注册者,不得以执业药师身份执业。

1.申请注册的条件 执业药师注册申请者,必须具备以下条件。

(1)取得执业药师职业资格证书。

(2)遵纪守法,遵守执业药师职业道德。

(3)身体健康,能坚持在执业药师岗位工作。

(4)经执业单位同意。

(5)按规定参加继续教育学习。

2.药品监督管理部门不予注册情况

(1)不具有完全民事行为能力的。

(2)甲类、乙类传染病传染期、精神疾病发病期等健康状况不适宜或者不能胜任相应业务工作的。

(3)受到刑事处罚,自刑罚执行完毕之日到申请注册之日不满 3 年的。

(4)未按规定完成继续教育学习的。

(5)近 3 年有新增不良信息记录的。

(6)国家规定不宜从事执业药师业务的其他情形。

3.注册程序 首次注册与延续注册应填写执业药师首次注册申请表或执业药师延续注册申请表,并按要求准备执业药师职业资格证书、身份证明、执业单位开业证明、继续教育学分证明等相关材料,通过全国执业药师注册管理信息系统向所在地注册管理机构申请注册。注册机构在受理申请人的注册申请材料时,对于申请材料存在可以当场更正的错误的,应允许申请人当场更正;对于申请材料不齐全或者不符合规定形式的,应当场或者在 5 个工作日内一次性告知申请人需要补正的全部内容。对于不予注册的,需注明原因及日期,并向申请人出具加盖本注册机构专用印章的书面通知。准予注册的,颁发国家药品监督管理部门统一印制的执业药师注册证。

4.执业药师注册内容

(1)执业地区:执业药师只能在一个省、自治区或直辖市注册。

(2)执业类别:药学类、中药学类、药学与中药学类。药品监督管理部门根据申请人执业药师职业资格证书中注明的专业确定执业类别进行注册。获得药学和中药学两个专业执业药师职业资格证书的人员,可申请药学与中药学类执业类别注册。执业药师只能在一个执业单位按照注册的执业类别、执业范围执业。

(3)执业范围:①药品生产。②药品经营:执业药师注册执业范围为药品经营的,需在执业药师注册证上注明药品经营(批发)或药品经营(零售);注册为零售连锁企业的,应在执业药师注册证上注明药品经营(零售),注册的执业单位应当明确到门店,执业药师应当在其注册的执业单位执业。③药品使用。④其他需要提供药学服务的单位。机关、院校、科研单位、药品检验机构不属于规定的注册执业单位。近几年执业药师注册情况见表3-2。

表 3-2　2014—2022 年执业药师注册情况

注册时间	全国注册/人	药品零售企业注册/人	药品批发企业注册/人	药品生产企业注册/人	医疗机构注册/人	其他领域注册/人
2022 年 6 月	671594	612864	36762	4352	17497	119
2021 年 6 月	629911	574971	35135	4117	15577	111
2020 年 4 月	528610	477875	33878	3711	12891	255
2019 年 4 月	485833	436128	34249	3805	11294	357
2018 年 4 月	422858	375944	34868	3602	8444	—
2017 年 5 月	370694	325638	35543	3430	6083	—
2016 年 4 月	277967	238806	33184	2953	3024	—
2015 年 5 月	181809	145583	30856	2956	2414	—
2014 年 5 月	121596	88607	26943	3372	2674	—

5.变更注册　执业药师变更注册执业地区、执业单位或执业范围时,应及时办理变更注册手续。办理变更注册手续应填写执业药师变更注册申请表,并按要求准备相关材料,交执业单位所在地省级药品监督管理部门办理变更注册手续,变更执业地区的申请材料应交新执业单位所在地省级药品监督管理部门。对于以上资料,注册机构核对原件和复印件无误后,应当将原件返还申请人。注册机构应当自受理变更注册申请之日起 7 个工作日内作出是否准予变更注册的决定,收回原执业药师注册证,颁发新的执业药师注册证。变更执业范围、执业地区、执业单位,注册有效期不变。

6.注册有效期　执业药师注册有效期为 5 年。需要延续的,持证者须在有效期满 30 日前向所在地注册管理机构提出延续注册申请。超过期限,不办理延续注册手续的人员,其执业药师注册证自动失效,并不能再以执业药师身份执业。办理延续注册时,同时变更执业单位的,须提交新执业单位合法营业证明。

7.注销注册

(1)有下列情形之一的,执业药师注册证由药品监督管理部门注销,并予以公告:①注册有效期满未延续的;②执业药师注册证被依法撤销或者吊销的;③法律法规规定的应当注销注册的其他情形。

(2)有下列情形之一的,执业药师本人或者其执业单位,应当自知晓或者应当知晓之日起 30 个工作日内向药品监督管理部门申请办理注销注册,并填写执业药师注销注册申请表。药品监督管理部门经核实后依法注销注册。①本人主动申请注销注册的;②执业药师身体健康状况不适宜继续执业的;③执业药师无正当理由不在执业单位执业,超过 1 个月的;④执业药师死亡或者被宣告失踪的;⑤执业药师丧失完全民事行为能力的;⑥执业药师受刑事处罚的。

（三）执业药师继续教育

执业药师继续教育是针对取得执业药师职业资格的人员进行的有关法律法规、职业道德和专业知识与技能的继续教育。继续教育的目的是不断提高执业药师依法执业能力和业务水平,使执业药师保持良好的职业道德,以患者和消费者为中心,开展药学服务,认真履行职责,维护广大人民群众身体健康,保障公众用药安全、有效、经济、合理。取得执业药师职业资格证书的人员,每年必须接受执业药师的继续教育,接受继续教育是执业药师的义务和权利。因此,执业药师必须自觉参加继续教育,获得规定的学分,这是执业药师延续注册的必要条件之一。

1. 管理机构

(1)中国药师协会负责全国执业药师继续教育管理,其职责如下:研究和建立科学、有效的执业药师继续教育管理政策体系、组织体系和工作体系;发布全国执业药师继续教育发展规划和指导纲要;组织开展全国执业药师继续教育示范性网络培训;负责全国执业药师继续教育施教机构的备案;指导省级(执业)药师协会开展继续教育工作,组织开展继续教育工作研讨及学术交流;建立全国执业药师继续教育统计年报工作制度;建立和完善执业药师继续教育管理系统。

(2)中国药师协会设立执业药师继续教育工作委员会,其职责如下:组织开展执业药师继续教育的理论研究和应用研究;制定全国执业药师继续教育发展规划;制定全国执业药师继续教育指导纲要;制定全国执业药师继续教育示范性网络课程;编写全国执业药师继续教育推荐培训教材;组织执业药师继续教育教学质量的考核评估工作。

(3)省级(执业)药师协会负责本辖区执业药师继续教育管理工作,其职责如下:负责本辖区执业药师继续教育的统筹规划和管理;负责本辖区施教机构的确定与管理,施教机构名单报中国药师协会备案;负责制定本辖区执业药师继续教育年度培训计划,并报中国药师协会备案;组织开展本辖区执业药师继续教育,并负责对培训质量进行评估;总结本辖区年度执业药师继续教育工作情况,完成年度统计上报。

2. 继续教育内容和方式

(1)继续教育内容:继续教育内容包括公需科目和专业科目。公需科目包括执业药师应当普遍掌握的法律法规、思想政治、职业道德、诚信自律等基本知识。专业科目包括专业技术人员从事专业工作应当掌握的新理论、新知识、新技术、新方法等专业知识。

(2)继续教育形式:执业药师可通过下列方式参加继续教育的,计入本人当年继续教育学时:①参加培训班、研修班或者进修班学习;②参加相关的继续教育实践活动;③参加省级及以上药品监督管理部门公布的继续教育实施机构组织的面授、网络远程等继续教育;④参加药学及药学服务领域学术会议、学术讲座、学术访问等活动;⑤符合规定的其他方式。继续教育形式和学时的具体认定办法,由省、自治区、直辖市人力资源和社会保障行政部门制定。

3. 学分要求　执业药师继续教育实行学分制。执业药师每年应当参加不少于 90 学时的继续教育学习,按每 3 学时授予 1 学分,每年累计应不少于 30 学分,其中,专业科目一般不少于总学时的三分之二;鼓励执业药师参加实训培养。执业药师参加省级(执业)药师协会组织的继续教育学习,经考核合格获取的学分,在全国范围内有效。执业药师继续教育采取学分登记制,实行电子化管理,承担继续教育管理职责的机构应当将执业药师的继续教育学分记入全国执业药师注册管理信息系统;登记内容主要包括继续教育内容、形式、考核结果、学分数、施教机构等信息。省级(执业)药师协会负责确认参加本辖区执业药师继续教育的学分信息,中国药师协会负责汇总参加全国示范性网络培训的学分信息,并分别与国家药品监督管理局执业药师注册管理信息系统相衔接。

申请人取得执业药师职业资格证书,非当年申请注册的,应当提供执业药师职业资格证书批准之日起第二年后的历年继续教育学分证明。申请人取得执业药师职业资格证书超过 5 年申请注册的,应至少提供近 5 年的连续继续教育学分证明。

四、执业药师的职责和权利义务

（一）执业药师的职责

《执业药师职业资格制度规定》及《执业药师注册管理办法》明确规定了执业药师的职责如下。

（1）执业药师必须遵守执业标准和业务规范，以保障和促进公众用药安全有效为基本准则。

（2）执业药师必须严格遵守《中华人民共和国药品管理法》及国家相关法规、政策，对违法行为或决定，有责任提出劝告、制止、拒绝执行，并向当地负责药品监督管理的部门报告。

（3）执业药师在执业范围内负责对药品质量和药学服务活动进行监督和管理，保证药品管理过程持续符合法定要求，参与制定、实施药品全面质量管理制度及对本单位内部违反规定的处理工作。

（4）执业药师负责药品质量监督和管理、处方的审核及调配、提供用药咨询与信息、指导合理用药、开展治疗药物的监测及药品疗效的评价等临床药学工作。

（5）药品零售企业应当在醒目位置公示执业药师注册证，并对在岗执业药师挂牌明示，执业药师不在岗时，应当以醒目方式公示，并停止销售处方药和甲类非处方药。执业药师执业时应当按照有关规定佩戴工作牌。

（6）执业药师应该按照国家专业技术人员继续教育的有关规定接受继续教育，更新专业知识，提高业务水平。国家鼓励执业药师参加实训培养。

（二）执业药师享有的权利

《执业药师注册管理办法》明确规定，执业药师享有以下权利。

（1）以执业药师的名义从事相关业务，保障公众用药安全和合法权益，保护和促进公众健康。

（2）在执业范围内，开展药品质量管理，制定和实施药品质量管理制度，提供药学服务。

（3）参加执业培训，接受继续教育。

（4）在执业活动中，人格尊严、人身安全不受侵犯。

（5）对执业单位的工作提出意见和建议。

（6）按照有关规定获得表彰和奖励。

（7）法律、法规规定的其他权利。

（三）执业药师应当履行的义务

《执业药师注册管理办法》明确规定，执业药师应当履行下列义务。

（1）严格遵守《中华人民共和国药品管理法》及国家有关药品生产、经营、使用等各项法律、法规、部门规章及政策。

（2）遵守执业标准和业务规范，恪守职业道德。

（3）廉洁自律，维护执业药师职业荣誉和尊严。

（4）维护国家、公众的利益和执业单位的合法权益。

（5）按要求参加突发重大公共事件的药事管理与药学服务。

（6）法律、法规规定的其他义务。

五、执业药师业务规范

执业药师业务规范是指执业药师在运用药学等相关专业知识和技能从事业务活动时，应当遵守的行为准则。执业药师的业务活动包括处方调剂、用药指导、药物治疗管理、药品不良反应监测、健康宣教等。

1. 处方调剂　处方调剂包括处方审核、处方调配、复核交付和用药交代。执业药师应当凭医师处方调剂药品，无医师处方不得调剂。

2. 用药指导　执业药师应当主动对患者提供个性化的合理用药指导。

3. 药物治疗管理　执业药师应当主动参与患者的药物治疗管理，为患者合理用药、优化药物疗效提供专业服务。

4. 药品不良反应监测　执业药师应当承担药品不良反应监测的责任，对使用的药品进行跟踪，特别关注处于药品监测期和特殊人群使用的药品。

5.健康宣教 执业药师有责任和义务对公众宣传疾病预防和药品使用的知识,积极倡导健康生活方式,促进合理用药。

六、执业药师的监督管理

国家药品监督管理部门与人力资源和社会保障部按照有关法律、法规和规章的规定,对执业药师配备情况及其执业活动实施监督检查。监督检查时应当查验执业药师注册证、处方审核记录、执业药师挂牌明示、执业药师在岗服务等事项。执业单位和执业药师应当对负责药品监督管理的部门的监督检查予以协助、配合,不得拒绝、阻挠。建立执业药师个人诚信记录,对其执业活动实行信用管理。执业药师的违法违规行为、接受表彰奖励及处分等,作为个人诚信信息由负责药品监督管理的部门及时记入全国执业药师注册管理信息系统;执业药师的继续教育学分,由继续教育管理机构及时记入全国执业药师注册管理信息系统。

1.执业药师的表彰和奖励 执业药师有下列情形之一的,县级以上人力资源和社会保障部门与负责药品监督管理的部门按规定对其给予表彰和奖励:①在执业活动中,职业道德高尚,事迹突出的;②对药学工作作出显著贡献的;③向患者提供药学服务表现突出的;④长期在边远贫困地区基层单位工作且表现突出的。

2.执业药师的处罚

(1)对未按规定配备执业药师的单位,由所在地县级以上负责药品监督管理的部门责令限期配备,并按照相关法律法规给予处罚。

(2)对以不正当手段取得执业药师职业资格证书的,按照国家专业技术人员资格考试违纪违规行为处理规定处理;构成犯罪的,依法追究刑事责任。

(3)执业药师应当妥善保管执业药师注册证,不得买卖、租借和涂改。如发生损坏,当事人应当及时持损坏证书向原发证部门申请换发。如发生遗失,当事人向原发证部门申请补发。

(4)伪造执业药师注册证的,药品监督管理部门发现后应当当场予以收缴并追究责任;构成犯罪的,移送相关部门依法追究刑事责任。

(5)以欺骗、贿赂等不正当手段取得执业药师注册证的,由发证部门撤销执业药师注册证,3年内不予执业药师注册;构成犯罪的,依法追究刑事责任。执业药师应当按照注册的执业地区、执业类别、执业范围、执业单位,从事相应的执业活动,不得擅自变更。执业药师未按本办法规定进行执业活动的,药品监督管理部门应当责令限期改正。严禁执业药师注册证挂靠,持证人注册单位与实际工作单位不符的,由发证部门撤销执业药师注册证,3年内不予注册;构成犯罪的,移送相关部门依法追究刑事责任。买卖、租借执业药师注册证的单位,按照相关法律法规给予处罚。

(6)执业药师违反相关规定,所在单位应当如实上报,由负责药品监督管理的部门根据情况予以处理。

(7)执业药师在执业期间违反《中华人民共和国药品管理法》及其他法律法规构成犯罪的,由司法机关依法追究责任。

(8)有下列情形之一的,应当作为个人不良信息由药品监督管理部门及时记入全国执业药师注册管理信息系统:①以欺骗、贿赂等不正当手段取得执业药师注册证的;②持证人注册单位与实际工作单位不一致或者无工作单位的,符合执业药师注册证挂靠情形的;③执业药师注册证被依法撤销或者吊销的;④执业药师受刑事处罚的;⑤其他违反执业药师职业资格管理相关规定的。

素质拓展

以中医药师命名的地级市

潘茂名被后世尊为岭南仁医。他是"好心茂名"精神的起源。潘茂名一生悬壶济世,医术高明,深受高凉百姓爱戴。为纪念他,人们用他的姓名命名地名,隋代用其名命名茂名县,唐代命名为潘州,今天的广东茂名市因之而来。

公元342年,粤西沿海地区瘟疫流行,由雷州半岛渔村开始,波及高凉郡。高凉地区人心惺惺,哀鸿遍野。潘茂名夜以继日地工作,为救治瘴疠患者,其弟子抓紧炼制丹膏丸散,煮制汤药凉茶,全力配合师傅。他还组织当地人用葛布缝制口罩,在集中治疗的院落内,施灌汤药,燃烧艾草,驱散瘟疫。当时流行的应该是一种恶性疟疾。历史文献没有记载当时所用的药方,但青蒿、艾草在高凉地区产量丰富,这两种中草药功不可没。潘茂名在抢救一名奄奄一息的农妇时,她的家人惊恐万状,但哭泣声并未影响潘茂名的救治。他在农妇的腹部穴位上烧灼艾绒,很快疏通经络,镇痛扶正。农妇苏醒过来,家人们齐刷刷地跪拜潘茂名。当地官府在潘茂名指挥下,有序推进救灾。从此,潘坡(位于东山,即今天高州城区东部,包括东门岭、镇头岭以及茂岭等群山)成了人们表达感恩之情的地方。高凉中药的神奇,潘茂名的妙手仁心,也就此传播开来。

潘茂名淡泊名利,不喜爵禄,朝廷屡次征召他为官,他都没有答应,一心一意在民间救治百姓疾苦,自谓"深入青山,自建茅庵;万事不管,立鼎造坛"。因此朝廷"赐改高兴地曰茂名,以彰功德"。他不贪财帛,施医赠药,惠及桑梓,深受群众爱戴,被尊称为"潘仙"。

第四节　药学职业道德

一、职业道德与药学职业道德

(一)职业道德

职业道德就是从业人员在职业活动、履行其职责和处理各种职业关系的过程中,其思想和行为应该遵循的职业行为准则,涵盖了从业人员与服务对象、同仁、社会之间的关系。它既是本职人员在职业活动中的行为标准和要求,同时是职业对社会所负的道德责任与义务。

(二)药学职业道德

每种职业都担负着一种特定的职业责任和义务,由于各种职业的职业责任和义务不同,从而形成各自特定的职业道德的具体规范。药学工作人员在职业活动过程中与广大患者的健康和生命密切相关、与同仁的协作密不可分以及社会对药学职业活动的期望,这些将对药学工作人员在职业过程中形成一些约束,这些约束成为药学工作人员的行为准则和规范,即药学职业道德准则。药学职业道德作为一种特殊的职业道德,除了具有一般职业道德的特点之外,还具有自身的特点。

二、药学职业道德的特点与作用

(一)药学职业道德的特点

药学职业道德要求药学工作人员具有扎实的药学知识与技能,在药学工作中容不得半点马虎,否则,就会出现差错,轻则增加患者的痛苦,重则危及患者的生命。同时,药学工作人员还应当具有对社会、公众及人类健康的高度责任感和献身精神。关心患者,热诚服务,一视同仁,平等对待;语言亲切,态度和蔼;尊重人格,保护隐私。

(二)药学职业道德的作用

1. 激励　药学职业道德包括对药学职业认识的提高,职业情感的养成,职业意志的锻炼,职业理想的树立,以及良好的职业行为和习惯的形成等内容。

2. 促进　药学职业道德在协调医药行业内部关系,完成和树立医药行业新风貌方面有着直接的促进作用。医药人员通过药学职业道德的自我教育,发扬优良传统,不断完善自身职业行为操守。

3. 调节　医药领域涉及工业、农业、商业、行政等诸多方面的外部关系,以及医药行业内部的各种关系,难免会发生某种利害冲突和意见分歧。药学职业道德则可以在思想、感情、作风和行为等方面起到能动的调节作用。

4.约束 药学职业道德原则和规范都严格地要求药学工作人员在履行自己的职业任务时,顾大局、讲原则、守信用、公平竞争、诚实待人、廉洁奉公。对于各种歪风邪气有着显著的约束作用。

5.督促和启迪 医药行业需要道德觉悟和专业才能的辩证统一,方能做好本职工作。专业才能是搞好药品生产、经营和药学服务的基础,道德觉悟则是搞好药品生产和医药服务的动力。

三、药学职业道德的基本原则

药学职业道德的基本原则是调整药学工作人员与患者之间、药学工作人员与社会之间、药学工作人员相互之间的关系必须遵循的根本指导原则。药学职业道德的基本原则被概括为以下三点。

(一)提高药品质量,保证药品安全有效

提高药品质量、保证药品安全有效,是维护人民身体健康的重要前提,也是医药事业的根本目的。生产、经营、使用都是提高医药质量,增进药品疗效,保障人民用药安全的重要环节。为了维护公众健康,药学工作人员一方面必须努力发展药品生产,增加品种,满足公众对身体健康的需要;另一方面要提高药品质量,保证用药安全有效。药学工作人员虽然不同于医师,但是,也要与患者直接打交道。药学工作是实现医疗救死扶伤的重要组成部分,是医疗活动的重要基础。

(二)实行社会主义的人道主义

人道主义作为伦理道德原则,在医药道德领域具有十分重要的意义。社会主义医药人道主义继承了传统医药人道主义的精华,在新的历史条件下,表现为对患者的尊重和关心,预防和治疗疾病,保障人人享有用药的平等权利。

(三)全心全意地为人民健康服务

为人民服务是对社会主义各种职业的共同要求,是所有职业都应该遵守的根本宗旨。药学工作人员更应该把为人民服务作为职业活动的出发点,真正把患者的利益放在首位,待患者如亲人,想患者之所想,急患者之所急,竭尽全力为患者服务。药学工作人员要做到全心全意为人民防病治病服务,既要有良好的职业道德,又要有精湛的医药技术,二者缺一不可。

四、药学职业道德规范

(一)药学职业道德规范的含义

药学职业道德规范简称药学道德规范,是社会根据其道德原则提出的,要求药学工作人员在处理个人与他人、个人与社会关系时必须普遍遵循的具体的行为准则。

(二)药学职业道德规范的基本内容

1.药学工作人员对服务对象的职业道德规范

(1)仁爱救人,文明服务:药学工作人员对服务对象一定要有仁爱之心,同情、体贴患者,关心他们的疾苦;对患者、服务对象极度负责,始终把人民的利益放在至高无上的位置,尊重患者、服务对象的人格,满腔热情地为他们服务。

(2)科学严谨,理明术精:药学是一门科学,药学工作人员要以科学的"求真"态度和扎实的药学专业知识从事药学实践活动。任何马虎或一知半解不仅会有损药学的严谨,还可能危害人们的生命健康,造成极为严重的后果。

(3)济世为怀,清廉正派:药学事业是一项解除患者痛苦,促进人体健康的高尚职业。在工作中应当抵制各种诱惑,一心一意只为患者的健康服务;不能利用自身在专业上的优势欺诈患者,牟取私利。

2.药学工作人员对社会的职业道德规范

(1)坚持公益原则,维护人类健康:药学工作人员在实践中运用自己掌握的知识和技能为患者、服务对象服务的同时,还肩负着对社会公共利益的维护责任。药学工作人员应当坚持做到对服务对象负责与对社会负责的高度统一。

(2)宣传医药知识,承担保健职责:药品应用不仅在于治疗疾病,还特别要强调预防疾病发生的作

用。提高人口质量和生活质量已成为药学工作人员的社会职责,为确保药品对人的健康既不构成威胁又能起到治疗、预防作用,要求药学工作人员必须自觉履行向社会宣传医药知识,实现社会公众合理用药的职责。

(3)勇于探索创新,努力提高业务水平:解除人类疾病之痛苦,不断满足广大人民群众日益增长的对健康的需求,不断在科学发展的道路上探索新理论、新技术、新产品是药学工作人员的使命和职责。在服务社会的过程中,坚持科研创新、服务创新和管理创新。

3.药学工作人员之间的职业道德规范

(1)彼此尊重,同护声誉:药学工作人员应与共事的同仁、医务工作人员和护理人员保持良好的业务关系,尊重他人的价值和劳动。在防病治病过程中,大家做到各负其责,通力合作,遇事不推诿,不各自为政,不计较个人得失,相互督促,相互帮助,共同维护集体的荣誉和提升社会对药学工作的认同感。

(2)敬德修业,共同进步:药学工作人员要孜孜不倦地钻研业务知识,除了向书本与实践学习之外,还应当虚心向各位同仁学习。周围的同仁中,尽管年龄、性别不同,经验、能力有别,但每个人都会有自己的优点,应当以谦虚的态度,取他人之长,补自己之短。在同仁寻求指点和帮助时,应当主动热情地给予配合和支持,实现共同提高。

五、执业药师职业道德准则

随着执业药师在保证公众用药安全有效及提升公众药学保健水平方面的作用日益突出,以及执业药师立法工作的推进,建立中国执业药师的职业道德秩序,树立起中国执业药师的良好形象,是中国执业药师的责任与使命。

1.救死扶伤,不辱使命 执业药师应当将患者及公众的身体健康和生命安全放在首位,以专业知识、技能和良知,尽心、尽职、尽责为患者及公众提供药品和药学服务。

2.尊重患者,平等相待 执业药师应当尊重患者或者消费者的价值观、知情权、自主权、隐私权,对待患者或消费者应不分年龄、性别、民族、信仰、职业、地位、贫富,一律平等相待。

3.依法执业,质量第一 执业药师应当遵守药品管理法律、法规,恪守职业道德,依法独立执业,确保药品质量;提高药学服务质量,科学指导用药,保证公众用药安全、有效、经济、合理。

4.进德修业,珍视声誉 执业药师应当不断学习新知识、新技术,加强道德修养,提高专业水平和执业能力;知荣明耻,正直清廉,自觉抵制不道德行为和违法行为,努力维护职业声誉。

5.尊重同仁,密切协作 执业药师应当与同仁和医护人员相互理解,相互信任,以诚相待,密切配合。建立和谐的工作关系,共同为药学事业的发展和人类的健康奉献力量。

六、药学各领域的职业道德要求

(一)药品生产领域的道德要求

1.保证生产,社会效益与经济效益并重 药品生产企业要急患者之所急、想患者之所想,保证药品的生产和供应,及时为临床和社会提供数量足够的合格药品。

2.质量第一,自觉遵守规范 药品质量关系到人们生命安全,为保证药品质量,药品生产的全过程必须自觉遵守和执行 GMP,这既是法律责任,也是道德的根本要求。

3.保护环境,保护药品生产者的健康 药品生产过程中的"三废"极易对环境造成污染,环境保护已经成为药品生产企业不可推卸的社会责任。

4.规范包装,如实宣传 药品包装应具备保护药物、便于储存和运输、便于使用等功能。药品包装所附的说明书应实事求是,并将相应的警示语或忠告语印制在药品包装或药品使用说明书上。任何扩大药品疗效或适应证、隐瞒药品不良反应、通过包装设计夸大药品的作用、过度包装或采用劣质包装等行为都是不道德的,也是违法的。

5.依法促销,诚信推广 药品促销应符合国家的政策、法律或一般道德规范。所有药品的促销口号必须真实合法、准确可信。促销宣传资料应有科学依据,经得起检验,没有误导或不实语言,也不会导致药品的不正确使用。为医师、药师提供课程资料时,不能以经济或物质利益为目的进行促销。药品广告中不得含有不科学的表示功效的断言或者保证用词,不得含有其他不恰当的语言、名义和形象。

(二)药品流通领域的道德要求

药品在流通领域的各环节,各有关部门都必须坚持全心全意为人民服务的宗旨,确保药品安全、有效、经济的原则,维护人民的健康,保障防病治病的需要,认真负责,尽心尽职,树立良好的道德形象。

1. 药品批发的道德要求

(1)规范采购,维护质量:在全面审核供货商合法性的基础上,有选择地与质量信誉好的企业订立采购合同,在必要时,进行深入细致的现场考察。采购的药品要逐一验收,并有完备的验收记录。在库药品应当按规定储存,按要求设置温度、湿度与色标管理,药品仓库应当具备冷藏、避光、通风、防火、防鼠和防盗的设备和措施,并准确发货。

(2)热情周到,服务客户:面对医疗机构或社会药房,必须具备认真负责、服务热情周到、实事求是、信誉第一、依法营销的道德责任,以保证人民防病治病用药的安全有效。

2. 药品零售的道德要求

(1)诚实守信,确保药品质量:布置明亮整洁的店堂环境,药品按规定陈列,明码标示药价。销售药品时,不夸大药效,不虚高定价,实事求是地介绍药品的疗效、副作用与不良反应。注意保护消费者的隐私。对于不能进行自我药疗的患者,提供寻求医师帮助的建议。

(2)指导用药,做好药学服务:在零售药房的药品销售过程中,做好药学服务工作。坚持执业药师在岗,严格自觉按照药品分类管理的规定,处方药必须凭医师处方才能调配;非处方药可以不需要凭医师处方销售;同时应耐心向用药者进行用药指导。在有条件的地方,建立有私密空间的咨询室(台),并为购药者建立药历。随时注意收集并记录药品不良反应,建立不良反应报告制度和台账,并按规定上报,做到时时把消费者的利益放在首位。

(三)医院药学工作的职业道德要求

1. 合法采购,规范进药 医院药品采购要坚持质量第一的原则,按照国家有关规定,从合法有证的单位采购药品,对采购的药品严格执行验收制度;在药效相同的情况下,选择质量有保证、价格合理的药品,坚决杜绝不正之风。

2. 精心调剂,热心服务 处方调剂的道德规范包括如下内容:审方仔细认真,调配准确无误;配药后配药人与审核人认真核对;发药时,要耐心向患者讲明服用方法与注意事项,语言通俗易懂,语气亲切。

3. 精益求精,确保质量 在库的药品应当精心保管和定期养护,对于有特殊储存要求的药品应当严格按规定储存,并认真做好记录。医院配制的制剂也要确保质量,制剂室也要符合相关的规定。

4. 维护患者利益,提高生活质量 药品不良反应是危害人们身体健康的重要因素。医院药师要具有高度的社会道德责任感,从维护人类生命健康的角度,主动报告药品不良反应。在深入临床的过程中,始终以患者为本,维护患者的利益,真诚地、主动地、热情地为患者提供药学服务;以扎实的专业知识参与临床实践,帮助临床医师正确选择药品,指导患者合理用药,为患者解除痛苦,提高生活质量。

> **本章小结**

本章介绍了药学技术人员的定义与配备、药师与执业药师的管理、我国《执业药师职业资格制度规定》《执业药师职业资格考试实施办法》《执业药师注册管理办法》和药学职业道德。主要内容如下。

1. 药学技术人员是指取得药学类等相关专业学历,依法经过国家有关部门考试考核合格,取得专业技术职务证书或执业药师资格,遵循药事法规和职业道德规范,从事与药品的生产、经营、使用、科研、检验和管理有关实践活动的技术人员,包括药师、执业药师、临床药师等。

2.药师是指受过高级药学专业教育或在医疗预防机构、药事机构或制药企业中，长期从事药物调剂、制备、检定和生产等工作，并经卫生部门审查合格的高级药学人员。

3.根据职称职务，药师可分为药士、药师、主管药师、副主任药师、主任药师；根据是否依法注册，药师可分为执业药师、药师。

4.医疗机构药师的职责：调配处方、提供专业建议、管理药品、提供临床药学服务。社会药房药师的职责：供应合格的药品、提供用药指导、管理药品、提供相关的卫生保健服务。生产企业药师的职责：质量保证、质量控制、制订计划、追踪调查。

5.药学职称考试科目分为"基础知识""相关专业知识""专业知识""专业实践能力"4个科目。

6.执业药师是指经全国统一考试合格，取得中华人民共和国执业药师职业资格证书并经注册登记，在药品生产、经营、使用和其他需要提供药学服务的单位中执业的药学技术人员。

7.执业药师职业资格考试实行全国统一大纲、统一命题、统一组织的考试制度。一般在每年10月举行一次，规定四年为一个考试周期，即参加全部科目考试的人员须在连续四个考试年度内通过全部科目的考试。

8.执业药师资格实行注册制度。执业地区：执业药师只能在一个省、自治区或直辖市注册。执业类别：药学类、中药学类、药学与中药学类。执业范围：药品生产、药品经营、药品使用及其他需要提供药学服务的单位。执业药师注册有效期为5年。

9.执业药师继续教育是针对取得执业药师职业资格的人员进行的有关法律法规、职业道德和专业知识与技能的继续教育。继续教育内容包括公需科目和专业科目，执业药师参加继续教育，获得规定的学分，是执业药师延续注册的必要条件之一。申请人取得执业药师职业资格证书超过5年申请注册的，应至少提供近5年的连续继续教育学分证明。

10.执业药师主要职责：药品质量监督和管理、参与本单位内部违反规定的处理工作、处方的审核及调配、提供用药咨询与信息、指导合理用药、开展治疗药物的监测及药品疗效的评价等临床药学工作。

11.执业药师的业务活动包括处方调剂、用药指导、药物治疗管理、药品不良反应监测、健康宣教等。

12.药学职业道德的基本原则：提高药品质量，保证药品安全有效；实行社会主义的人道主义；全心全意地为人民健康服务。

13.执业药师职业道德准则：救死扶伤，不辱使命；尊重患者，平等相待；依法执业，质量第一；进德修业，珍视声誉；尊重同仁，密切协作。

→ 药师及执业药师考点

1.执业药师资格制度；
2.执业药师职业资格考试与注册管理；
3.执业药师的职业道德；
4.执业药师执业活动的监督管理。

→ 目标检测

目标检测答案

一、单项选择题

1.执业药师注册的有效期为（　　）。

A.1年　　　　　　　B.2年　　　　　　　C.3年　　　　　　　D.5年

2.执业药师注册有效期满前延续注册的时限为（　　）。

A.1个月　　　　　　B.3个月　　　　　　C.6个月　　　　　　D.30日

3. 取得药学、中药学或相关专业大学专科学历,参加执业药师职业资格考试者,必须( )。

A. 从事药学或中药学专业工作满 10 年   B. 从事药学或中药学专业工作满 5 年

C. 从事药学或中药学专业工作满 3 年   D. 从事药学或中药学专业工作满 1 年

4. 执业药师职业资格考试一般每年( )举行。

A. 3 月   B. 5 月   C. 8 月   D. 10 月

5. 下列不属于执业药师的执业范围的是( )。

A. 科研单位   B. 药品生产   C. 药品经营   D. 药品使用

6. 执业药师的注册执业类别分为药学类、中药学类和( )。

A. 临床药学类   B. 药房药学类   C. 药学与中药学类   D. 医院药学类

7. 属于中级职称的药师为( )。

A. 药士   B. 药师   C. 主管药师   D. 副主任药师

8. 以欺骗、贿赂等不正当手段取得执业药师注册证的,由( )撤销执业药师注册证。

A. 公安部门   B. 发证部门   C. 市场监督管理部门   D. 卫生健康委员会

9. 撤销执业药师注册证后( )内不予执业药师注册。

A. 1 年   B. 2 年   C. 3 年   D. 5 年

10. 执业药师每年应当参加继续教育学习,学分不少于( )。

A. 3   B. 9   C. 15   D. 30

二、多项选择题

1. 属于执业药师考试类别的是( )。

A. 西药学类   B. 中药学类   C. 临床药学

D. 临床医学   E. 药房药学

2. 药师根据是否注册可分为( )。

A. 医院药房药师   B. 社区药房药师   C. 临床药师

D. 药师   E. 执业药师

3. 药师根据职称职务不同可分为( )。

A. 药士   B. 药师   C. 主管药师

D. 副主任药师   E. 主任药师

4. 下列不属于执业药师的业务活动的是( )。

A. 用药指导   B. 药物治疗管理   C. 为患者开处方

D. 健康宣教   E. 写病历

5. 执业药师职业道德准则包括( )

A. 救死扶伤,不辱使命   B. 尊重患者,平等相待   C. 依法执业,质量第一

D. 进德修业,珍视声誉   E. 尊重同仁,密切协作

实训项目 认识药师与执业药师

【实训目的】

能从定义、考试、注册、职责等方面区分药师与执业药师;熟悉我国药学技术人员职称考试和执业药师职业资格考试的相关规定;明确在从事药学工作中药师应该遵守的药学职业道德。

【实训内容】

学生根据教师布置的任务,以小组为单位通过检索相关网站、查阅相关书籍及报刊等方式收集所需信息,做成 PPT。

【实训步骤】

1.教师布置任务：①区分药师与执业药师在定义、考试、注册、职责等各方面管理的异同点；②在药品生产企业、药品经营企业以及医院药房里工作的药师所遵守的药学职业道德异同点。

2.以每5人为单位进行自由分组，选出组长并分配任务。

3.根据组长分配的任务检索相关网站、查阅书籍及报刊，收集所需信息。

4.小组所有成员对获取的资料进行讨论、筛选，包括药学技术人员职称考试、招聘，国家执业药师职业资格考试、注册、继续教育、职责、各领域药学职业道德等方面的内容。

5.将讨论、筛选好的内容做成PPT。

6.小组选派1名成员对PPT进行讲解。

【实训评价】

教师根据PPT讲解的效果，进行小组点评并打分。

内容	药师与执业药师在定义、考试、注册、职责等方面管理的相同点	药师与执业药师在定义、考试、注册、职责等方面管理的不同点	药品生产企业药师应遵守的药学职业道德	药品批发企业药师应遵守的药学职业道德	药品零售企业药师应遵守的药学职业道德	医疗机构药师应遵守的药学职业道德
分值	30	30	10	10	10	10

（熊　慧）

药品与药品监督管理

本章
PPT

案 例 导 学

2018年6月太原市公安局成功打掉了一个以保健品充当药品诈骗老年群体的犯罪团伙,查扣保健品300余箱,原价100多元的保健品通过各种包装变成了包治百病的神药,标价3980元。该犯罪团伙共诈骗受害人636人,诈骗金额440余万元。

讨论:1.什么是药品?

　　　2.药品与保健品有哪些区别?

第一节　药　　品

一、药品的定义

根据《中华人民共和国药品管理法》(以下简称《药品管理法》),药品是指用于预防、治疗、诊断人的疾病,有目的地调节人的生理机能并规定有适应证或功能主治、用法和用量的物质,包括中药、化学药和生物制品等。

二、药品的分类

药品有以下5种分类方法。

(1)根据药品的安全性、有效性原则,并依据其品种、规格、适应证、功能主治、用法用量或给药途径等内容,药品可分为处方药和非处方药。非处方药根据其安全性不同,又分为甲类非处方药和乙类非处方药。

(2)根据《药品管理法》第四条,"国家发展现代药和传统药,充分发挥其在预防、医疗和保健中的作用",药品可分为现代药和传统药。

①现代药是指用现代医学观点、理论指导其研究、开发、制造及使用的药品。

②传统药是指用传统医学观点、理论指导其研究、开发、制造及使用的药品。

(3)根据管理的严格程度,药品可分为特殊管理药品和一般管理药品。

①根据《药品管理法》,我国对疫苗、血液制品、麻醉药品、精神药品、医疗用毒性药品、放射性药品、药品类易制毒化学品等实行特殊管理。

②一般管理药品指除特殊管理的药品外国家对其采取相应管理措施的药品。

(4)根据《药品注册管理办法》中注册申请的类别,药品分为新药、仿制药和进口药品。

①新药指未曾在中国境内、外上市销售的药品。

②仿制药指仿制后与原研药品质量和疗效一致的药品。

③进口药品指在境外生产,在中国境内上市销售的药品。

(5)国家基本药物、基本医疗保险药品和国家储备药品。

①国家基本药物是指适应基本医疗卫生需求,剂型适宜,价格合理,能够保障供应,公众可公平获得的药品。

②基本医疗保险药品是国家基本医疗保险、工伤保险和生育保险药品的简称,也就是医保支付的药品。

③国家储备药品是为保证发生重大灾情、疫情或其他突发事件时供应的药品。国家实行药品储备制度,建立中央和地方两级药品储备。

➡ 课堂互动

观察生活中常用的药品,它们属于哪个类别?它们在购买和使用上有什么要求?

三、药品的特殊性

1. 专属性　药品都有其自身特有的适应证或者功能主治,得了什么病就应该选择什么药,应该对症治疗,不像一般商品之间可以互相替代,它是与医学紧密结合,相辅相成的。处方药只能在医师指导下选择和使用。非处方药可根据病情仔细阅读药品使用说明书,或者在药师指导下进行购买和使用。

2. 两重性　药品有防病治病的一面,也有不良反应的一面。如果药品的管理、使用得当,可以达到治病救人的目的;反之,则会危害人体健康甚至生命安全。

3. 质量的重要性　药品作为一种特殊的商品,从法规的角度而言,只有合格与不合格之分。判定药品是否合格,主要看其是否符合国家药品标准的要求。受不同的生产条件、不同企业的内控标准等因素影响,药品的质量实际上是有一定差异的,但是药品质量的底线就是合格。

知识链接
4-1

4. 时限性　药品都有有效期,有些长达几年,有些短至数月,一旦过期只能进行销毁,但是人们只在防病治病时才需要用药,所以药品的生产、经营企业应始终保持数量适当的药品生产和储备。

第二节　药品标准与药品质量监督检查

一、药品的质量特性

药品的质量特性是指药品与满足预防、治疗、诊断人的疾病,有目的地调节人的生理机能有关的固有特性。药品的质量特性主要表现为以下四个方面。

1. 有效性 有效性是药品质量的固有特性,是指在规定的适应证(或功能主治)、用法用量的条件下,能够满足预防、治疗、诊断人的疾病,有目的地调节人的生理机能的要求。我国药品的有效性,按在人体达到所规定的效应程度,可分为"有效""显效"和"痊愈"。

2. 安全性 安全性是指按照规定的适应证(或功能主治)和用法用量使用药品后,人体产生毒副作用的程度。大部分药品都有不同程度的毒副作用,因此,安全性也属于药品的固有特性。在使用药品时,要对药品的有效性和安全性进行衡量。在利大于弊的情况下才可使用某种药品。在我国,药品从研发到使用都有一系列的安全性监测制度,就是为了保障药品的安全性。

3. 稳定性 稳定性是指在规定的条件下保持药品有效性和安全性的能力。所谓规定的条件是指在规定的有效期,以及生产、储存、运输和使用的条件内。例如,某些物质虽然具有预防、治疗、诊断疾病的有效性和安全性,但极易变质、不稳定、不便于运输和储存,也不能作为药品进入医药市场。

4. 均一性 均一性是指药物制剂的每一单位产品都符合有效性、安全性的规定要求,即药物制剂的单位产品,如一片药、一支注射剂、一包冲剂、一瓶糖浆剂等具有相同的品质。由于人们的用药剂量与药品单位产品有密切关系,特别是有效成分在单位产品中含量很少的药品,若每单位药品含量不均一,则可能造成患者用量不足而生效或用量过大而中毒,甚至危及生命。所以,均一性是在制剂过程中形成的药物制剂的固有特性。

二、药品标准与国家药品标准

(一)药品标准概述

1. 药品标准的定义 药品标准,也称药品的质量标准,是指对药品的质量指标、生产工艺和检验方法等所作的法定的技术要求和规范,内容包括药品的通用名称、成分或处方的组成;含量的测定及其检验方法;制剂的辅料规格;允许的杂质及其限量的要求;以及药品的作用、用法用量、注意事项、储藏方法等。药品标准是鉴别药品真伪,控制药品质量的法定依据。中药材、中药饮片、中成药、化学原料药及其制剂、生物制品等根据各自特点设置不同的标准项目。

2. 药品标准的分类 药品标准分为法定标准和非法定标准两种。法定标准属于强制性标准,是包括《中国药典》在内的国家药品标准和经国务院药品监督管理部门核准的药品质量标准,是药品质量的最低标准。非法定标准有行业标准、企业标准等,企业标准只能作为企业的内控标准,各项指标均不得低于国家药品标准。

(二)国家药品标准

1. 国家药品标准的定义 国家药品标准是指国家对药品质量要求、检验方法、生产工艺等所作的技术规定,是药品研制、生产、经营、使用、检验和监督管理等必须遵循的法定依据。

《药品管理法》规定,药品应当符合国家药品标准。经国务院药品监督管理部门核准的药品质量标准高于国家药品标准的,按照经核准的药品质量标准执行;没有国家药品标准的,应当符合经核准的药品质量标准。

2. 国家药品标准的类别

(1)《中国药典》:由国家药典委员会组织制定与修订,是国家药品监督管理部门批准并颁布的国家药品标准。《中国药典》是药品标准的核心,是具有法律地位的药品标准,拥有最高的权威性。

《中国药典》收载的品种必须经过药学专家委员会严格遴选。主要收载我国临床常用、疗效稳定、工艺成熟、质控标准比较完善的品种。

(2)国家药品监督管理部门颁布的其他药品标准:为了促进药品生产,提高药品质量和保证用药安全,除《中国药典》规定的国家药品标准外,《国家食品药品监督管理局国家药品标准》(简称局颁药品标准或局颁标准)也收载了国内已有生产、疗效较好,需要统一标准但尚未载入《中国药典》的品种。

现有的国家药品监督管理部门颁布的新药转正标准、《国家食品药品监督管理局国家药品标准》、国家中成药标准汇编(中成药地方标准升国家标准部分)等标准的性质与《中国药典》相似,也具有法律约束力,同样是检验药品质量的法定依据。

(3)药品注册标准:药品注册标准是指国家药品监督管理部门批准给申请人特定药品的标准,生产该药品的企业必须执行该注册标准。药品注册标准应符合《中国药典》通用的技术要求,不得低于《中国药典》的规定。申报品种的检测项目或指标不适用《中国药典》的,申请人应当提供充分的支持性数据。

三、药品质量监督检查的主要内容、形式及处理措施

药品质量监督检查指药品监督管理部门依照相关法律、法规对药品研制、生产、经营和使用单位对照相应的质量管理规范等要求进行合规确认、风险研判、检查评价,建立药品安全信用档案,并依法向社会公布结果的药品技术监督过程。药品质量监督检查是为了加强药品全生命周期的风险防控,落实源头严防、过程严管、风险严控要求,是提高药品质量安全的重要手段。

《药品管理法》规定,药品监督管理部门应当依照法律、法规的规定对药品研制、生产、经营和药品使用单位使用药品等活动进行监督检查。药品监督管理部门应当对药品上市许可持有人、药品生产企业、药品经营企业、药物非临床安全性评价研究机构、药物临床试验机构等遵守《药品生产质量管理规范》《药品经营质量管理规范》《药物非临床研究质量管理规范》《药物临床试验质量管理规范》等情况进行检查,监督其持续符合法定要求。必要时可以对为药品研制、生产、经营、使用提供产品或服务的单位和个人进行延伸检查,有关单位和个人须予以配合,不得拒绝或隐瞒。

1. 在不同环节药品质量监督检查的内容

(1)药品研制、注册环节:在药品研制、注册环节,药品质量监督检查包括对申请人开展药物非临床研究、药物临床试验、申报生产研制现场和生产现场开展的检查,包括必要时对药品注册申请所涉及的原辅包等生产企业、供应商或其他委托机构开展的延伸检查。

(2)药品生产环节:在药品生产环节,药品质量监督检查包括药品生产许可证换发的现场检查、药品生产质量管理规范实施情况的合规检查、日常检查、有因检查、专项检查、疫苗巡查,以及对中药提取物、中药材及登记的辅料、直接接触药品的包装材料和容器等供应商或者生产商开展的延伸检查。

(3)药品经营环节:在药品经营环节,药品质量监督检查包括许可检查、日常检查、有因检查。按照药品监督检查相关规定,可采取飞行检查、延伸检查、委托检查、联合检查等。

2. 药品质量监督检查的形式及处理措施 药品监督管理部门应当对高风险的药品实施重点监督检查。对有证据证明可能存在安全隐患的,药品监督管理部门根据监督检查情况,应当采取告诫、约谈、限期整改以及暂停生产、销售、使用、进口等措施,并及时公布检查处理结果。对检查发现问题的,应当依法依规查处并及时采取风险控制措施;涉嫌犯罪的,移交司法机关追究其刑事责任。对违法行为处罚到人,检查和处罚结果面向社会公开。

第三节 药品监督管理

一、药品监督管理的定义及作用

1. 定义 药品监督管理是国家药品监督管理部门为保证药品质量、保障人体用药安全、维护人民身体健康和用药的合法权益,依据相关法律、法规、政策,对药品研制、生产、经营、使用等各个部门或行业,在药品研制、生产、流通、价格、广告和使用等环节实行的有效监督管理。

2. 作用 药品监督管理的作用是保证药品质量,促进新药研究开发,提高制药工业竞争力,规范药品市场,保证药品供应,为合理用药提供保证。

素质拓展

推进全民健康

2019年修订的《中华人民共和国药品管理法》(以下简称《药品管理法》),其总则第一条,首次将"保护和促进公众健康"作为新的药品管理理念,即药品管理法的立法目的是加强药品管理,保证药品质量,保障公众用药安全和合法权益,保护和促进公众健康。

药品安全作为保障人民群众身体健康和生命安全的重要组成部分,应受到高度重视和监督管理。我国政府作为国家政策的制定者,始终把保证和维护全体公民生命安全和身体健康放在第一位。各级人民政府应当把人民健康放在优先发展的战略地位,将健康理念融入各项政策,坚持预防为主,完善健康促进工作体系,组织实施健康促进的规划和行动,推进全民健身。

二、药品监督管理的行政职权

药品监督管理的行政主体是国家各级药品监督管理部门,包括国家药品监督管理局,省、自治区、直辖市药品监督管理局,地市级和区县级药品监督管理部门。药品监督管理的行政相对人(方)是药品研制、生产、经营、使用的单位和个人。

药品监督管理行政行为的法律依据主要是《药品管理法》及其实施条例等一系列的药品管理法律法规,及《中华人民共和国行政许可法》《中华人民共和国行政处罚法》等。

三、药品监督管理行政行为

药品监督管理的具体行政行为指药品监督管理部门依据相关法律规范和行政授权,在日常工作中,针对特定的行政相对人,就特定的涉及药品的事项作出的处理决定,包括药品行政许可、药品行政监督检查、药品行政强制、药品行政处罚、药品行政复议和药品行政诉讼等。

(一)行政许可

1.定义 行政许可是指行政机关根据公民、法人或其他组织的申请,经依法审查,准予其从事特定活动的行为。

2.设定和实施行政许可的原则

(1)法定原则:设定和实施行政许可,应按照法定的权限、范围、条件和程序进行。

(2)公平、公正、公开原则:设定和实施行政许可,应公平、公正、公开,维护行政相对人的合法权益。

(3)便民和效率原则:实施行政许可,应便民,提高办事效率,提供优质的服务。

(4)信赖保护原则:公民、法人或其他组织依法取得的行政许可受法律保护,行政机关不得擅自改变已经生效的行政许可。行政许可依据的法律、法规、规章修改或废止,或准予行政许可所依据的客观情况发生重大变化时,为了公共利益的需要,行政机关可以依法变更或撤回已经生效的行政许可。由此给公民、法人或其他组织造成的财产损失,行政机关应依法给予补偿。

3.药品行政许可事项 根据《药品管理法》及其实施条例等法律、行政法规和其他设定行政许可的相关法律依据,国家对药品注册、安全监管与稽查设定了一系列的行政许可项目。

(1)药品生产许可:包括药品生产许可证和医疗机构制剂许可证。

(2)药品经营许可:药品经营许可证。

(3)药品上市许可:药品注册证和医药产品注册证。

(4)药品临床研究许可:药品临床研究批准证明文件。

(5)进口药品上市许可:进口药品注册证。

(6)执业药师执业许可:执业药师注册证。

（二）行政监督检查

1.定义　行政监督检查是指行政主体基于法律授权,为实现行政管理职能,维护公共利益,对行政相对人执行法律、法规、规章以及有关行政命令、行政处理决定的情况进行的单方面强制了解并作出法律结论的具体行政行为。

2.检查方式　行政监督检查主要通过查验、查阅、查问、查询、稽查、复制等手段实施,可以在行政许可之前,如新药上市许可中的现场核查及抽样检验,也可以在行政许可之后。可以是常规检查,也可以是突击性专项检查,例如针对医药的生产、购销或广告活动中违法行为的单部门或多部门联合的专项检查等。检查中如果发现行政相对人存在相应违法情况,权力主体就有权利对相对人进行行政处分或处罚,情节严重的,还将追究行政相对人的刑事责任。

（三）行政强制

1.定义　行政强制是指行政机关为实现预防或制止正在发生或可能发生的违法行为、危险状态、不利后果,或者为了保全证据、确保案件查处工作的顺利进行等目的,而对行政相对人人身或财产采取强制性措施的行为。

2.原则　行政强制的设定和实施应当适当,并依照相关法定的权限、范围、条件和程序。如采用非强制手段也可以达到行政管理目的时,不得设定和实施行政强制。实施行政强制的过程中,应当坚持教育与强制相结合的原则。公民、法人或其他组织对行政机关实施的行政强制,依法享有陈述权、申辩权;有权依法申请行政复议或提起行政诉讼;因行政机关违法实施行政强制受到损害的,有权依法要求赔偿。公民、法人或其他组织因人民法院在强制执行中有违法行为或扩大强制执行范围而受到损害的,有权依法要求赔偿。

3.类别

（1）行政强制措施:行政机关在行政管理过程中,为了制止违法行为、防止证据损毁、避免危害发生、控制危险扩大等情形,依法对公民的人身自由实施暂时性限制,或对公民、法人及其他组织的财物实施暂时性控制的行为。

行政强制措施的种类:①限制公民人身自由;②查封场所、设施或者财物;③扣押财物;④冻结存款、汇款;⑤其他行政强制措施。

（2）行政强制执行:行政机关或行政机关申请人民法院,对不履行行政决定的公民、法人或其他组织,依法强制履行义务的行为。

行政强制执行的方式:①加处罚款或者滞纳金;②划拨存款、汇款;③拍卖或者依法处理查封、扣押的场所、设施或者财物;④排除妨碍、恢复原状;⑤代履行;⑥其他强制执行方式。

（四）行政处罚

1.行政处罚的原则

（1）法定原则。

（2）公正、公开原则。

（3）与违法行为相适应的原则。

（4）与教育相结合的原则。

（5）不免除民事责任,不取代刑事责任的原则。

2.种类　根据《中华人民共和国行政处罚法》,行政处罚可分为以下四类。

（1）人身罚:特定行政主体限制和剥夺违法行为人的人身自由的行政处罚,如行政拘留。

（2）资格罚:行政主体限制、暂停或剥夺作出违法行为的行政相对人某种行为能力或资格的处罚措施,主要包括责令停产停业、吊销许可证或者执照等。

（3）财产罚:行政主体依法对违法行为人给予的剥夺财产权的处罚形式。财产罚是运用最广泛的一种行政处罚,主要形式有罚款和没收财物(没收违法所得、没收非法财物等)两种。

（4）声誉罚:对违法者的名誉、荣誉、信誉或精神上的利益造成一定损害的处罚方式。声誉罚是最轻的一种行政处罚,主要形式有警告和通报批评两种。

(五)行政复议

1. 定义 行政复议是指公民、法人或其他组织认为行政主体的具体行政行为侵犯其合法权益时,依法向法定的行政复议机关提出复议申请,行政复议机关依照法定程序对被申请复议的具体行政行为的合法性和适当性进行审查并作出决定的一种法律制度。

2. 原则

(1)合法原则。

(2)公正原则。

(3)公开原则。

(4)及时原则。

(5)便民原则。

(6)全面审查原则。

(六)行政诉讼

1. 定义 行政诉讼是指公民、法人或其他组织在认为行政机关或者法律、法规授权的组织作出的行政行为侵犯其合法权益时,在法定期限内依法定程序向人民法院起诉,人民法院对该行政行为合法性进行审查并作出裁决的活动。

2. 原则

(1)当事人在行政诉讼中法律地位平等的原则:行政诉讼当事人在适用法律上一律平等。

(2)审查行政行为合法性原则:行政诉讼原则上只审查行政行为的合法性,不涉及其合理性问题。

(3)不停止行政行为执行的原则:行政行为不因公民、法人或其他组织提起诉讼而停止执行。但是有下列情形之一的,可停止执行:被告人认为需要停止执行的;原告或利害关系人申请,法院裁定停止执行的;法院认为应当停止执行的;法律、法规规定停止执行的。

(4)不适用调解原则:人民法院在审理行政案件时,一般不能把调解作为行政诉讼过程中的必经阶段或结案的一种方式。但行政赔偿、补偿及行政机关行使法律、法规规定的自由裁量权的案件可以调解。

(5)司法变更原则:人民法院有权变更行政机关的行政行为,但司法变更权的行使是有一定限制条件的。只有行政处罚明显不当,或行政行为涉及对款额的确定,认定确有错误时,人民法院才可以作出变更判决。

四、药品飞行检查

1. 定义 药品飞行检查是指药品监督管理部门针对药品的研制、生产、经营、使用等环节开展的不预先告知的监督检查。

2. 飞行检查的过程

(1)飞行检查的开展:国家药品监督管理部门负责组织实施全国范围内的药品飞行检查。地方各级药品监督管理部门负责组织实施本行政区域内的药品飞行检查。

(2)飞行检查的实施:开展飞行检查应当制订检查方案,明确检查的事项、时间、人员构成和方式等。需要采用不公开身份的方式进行检查的,检查方案中应当予以明确。必要时,药品监督管理部门可以联合公安机关等有关部门共同开展飞行检查。

药品监督管理部门派出的检查组应当由2名以上检查人员组成,检查组实行组长负责制。检查组到达检查现场后,检查人员应当出示相关证件和受药品监督管理部门委派开展监督检查的执法证明文件,通报检查要求及被检查单位的权利和义务。被检查单位对药品监督管理部门组织实施的飞行检查应当予以配合,不得拒绝、逃避或者阻碍。

检查组应当详细记录检查时间、地点、现场状况等。对发现的问题应当进行书面记录,并根据实际情况收集或复印相关文件资料、拍摄相关设施设备及物料等实物和现场情况、采集实物以及询问有关人员等。记录应当及时、准确、完整、客观、真实地反映现场检查情况。

(3)飞行检查的结果:检查结束后,检查组应当撰写检查报告。检查报告的内容包括检查过程、发现的问题、相关证据、检查结论及处理建议等。检查组一般应当在检查结束后5个工作日内,将检查报告、检查记录、相关证据等材料报组织实施飞行检查的药品监督管理部门。必要时,可以抄送被检查单位所在地药品监督管理部门。

根据飞行检查结果,药品监督管理部门可以依法采取限期整改、发告诚信、约谈被检查单位、监督召回产品、收回或撤销相关资格认证认定证书,以及暂停研制、生产、销售、使用等风险控制措施。风险因素消除后,应及时解除相关风险控制措施。

飞行检查发现的违法行为涉嫌犯罪的,由负责立案查处的药品监督管理部门移送公安机关,并抄送同级检察机关。

本章小结

本章介绍了药品的定义与分类、药品的特殊性、药品的质量特性、药品标准和药品监督管理。主要内容如下。

1.药品是指用于预防、治疗、诊断人的疾病,有目的地调节人的生理机能并规定有适应证或功能主治、用法和用量的物质,包括中药、化学药和生物制品等。

2.药品的特殊性包括专属性、两重性、质量的重要性、时限性。

3.药品的质量特性包括安全性、有效性、稳定性、均一性。

4.药品标准,也称药品的质量标准,是指对药品的质量指标、生产工艺和检验方法等所作的法定的技术要求和规范,内容包括药品的通用名称、成分或处方的组成;含量的测定及其检验方法;制剂的辅料规格;允许的杂质及其限量的要求;以及药品的作用、用法用量、注意事项、储藏方法等。药品标准是鉴别药品真伪,控制药品质量的法定依据。中药材、中药饮片、中成药、化学原料药及其制剂、生物制品等根据各自特点设置不同的标准项目。

5.药品监督管理行政行为包括药品行政许可、药品行政监督检查、药品行政强制、药品行政处罚、药品行政复议和药品行政诉讼等。

药师及执业药师考点

1.药品与药品标准;
2.药品质量及其监督检查。

目标检测

一、单项选择题

目标检测答案

1.下列选项不属于药品范围的是( )。

A.中药材　　　　　　　B.化学原料药　　　　C.血清　　　　　　　D.医疗器械

2.下列不属于国家药品标准的是( )。

A.《中国药典》　　　　B.药品注册标准　　　C.局颁标准　　　　D.企业标准

3.药品质量的最低标准是( )。

A.行业标准　　　　　　B.企业标准　　　　　C.国家药品标准　　D.地方药品标准

4.国家药品标准的核心是( )。

A.企业标准　　　　　　B.注册标准　　　　　C.炮制标准　　　　D.《中国药典》

5.按照规定的适应证(或功能主治)和用法用量使用药品后,人体产生毒副反应的程度是指药品的( )。

A. 安全性　　　　　　　B. 有效性　　　　　　　C. 稳定性　　　　　　　D. 均一性

6. 在规定的条件下保持药品有效性和安全性的能力是指药品的（　　）。

A. 安全性　　　　　　　B. 有效性　　　　　　　C. 稳定性　　　　　　　D. 均一性

7. （　　）是指药物制剂的每一单位产品都符合有效性、安全性的要求。

A. 安全性　　　　　　　B. 有效性　　　　　　　C. 稳定性　　　　　　　D. 均一性

8. 设定和实施行政许可的原则不包括（　　）。

A. 行政机关自主设定原则　　　　　　　B. 法定原则

C. 便民和效率原则　　　　　　　　　　D. 信赖保护原则

9. 药品的行政许可事项不包括（　　）。

A. 药品生产许可证　　　　　　　　　　B. 药品经营许可证

C. 药品注册证　　　　　　　　　　　　D. GMP 认证证书

10. 药品的行政处罚中不予处罚的情形包括（　　）。

A. 不满十四周岁的人有违法行为的

B. 配合行政机关查处违法行为有立功表现的

C. 受他人胁迫有违法行为的

D. 已满十四周岁不满十八周岁的人有违法行为的

二、多项选择题

1. 药品的特殊性包括（　　）。

A. 专属性　　　　　　　B. 两重性　　　　　　　C. 质量的重要性

D. 时限性　　　　　　　E. 经济性

2. 药品的质量特性是指（　　）。

A. 安全性　　　　　　　B. 有效性　　　　　　　C. 稳定性

D. 均一性　　　　　　　E. 经济性

3. 以下属于药品的有（　　）。

A. 中药　　　　　　　　B. 化学药　　　　　　　C. 生物制品

D. 兽药　　　　　　　　E. 农药

4. 药品监督管理行政行为包括（　　）。

A. 药品行政许可　　　　B. 药品行政强制　　　　C. 药品行政处罚

D. 药品行政监督检查　　E. 药品行政复议和药品行政诉讼

5. 药品监督管理的作用是（　　）。

A. 保证药品质量　　　　B. 促进新药研究开发，提高制药工业竞争力

C. 规范药品市场　　　　D. 保证药品供应

E. 为合理用药提供保证

实训项目　药品的识别

【实训目的】

能准确区分药品与非药品；熟悉我国药品包含的不同类别。

【实训内容】

学生根据教师布置的任务，以小组为单位收集常用药品信息，通过登录药品销售平台、到社会药房或医院药房参观，撰写总结报告并做成 PPT。

【实训步骤】

1. 教师布置任务：①区分药品与非药品；②说出生活中常见的药品都属于哪些类别。

2. 以每 7 人为单位进行自由分组,选出组长并进行任务分配。

3. 根据组长分配的任务收集所需信息。

4. 小组成员对获取的资料进行讨论、筛选。

5. 将讨论、筛选好的内容做成总结报告和 PPT。

6. 每个小组选派 1 名成员对 PPT 进行讲解。

【实训评价】

教师根据总结报告及 PPT 讲解的效果,给每个小组进行点评并打分。

(刘晓彤)

药品管理立法

学习目标

知识目标

1.掌握　药品管理立法概念;《中华人民共和国药品管理法》立法目的及适用范围;假药和劣药的界定及法律责任;从重处罚的情节。

2.熟悉　药品管理法律的渊源;国家药品管理法律体系;法律效力分类以及法律适用原则的有关内容。

3.了解　药品管理立法的发展历史。

能力目标

能运用所学法律知识和有关规定来分析、解决药品基本法律问题,提高学法守法的自觉性;学会运用法律武器,维护自身及他人的合法权益。

素质目标

熟练应用药事法规的构成内容,判断其效力等级并在实践中加以运用,在工作中严控药品质量,拒绝假药劣药流入药品各领域,做一名遵纪守法的药学技术人员。

案 例 导 学

自来水变"听话水"

浙江省丽水市遂昌县的郑先生因身体不适到多家医院检查治疗,一直没有康复,怀疑得了不治之症,而家人向自己隐瞒病情。他在网上看到"听话水"广告,称喝了能让人听话,于是联系业务员,以400元的价格买到一小瓶"听话水",偷偷给妻子喝。因为妻子喝完"听话水"没有起到任何效果,郑先生向遂昌县公安局报警。民警侦查发现,这是一起利用网络销售假药的诈骗案。侦办民警通过多种侦查方法确定了犯罪嫌疑人李某等。"听话水"含有一种有机化合物,这种有机化合物对中枢神经系统有强烈的抑制作用,属于合成毒品。1990年出生的李某曾做过销售员、服务员,在网上购买"听话水"被骗后,想到自己也可以卖假冒迷幻药和催情类药品赚钱,便用自来水充当"听话水",用维生素C冒充三唑仑、艾司唑仑等药品,在广西南宁设立工作室,招募亲友充当业务员在网上销售。李某称,买这种药的都是心怀不轨的人员或者吸毒人员及情感失落者,即使他们发现药品存疑后也不会向公关机关报案。遂昌警方赴广西南宁、柳州等地收网,抓获犯罪嫌疑人10名,查获三唑仑、地西泮、艾司唑仑等假冒药品1000余瓶,这起销售假药诈骗案抓捕行动中收缴的"三唑仑"等药品为维生素C药片,"听话水"则为自来水。该案受害人遍布全国多地,仅浙江就达1000余人,涉案金额1200余万元。

讨论:1.李某用自来水充当"听话水",用维生素C冒充三唑仑、艾司唑仑等行为属于何种性质的案件?

2.依照《中华人民共和国药品管理法》应该如何处理?

第一节　药品管理立法概述

一、药品管理立法概念

药品管理立法是指由特定的国家机关依据法定的权限和程序,制定、认可、修订、补充和废除药品管理法律规范等活动。药品管理立法的目的是加强药品监督管理,保证药品质量,保障人体用药安全,维护人民身体健康和用药的合法权益。

二、法的基本知识

(一)法的概念

法是指由国家制定或认可,体现统治阶级意志,并由国家强制力保证实施的具有普遍效力的行为规范的总称。

(二)法的渊源

法律渊源是法学上的一个术语,是根据法律效力来源不同而形成的各种法律规范的外在表现形式。法的渊源是指国家机关、公民和社会组织为寻求行为的根据而获得具体法律的来源,简称"法源"。在我国,法律渊源是以宪法为核心的制定法形式,我国法律渊源主要分为以下几类。

1.宪法　宪法是由全国人民代表大会依特别程序制定和修改,集中反映统治阶级的意志和利益,规定国家制度、社会制度的基本原则,具有最高法律效力的根本大法,是其他法的立法依据或基础,其他形式的法必须符合宪法的规定或精神,否则无效。

宪法是我国最高的法律渊源。《中华人民共和国宪法》(以下简称《宪法》)第二十一条规定:国家发展医疗卫生事业,发展现代医药和传统医药,鼓励和支持农村集体经济组织、国家企事业组织和街道组织举办各种医疗卫生设施,开展群众性的卫生活动,保护人民健康。这是药事管理法律体系中最根本的法律依据。另外,国家设立的各种药事管理机构活动的基本原则、职权划分,也都应当遵循宪法的原则性规定。

2.法律　法律是指拥有立法权的国家权力机关(全国人民代表大会和全国人民代表大会常务委员会)依照立法程序制定和颁布的规范性文件,即狭义的法律,其法律效力仅次于宪法,是制定法规和规章的依据。

在药事管理领域中,《中华人民共和国药品管理法》(以下简称《药品管理法》)是由全国人民代表大会常务委员会制定颁布的,对药品的研制、生产、流通、使用和监督管理各个方面作了全面系统的规定,是药品管理方面的基本法律。

3.行政法规　行政法规是国家最高行政机关国务院根据宪法和法律制定的规范性文件的总称,其法律地位和法律效力仅次于宪法和法律,但高于地方性法规和法规性文件。行政法规的名称为条例、规定和办法。对某一方面的行政工作作出比较全面、系统的规定,称"条例";对某一方面的行政工作作出部分的规定,称"规定";对某一项行政工作作出比较具体的规定,称"办法"。

药事管理行政法规是国务院为了领导和管理全国药事管理工作,根据宪法和法律制定的关于药事活动的规范性文件。如《中华人民共和国药品管理法实施条例》《麻醉药品和精神药品管理条例》《医疗用毒性药品管理办法》《放射性药品管理办法》等。

4.部门规章　部门规章是国务院各部、委员会、局及其他具有行政管理职能的直属机构,根据法律、行政法规以及国务院的决定或命令,在本部门的权限内,所颁布的规范性法律文件,亦称部委规章。其法律效力低于宪法、法律和行政法规。

国家药品监督管理局作为《药品管理法》的主要执法机关,为了保障公众用药安全、有效、经济、合理,依据药事管理法律、行政法规以及国务院的委托授权制定了涵盖药事活动各个领域的行政规章。这些行政规章是构成药事管理法律体系的主要部分,如《药品注册管理办法》《药品生产质量管理规范《药物临床试验质量管理规范》《药品不良反应报告和监测管理办法》《处方药与非处方药流通管理暂行规定》等。

5.地方性法规 地方性法规是指依法由省、自治区、直辖市的人民代表大会及其常委会制定和修改,在本行政区域内具有法律效力的规范性文件的总称,且不得与宪法、法律和行政法规等相抵触,并报全国人民代表大会常务委员会备案。如《云南省药品监督管理条例》《黑龙江省药品监督管理条例》等。

6.民族自治条例和单行条例 民族自治条例是根据《宪法》和《中华人民共和国民族区域自治法》,民族自治地方的人民代表大会所制定的自治条例和单行条例,其适用范围是该民族自治地方。自治区的报全国人民代表大会常务委员会批准;自治州、自治县的报省级人民代表大会常务委员会批准,如《玉树藏族自治州藏医药管理条例》《阿坝藏族羌族自治州野生中药材、菌类植物资源保护管理条例》等。

7.地方政府规章 地方政府规章由省、自治区、直辖市或设区的市、自治州的人民政府制定,应当经政府常务会议或者全体会议决定,由省长、自治区主席、市长或自治州州长签署命令予以公布。

8.国际条约 国际条约是指我国与外国缔结、参加、签订、加入、承认的双边、多边的条约、协定和其他具有条约性质的文件。这些文件的内容在我国同样具有约束力,也是我国法律的渊源。例如,我国于 1985 年加入联合国《1961 年麻醉药品单一公约》《1971 年精神药物公约》,1989 年加入《联合国禁止非法贩运麻醉药品和精神药物公约》,成为这三个公约的缔约国之一,这些公约对我国便具有法律约束力。

(三)法律效力

法律效力即法律约束力,是指法律的生效范围和适用范围,即法律对什么人、什么事、在什么领域和什么时间有约束力。法律生效范围包括如下几个方面。

1.空间效力 空间效力是指法律生效的地域(包括领海、领空),通常全国性法律适用于全国,地方性法规仅在本地区有效。

2.时间效力 时间效力是指法律开始生效的时间和终止生效的时间,以及法律对其生效以前的事件和行为有无溯及力。时间效力一般有三个原则:不溯及既往原则;后法废止前法原则;法律条文到达时间原则。

3.对人的效力 对人的效力是指法律适用于什么样的人,如有的法律适用于全国公民,有的法律则只适用于一部分公民。对人的效力又分为属地主义、属人主义和保护主义。属地主义:不论人的国籍如何,在哪国领域内就适用哪国法律。属人主义:不论人在国内还是国外,是哪国公民就适用哪国法律。保护主义:任何人只要损害了本国的利益,不论损害者的国籍与所在地如何,都要受到该国法律的制裁。

我国的法律效力以属地主义为主,以属人主义和保护主义为辅。我国法律效力规定:在中国境内、外的中国公民,在中国领域内的外国人和无国籍人,一律适用我国的法律。

(四)法律适用原则

1.上位法优于下位法 如我国的基本法为《宪法》,《宪法》是我国的最高法律,任何法律的制定均不得违背《宪法》。

2.特别法优于一般法 如《中华人民共和国产品质量法》(简称《产品质量法》)用以规范一般产品的质量要求,但对于药品这种特殊产品的质量,由《药品管理法》来进行统一规范和要求。

3.新法优于旧法 如新的《药品管理法》于 2019 年 8 月 26 日经第十三届全国人民代表大会常务委员会第十二次会议审议通过,自 2019 年 12 月 1 日起施行后,自 2001 年 12 月 1 日起实施的《药品管理法》就自动失效。

(五)出现冲突裁决原则

(1)行政法规出现冲突时,由国务院裁决。

(2)法律出现冲突时,由全国人民代表大会常务委员会裁决。

（3）地方性法规与部门规章之间出现冲突时，由国务院提出意见，认为适用地方性法规的，直接适用；认为适用部门规章的，应当提请全国人民代表大会常务委员会裁决。

（4）部门规章之间、部门规章与地方政府规章冲突时，由国务院裁决。

（5）根据授权制定的法规与法律规定冲突时，由全国人民代表大会常务委员会裁决。

（6）同一机关制定的新的一般规定与旧的特别规定冲突时，由制定机关裁决。

课堂互动

《产品质量法》和《药品管理法》均由全国人民大会常务委员会制定，效力等级相同，但前者是一般法，后者是特别法。请问当对同一事项两者均有规定，但两者之间发生冲突时，应适用哪一法律的规定？

三、药品管理法律体系

药品管理法律体系按照法律效力等级主要包括法律、行政法规、部门规章、地方性法规、地方政府规章等。

1.法律　由全国人民代表大会制定的法律，如《药品管理法》《中华人民共和国疫苗管理法》（以下简称《疫苗管理法》）、《中华人民共和国基本医疗卫生与健康促进法》《中华人民共和国中医药法》等。

2.行政法规　由国务院公布的行政法规，如《药品管理法实施条例》《中药品种保护条例》《医疗用毒性药品管理办法》《放射性药品管理办法》等。

3.部门规章　由国务院各部、委员会、局等直属机构制定，如《药品生产监督管理办法》《药品经营质量管理规范》《市场监督管理行政处罚程序规定》等。

4.地方性法规　由省、自治区、直辖市的人民代表大会及其常务委员会制定，如《吉林省药品监督管理条例》等。

5.地方政府规章　由省、自治区、直辖市或设区的市、自治州的人民政府制定，如《湖北省药品使用质量管理规定》等。

四、执法、司法和守法

1.执法　执法又称法律执行，是指国家行政机关依照法定职权和法定程序，行使行政管理职权、履行职责、贯彻和实施法律的活动。狭义上的主体主要是国家行政机关和法律授权、委托的组织及其公职人员；广义主体主要是国家行政机关、司法机关及其公职人员。

2.司法　司法又称法的适用，通常是指国家司法机关及其司法人员依照法定职权和法定程序，具体运用法律处理案件的专门活动。狭义主体为人民法院和人民检察院；广义主体为公安机关、国家安全机关、司法行政机关、军队保卫部门、监狱等负责刑事侦查的机构。司法部是主管全国司法行政工作的国务院组成部门。

3.守法　守法是指一切国家机关及其工作人员、政党、社会团体、企事业单位和全体公民，自觉遵守法律的规定，将法律的要求转化为自己的行为，从而使法律得以实现的活动。守法是法的实现最基本的形式，立法者制定法的目的就是使法在社会生活中得到实施。

素质拓展

普法的重要性

全民普法是全面依法治国的长期基础性工作。制定和实施五年普法规划是党领导全民普法的重要方式。自1986年以来，我国已连续实施完成了7个五年普法规划，取得了重要成果，全社会法治观念明显增强，社会治理法治化水平明显提高。在14亿多人口的大国持续开展全民普法，把法律交给人民，这是人类法治史上的一大创举，是中国特色社会主义制度优势的体现，也是中国特色社会主义法治的重要组成部分。为加大全民普法力度，进一步形成全社会尊法学法守法用法的良好氛围,中央宣传部、司法部制定了《关于开展法治宣传教育的第八个五年规划(2021—2025年)》(以下简称《规划》)。制定和实施"八五"普法规划是深入学习宣传贯彻习近平法治思想,夯实全面依法治国根基的重要举措;是服务"十四五"时期经济社会发展,立足新发展阶段、贯彻新发展理念、构建新发展格局的客观需要;是满足人民群众日益增长的对法治等方面的需求,持续提升公民法治素养和社会治理法治化水平的必然要求。

习近平总书记在中央全面依法治国工作会议上强调,"普法工作要紧跟时代,在针对性和实效性上下功夫"。这为深入开展普法工作指明了方向,提供了基本遵循。《规划》着力从以下三个方面提高普法针对性和实效性。一是在立法、执法、司法过程中开展实时普法。《规划》强调,把普法融入立法、执法、司法和法律服务过程,加大以案普法力度。二是充分运用社会力量开展公益普法。《规划》强调,加强普法志愿队伍建设,组织、支持退休法官、检察官、老党员、老干部、老教师等开展普法志愿服务。三是充分运用新技术新媒体开展精准普法。《规划》强调,注重运用新技术分析各类人群不同的法治需求,加强对优秀自媒体制作普法作品的引导,建设融"报、网、端、微、屏"于一体的全媒体法治传播体系。

第二节 《中华人民共和国药品管理法》

一、我国药品管理立法的发展历史

我国现代药品管理立法,始于1911年辛亥革命。1949年后,经过多年的建设与发展,我国在药品管理方面的立法有法律、行政法规、部门规章、规范性文件以及地方性法规、规章,这些构成了我国药品监督管理的法律体系,使药品监督管理工作基本上实现了有法可依。

我国药品管理立法的发展大约经历了三个阶段。

(一)1911—1948年制定颁布的药政法规

1911年辛亥革命,推翻了清王朝的封建帝制。1912年中华民国南京临时政府成立后,在内务部设卫生司,下设4个科,第四科主管药政管理工作。之后,在国民政府时期,先后制定颁布了一些有关药品管理的法规,如1929年1月颁布了《药师暂行条例》,1929年8月公布了《管理药商规则》,1929年4月公布了《修正麻醉药品管理条例》,1930年4月公布了《修正管理成药规则》,1937年5月公布了《细菌学免疫学制品管理规则》,1944年9月公布了《药师法》。

(二)1949—1983年药政法规规章的建设

中华人民共和国成立后,药政法规建设工作得到了较大的发展。1949—1983年,我国在药政法规建设方面的工作可分为以下三个时期。

1. 建国初期药事法规的建设(1949—1957年)　为了配合戒烟禁毒工作和清理旧社会遗留下来的伪劣药品充斥市场的问题,国家制定、颁布、实施了有关法规。1950年2月25日,政务院发布了《关于严禁鸦片烟毒的通令》;1950年11月1日,卫生部发布了《关于管理麻醉药品暂行条例的公布令》;1950年11月12日,政务院发布了《关于麻醉药品临时登记处理办法的通令》。在一年之内,政务院和卫生部先后三次颁布法规文件,提出了对麻醉药品的管理办法,限期禁绝吸食、贩卖、种植和私存鸦片等毒品;对于社会上存留的鸦片,要求限期登记收购或上缴医疗单位使用。1952年,卫生部发布了《关于抗疲劳素药品管理的通知》;1954年6月1日,对外贸易部、卫生部发布了《关于资本主义国家进口西药检验管理问题的指示》;1956年6月1日,卫生部发布了《关于加强卫生部门药检机构对药厂产品质量监督的通知》;1956年12月17日卫生部下发了《关于抗生素类药品管理原则的通知》。以上法规文件的施行,对加强药品管理,避免假劣药品的混入,保证人民用药安全起到了积极的作用。

2. 以药品质量管理为核心,加强药品法规建设(1958—1965 年) 随着我国制药工业的发展,药品质量监督管理的问题日益重要。在总结经验的基础上,国家有关部门制定了一系列加强药品管理的规章。1958 年 10 月 31 日,国务院发布了《关于发展中药材生产问题的指示》。1959 年 7 月 13 日,中共中央批转卫生部党组《关于药品生产管理及质量问题的报告》。该报告指出,为制止制造药品方面的混乱现象,凡没有经过卫生行政部门批准,非制药单位不准制造药品,西药厂的产品均应有药品标准规格,并经卫生行政主管部门审批才能投入生产,没有检验过的药品或经检验不符合药用的药品,不准收购或市售。1959 年 7 月 30 日,卫生部、化学工业部和商业部联合发出了《关于保证与提高药品质量的指示》,进一步强化了药品质量监督检验工作。1962 年 3 月 2 日,卫生部下发了《关于加强中药质量管理的通知》;1962 年 8 月 11 日,卫生部发布了《关于进一步加强中药质量管理的通知》;1962 年 12 月 7 日,卫生部发布了《关于不得使用中药材原植物的非药用部分供药用的通知》;1963 年 5 月 31 日,卫生部、化学工业部、商业部、财政部、公安部五部联合下发了《关于加强麻醉药品管理严防流失的联合通知》;1963 年 10 月 15 日,卫生部、化学工业部、商业部联合下发了《关于药政管理的若干规定(草案)》;1964 年 4 月 20 日,卫生部、商业部、化学工业部联合下发了《管理毒药、限制性剧药暂行规定》;1964 年 6 月 15 日,卫生部下发试行《关于医院药剂工作的若干规定(草案)》的通知。

3. 规范药品法规、规章,为制定法律奠定基础(1978—1983 年) 1978 年 7 月 30 日,国务院以国发〔1978〕154 号文批转了卫生部关于颁发《药政管理条例(试行)》的报告,并随文颁发了《药政管理条例(试行)》。该条例共 11 章 44 条,对药品的生产,新药的临床、鉴定和审批,药品质量标准,药品供应,药品使用,采种制用中草药,药品检验,麻醉药品和毒剧药品,药品宣传等内容作了规定。1981 年 5 月 22 日,国务院下发了《关于加强医药管理的决定》(国发〔1981〕87 号),计 28 条。该决定对确保医药产品质量,切实整顿医药企业和产品,严格药政管理、健全药事法制,医药事业实行统一管理,加强中药材生产管理、认真保护药源,做好医药商品供应、加强市场管理,努力发展医药科研、情报和教育,加强对医药事业的领导等方面作了规定。以上两个法规是这一时期的纲领性文件。

这一时期,国务院及有关部门还制定了一系列药品管理的规章。如:1978 年 9 月 13 日,国务院发布了《麻醉药品管理条例》(国发〔1978〕176 号);1979 年 2 月 24 日,卫生部、国家医药管理总局联合下发了《新药管理办法(试行)》;1979 年 6 月 8 日,国务院以国发〔1979〕144 号文批转了卫生部等八个单位《关于在全国开展整顿药厂工作的报告》;1980 年 4 月 22 日,国务院以国发〔1980〕93 号文批转了国家医药管理总局《关于中药广开生产门路的报告》;1980 年 9 月 17 日,国务院批转了卫生部、公安部、工商行政管理总局、国家医药管理总局《关于加强药政管理禁止制售伪劣药品的报告》;1981 年 4 月 30 日,卫生部下发了《医院药剂工作条例》;1982 年 5 月 20 日,卫生部颁发了《关于加强生物制品和血液制品管理的规定(试行)》等法规文件。

自 1949 年 10 月中华人民共和国成立至 1983 年 12 月,经过 34 年的努力,我国药品法规建设取得了明显的成绩,药品管理的法规框架已经建立。涉及特殊管理的药品,抗生素、生物制品、血液制品的管理,中药材管理,药品生产管理,医药商品经营管理,药品质量检验,药品宣传管理,新药管理,药政管理等方面。这些法规、规章、规范性文件的制定和实施,对加强药品质量管理,规范药品生产、供应、使用、检验工作,发展药品生产,保证供应,打击制售伪劣药品的活动,维护人民身体健康和生命安全发挥了重要的作用,也为制定我国的药品管理法律做了基础准备。

(三)1984—2021 年制定实施药品管理法律,依法管理药品

《药品管理法》于 1984 年 9 月 20 日由中华人民共和国第六届全国人民代表大会常务委员会第七次会议通过,自 1985 年 7 月 1 日起施行。《药品管理法》是中华人民共和国成立后我国颁布的管理药品的第一部法律。施行以来,在保证药品质量、保障人民用药安全有效、打击制售假劣药品行为等方面发挥了重要作用,使我国的药品监督管理工作走上了有法可依的轨道。

随着我国改革开放的不断深入和社会主义市场经济的不断发展,药品研制、生产、流通、使用等出现了许多新情况和新问题,药品监督管理体制发生了重大变化。首次颁布实施的《药品管理法》已经不能适应现实需要,为了更好地加强药品监督管理,保障人体用药安全,维护人民身体健康和用药的合法权益,对首次颁布实施的《药品管理法》进行修订是十分必要的。

2001年2月28日,《药品管理法》经第九届全国人民代表大会常务委员会第二十次会议修订通过,以中华人民共和国主席令第四十五号公布,自2001年12月1日起施行。2002年8月4日,国务院第360号令公布了《中华人民共和国药品管理法实施条例》(下文简称《药品管理法实施条例》),于2002年9月15日起施行。《药品管理法》的修订及《药品管理法实施条例》的公布,是我国药品管理立法的重大进展,为我国加入WTO后药业的发展奠定了法律基础。《药品管理法》于2013年12月28日第十二届全国人民代表大会常务委员会第六次会议《关于修改〈中华人民共和国海洋环境保护法〉等七部法律的决定》第一次修正;于2015年4月24日第十二届全国人民代表大会常务委员会第十四次会议《关于修改〈中华人民共和国药品管理法〉的决定》第二次修正;于2019年8月26日第十三届全国人民代表大会常务委员会第十二次会议第二次修订,自2019年12月1日起施行。

二、《药品管理法》的基本框架结构

我国2019年12月1日起施行的《药品管理法》共有12章155条,其框架结构见表5-1。

表5-1 《药品管理法》框架结构

章目	章名	条目
第一章	总则	1~15条
第二章	药品研制和注册	16~29条
第三章	药品上市许可持有人	30~40条
第四章	药品生产	41~50条
第五章	药品经营	51~68条
第六章	医疗机构药事管理	69~76条
第七章	药品上市后管理	77~83条
第八章	药品价格和广告	84~91条
第九章	药品储备和供应	92~97条
第十章	监督管理	98~113条
第十一章	法律责任	114~151条
第十二章	附则	152~155条

为了避免内容重复,本章只介绍部分内容,具体内容见本教材相关章节。

三、《药品管理法》总则内容

1. 立法目的 加强药品管理,保证药品质量,保障公众用药安全和合法权益,保护和促进公众健康。

2. 适用范围 在中华人民共和国境内从事药品研制、生产、经营、使用和监督管理活动,适用本法。

3. 药品的定义 本法所称药品,是指用于预防、治疗、诊断人的疾病,有目的地调节人的生理机能并规定有适应证或者功能主治、用法和用量的物质,包括中药、化学药和生物制品等。

4. 药品管理的原则 药品管理应当以人民健康为中心,坚持风险管理、全程管控、社会共治的原则,建立科学、严格的监督管理制度,全面提升药品质量,保障药品的安全、有效、可及。

5. 国家发展药品的方针政策 国家发展现代药和传统药,充分发挥其在预防、医疗和保健中的作用。国家保护野生药材资源和中药品种,鼓励培育道地中药材。国家鼓励研究和创制新药,保护公民、法人和其他组织研究、开发新药的合法权益。

6. 国家对药品各领域管理的要求 国家对药品管理实行药品上市许可持有人制度。药品上市许可持有人依法对药品研制、生产、经营、使用全过程中药品的安全性、有效性和质量可控性负责。从事药品研制、生产、经营、使用活动,应当遵守法律、法规、规章、标准和规范,保证全过程信息真实、准确、完整和可追溯。

7. 药品监督管理的体制及职能设置 ①国务院药品监督管理部门主管全国药品监督管理工作。国务院有关部门在各自职责范围内负责与药品有关的监督管理工作。国务院药品监督管理部门配合国务院有关部门,执行国家药品行业发展规划和产业政策。②省、自治区、直辖市人民政府药品监督管理部门负责本行政区域内的药品监督管理工作。设区的市级、县级人民政府承担药品监督管理职责的部门(以下称药品监督管理部门)负责本行政区域内的药品监督管理工作。县级以上地方人民政府有关部门在各自职责范围内负责与药品有关的监督管理工作。③县级以上地方人民政府对本行政区域内的药品监督管理工作负责,统一领导、组织、协调本行政区域内的药品监督管理工作以及药品安全突发事件应对工作,建立健全药品监督管理工作机制和信息共享机制。县级以上人民政府应当将药品安全工作纳入本级国民经济和社会发展规划,将药品安全工作经费列入本级政府预算,加强药品监督管理能力建设,为药品安全工作提供保障。④药品监督管理部门设置或者指定的药品专业技术机构,承担依法实施药品监督管理所需的审评、检验、核查、监测与评价等工作。⑤国家建立健全药品追溯制度。国务院药品监督管理部门应当制定统一的药品追溯标准和规范,推进药品追溯信息互通互享,实现药品可追溯。⑥国家建立药物警戒制度,对药品不良反应及其他与用药有关的有害反应进行监测、识别、评估和控制。⑦各级人民政府及其有关部门、药品行业协会等应当加强药品安全宣传教育,开展药品安全法律法规等知识的普及工作。⑧新闻媒体应当开展药品安全法律法规等知识的公益宣传,并对药品违法行为进行舆论监督。有关药品的宣传报道应当全面、科学、客观、公正。⑨药品行业协会应当加强行业自律,建立健全行业规范,推动行业诚信体系建设,引导和督促会员依法开展药品生产经营等活动。⑩县级以上人民政府及其有关部门对在药品研制、生产、经营、使用和监督管理工作中作出突出贡献的单位和个人,按照国家有关规定给予表彰、奖励。

四、药品价格管理

(一)药品价格管理规定

1. 药品采购管理制度 国家完善药品采购管理制度,对药品价格进行监测,开展成本价格调查,加强药品价格监督检查,依法查处价格垄断、哄抬价格等药品价格违法行为,维护药品价格秩序。

2. 实行市场调节价药品的规定 依法实行市场调节价的药品,药品上市许可持有人、药品生产企业、药品经营企业和医疗机构应当按照公平、合理和诚实信用、质价相符的原则制定价格,为用药者提供价格合理的药品。

3. 企业应遵守的规定 药品上市许可持有人、药品生产企业、药品经营企业和医疗机构应当遵守国务院药品价格主管部门关于药品价格管理的规定,制定和标明药品零售价格,禁止暴利、价格垄断和价格欺诈等行为。药品上市许可持有人、药品生产企业、药品经营企业和医疗机构应当依法向药品价格主管部门提供其药品的实际购销价格和购销数量等资料。医疗机构应当向患者提供所用药品的价格清单,按照规定如实公布其常用药品的价格,加强合理用药管理。具体办法由国务院卫生健康主管部门制定。

(二)药品购销中禁止性规定

(1)禁止药品上市许可持有人、药品生产企业、药品经营企业和医疗机构在药品购销中给予、收受回扣或者其他不正当利益。

(2)禁止药品上市许可持有人、药品生产企业、药品经营企业或者代理人以任何名义给予使用其药品的医疗机构的负责人、药品采购人员、医师、药师等有关人员财物或者其他不正当利益。

(3)禁止医疗机构的负责人、药品采购人员、医师、药师等有关人员以任何名义收受药品上市许可持有人、药品生产企业、药品经营企业或者代理人给予的财物或者其他不正当利益。

五、药品储备和供应

1. 药品储备制度 国家实行药品储备制度,建立中央和地方两级药品储备。发生重大灾情、疫情或者其他突发事件时,依照《中华人民共和国突发事件应对法》的规定,可以紧急调用药品。

2. 基本药物制度 国家实行基本药物制度,遴选适当数量的基本药物品种,加强组织生产和储备,提高基本药物的供给能力,满足疾病防治基本用药需求。

3. 药品供求监测体系 国家建立药品供求监测体系,及时收集和汇总分析短缺药品供求信息,对短缺药品实行预警,采取应对措施。

4. 短缺药品清单管理制度 国家实行短缺药品清单管理制度。具体办法由国务院卫生健康主管部门会同国务院药品监督管理部门等部门制定。药品上市许可持有人停止生产短缺药品的,应当按照规定向国务院药品监督管理部门或者省、自治区、直辖市人民政府药品监督管理部门报告。国家鼓励短缺药品的研制和生产,对临床急需的短缺药品、防治重大传染病和罕见病等疾病的新药予以优先审评审批。对短缺药品,国务院可以限制或者禁止出口。必要时,国务院有关部门可以采取组织生产、价格干预和扩大进口等措施,保障药品供应。

5. 对企业的要求 药品上市许可持有人、药品生产企业、药品经营企业应当按照规定保障药品的生产和供应。

知识链接
5-1

六、假药与劣药的界定

药品是治病救人的特殊商品,它与使用者的生命息息相关,生产、销售、使用假药、劣药的行为具有严重的社会危害性,有不法药商在巨大利润的诱导下,不顾消费者的生命安全,生产、销售或使用假药、劣药,我国《药品管理法》第九十八条中明确指出:禁止生产(包括配制)、销售、使用假药、劣药。并对假药和劣药作出了界定。

1. 假药 有下列情形之一的,为假药:①药品所含成分与国家药品标准规定的成分不符;②以非药品冒充药品或者以他种药品冒充此种药品;③变质的药品;④药品所标明的适应证或者功能主治超出规定范围。

视频:假
劣药界定
的变化

2. 劣药 有下列情形之一的,为劣药:①药品成分的含量不符合国家药品标准;②被污染的药品;③未标明或者更改有效期的药品;④未注明或者更改产品批号的药品;⑤超过有效期的药品;⑥擅自添加防腐剂、辅料的药品;⑦其他不符合药品标准的药品。

禁止未取得药品批准证明文件生产、进口药品;禁止使用未按照规定审评、审批的原料药、包装材料和容器生产药品。

七、生产、销售、使用假药、劣药的法律责任

生产、销售、使用假药、劣药的违法主体将为此承担行政责任,构成犯罪的,依法追究刑事责任。从事药品生产、经营和使用的单位和个人等都可能成为此类行为的违法主体。我国《药品管理法》中对于生产、销售、使用假药、劣药应当承担的法律责任均有明确规定。

(一)单位和个人承担的法律责任

1. 假药

(1)生产、销售假药的,没收违法生产、销售的药品和违法所得,责令停产停业整顿,吊销药品批准证明文件,并处违法生产、销售的药品货值金额15倍以上30倍以下的罚款;货值金额不足10万元的,按10万元计算。

(2)情节严重的,吊销药品生产许可证、药品经营许可证或者医疗机构制剂许可证,10年内不受理其相应申请;药品上市许可持有人为境外企业的,10年内禁止其药品进口。

2. 劣药

(1)生产、销售劣药的,没收违法生产、销售的药品和违法所得,并处违法生产、销售的药品货值金额10倍以上20倍以下的罚款;违法生产、批发的药品货值金额不足10万元的,按10万元计算,违法零售的药品货值金额不足1万元的,按1万元计算。

(2)生产、销售的中药饮片不符合药品标准,尚不影响安全性、有效性的,责令限期改正,给予警告;可以处10万元以上50万元以下的罚款。

(3)情节严重的,责令停产停业整顿直至吊销药品批准证明文件、药品生产许可证、药品经营许可证或者医疗机构制剂许可证。

3.假药和劣药

(1)生产、销售假药,或者生产、销售劣药且情节严重的,对法定代表人、主要负责人、直接负责的主管人员和其他责任人员,没收违法行为发生期间自本单位所获收入,并处所获收入30%以上3倍以下的罚款,终身禁止从事药品生产经营活动,并可以由公安机关处5日以上15日以下的拘留。

(2)对生产者专门用于生产假药、劣药的原料、辅料、包装材料、生产设备予以没收。

(3)药品使用单位使用假药、劣药的,按照销售假药、零售劣药的规定处罚;情节严重的,法定代表人、主要负责人、直接负责的主管人员和其他责任人员有医疗卫生人员执业证书的,还应当吊销执业证书。

(4)生产假药、劣药或者明知是假药、劣药仍然销售、使用的,受害人或者其近亲属除请求赔偿损失外,还可以请求支付价款十倍或者损失三倍的赔偿金;增加赔偿的金额不足1000元的,为1000元。

(5)查处假药、劣药违法行为有失职、渎职行为的,对药品监督管理部门直接负责的主管人员和其他直接责任人员依法从重给予处分。

(二)为假药、劣药提供便利条件的法律责任

知道或者应当知道属于假药、劣药或者未取得药品批准证明文件生产、进口药品,使用采取欺骗手段取得的药品批准证明文件生产、进口药品,使用未经审评审批的原料药生产药品,应当检验而未经检验即销售药品,生产、销售国务院药品监督管理部门禁止使用的药品等,为其提供储存、运输等便利条件的,没收全部储存、运输收入,并处违法收入1倍以上5倍以下的罚款;情节严重的,并处违法收入5倍以上15倍以下的罚款;违法收入不足5万元的,按5万元计算。

(三)从重处罚的情节

(1)以麻醉药品、精神药品、医疗用毒性药品、放射性药品、药品类易制毒化学品冒充其他药品,或者以其他药品冒充上述药品。

(2)生产、销售以孕产妇、儿童为主要使用对象的假药、劣药。

(3)生产、销售的生物制品属于假药、劣药。

(4)生产、销售假药、劣药,造成人身伤害后果。

(5)生产、销售假药、劣药,经处理后再犯。

(6)拒绝、逃避监督检查,伪造、销毁、隐匿有关证据材料,或者擅自动用查封、扣押物品。

➡ **本章小结**

本章介绍了药品管理立法、法的基本知识、国家药品管理法律体系及《中华人民共和国药品管理法》。主要内容如下。

1.药品管理立法是指由特定的国家机关依据法定的权限和程序,制定、认可、修订、补充和废除药品管理法律规范等活动。

2.我国法律渊源主要分为宪法、法律、行政法规、部门规章、地方性法规、民族自治条例和单行条例、地方政府规章、国际条约。

3.法律适用原则:上位法优于下位法、特别法优于一般法、新法优于旧法。

4.药品管理法律体系:法律由全国人民代表大会制定;行政法规由国务院公布;部门规章由国务院各部、委员会、局等直属机构制定;地方性法规由省、自治区、直辖市的人民代表大会及其常务委员会制定;地方政府规章由省、自治区、直辖市或设区的市、自治州的人民政府制定。

5.《中华人民共和国药品管理法》立法目的:加强药品管理,保证药品质量,保障公众用药安全和合法权益,保护和促进公众健康。

6.药品的定义:用于预防、治疗、诊断人的疾病,有目的地调节人的生理机能并规定有适应证或者功能主治、用法和用量的物质,包括中药、化学药和生物制品等。

7.国家对药品各领域管理的要求:国家对药品管理实行药品上市许可持有人制度。药品上市许可持有人依法对药品研制、生产、经营、使用全过程中药品的安全性、有效性和质量可控性负责。从事药品研制、生产、经营、使用活动,应当遵守法律、法规、规章、标准和规范,保证全过程信息真实、准确、完整和可追溯。

8.假药:①药品所含成分与国家药品标准规定的成分不符;②以非药品冒充药品或者以他种药品冒充此种药品;③变质的药品;④药品所标明的适应证或者功能主治超出规定范围。

9.劣药:①药品成分的含量不符合国家药品标准;②被污染的药品;③未标明或者更改有效期的药品;④未注明或者更改产品批号的药品;⑤超过有效期的药品;⑥擅自添加防腐剂、辅料的药品;⑦其他不符合药品标准的药品。

10.禁止未取得药品批准证明文件生产、进口药品;禁止使用未按照规定审评、审批的原料药、包装材料和容器生产药品。

11.生产、销售、使用假药、劣药的法律责任。

12.从重处罚的情节:①以麻醉药品、精神药品、医疗用毒性药品、放射性药品、药品类易制毒化学品冒充其他药品,或者以其他药品冒充上述药品;②生产、销售以孕产妇、儿童为主要使用对象的假药、劣药;③生产、销售的生物制品属于假药、劣药;④生产、销售假药、劣药,造成人身伤害后果;⑤生产、销售假药、劣药,经处理后再犯;⑥拒绝、逃避监督检查,伪造、销毁、隐匿有关证据材料,或者擅自动用查封、扣押物品。

药师及执业药师考点

1.法的基本知识;
2.国家药品管理法律体系和法律关系。

目标检测

目标检测答案

一、单项选择题

1.下列属于法律的是( )。

A.《中华人民共和国药品管理法》　　　　B.《中华人民共和国药品管理法实施条例》

C.《麻醉药品和精神药品管理条例》　　　　D.《药品经营质量管理规范》

2.由国务院颁布的属于( )。

A.宪法　　　　　B.法律　　　　　C.行政法规　　　　D.部门规章

3.《药品注册管理办法》属于( )。

A.法律　　　　　B.行政法规　　　　C.部门规章　　　　D.地方性法规

4.现行的《中华人民共和国药品管理法》实施时间为( )。

A.2001年2月28日起施行　　　　B.2013年12月28日起施行

C.2015年4月24日起施行　　　　D.2019年12月1日起施行

5.《中华人民共和国药品管理法》修订部门为( )。

A.全国人民代表大会常务委员会　　　　B.国务院

C.国家药品监督管理局　　　　D.国家健康委员会

6.下列不属于《中华人民共和国药品管理法》所规定的药品是( )。

A.中药材　　　　B.化学制剂　　　　C.血清、疫苗　　　　D.保健品

7.根据《中华人民共和国药品管理法》,下列属于劣药的是( )。

A.变质的药品

B. 被污染的药品

C. 所标明适应证或者功能主治超出规定范围的药品

D. 以非药品冒充药品或者以他种药品冒充此种药

8. 现行版《中华人民共和国药品管理法》共（　　）。

A. 10 章 105 条　　　B. 12 章 155 条　　　C. 13 章 163 条　　　D. 15 章 196 条

9. 根据《中华人民共和国药品管理法》，下列不属于假药的是（　　）。

A. 药品所含成分与国家药品标准规定的成分不符

B. 以非药品冒充药品或者以他种药品冒充此种药品

C. 变质的药品

D. 被污染的药品

10. 生产、销售假药的，没收违法生产、销售的药品和违法所得，责令停产停业整顿，吊销药品批准证明文件，并处违法生产、销售的药品货值金额（　　）的罚款。

A. 1 倍以上 3 倍以下　　　　　　　　B. 5 倍以上 10 倍以下

C. 10 倍以上 20 倍以下　　　　　　　D. 15 倍以上 30 倍以下

二、多项选择题

1. 下列属于部门规章的是（　　）。

A.《中华人民共和国药品管理法》　　B.《中华人民共和国药品管理法实施条例》

C.《药品经营质量管理规范》　　　　D.《药品生产质量管理规范》

E.《处方管理办法》

2. 下列属于劣药的是（　　）。

A. 修改药品批号　　　　　　B. 擅自添加矫味剂　　　　　C. 变质药品

D. 其他不符合药品标准的药品　　E. 成分不符

3. 药品上市许可持有人依法对药品研制、生产、经营、使用全过程中负责其（　　）。

A. 药品的安全性　　　　　　B. 有效性　　　　　　　　　C. 质量可控性

D. 用药合理性　　　　　　　E. 经济性

4. 从事药品研制、生产、经营、使用活动，应当遵守法律、法规、规章、标准和规范，保证全过程信息（　　）。

A. 真实　　　　　　　　　　B. 有效　　　　　　　　　　C. 准确

D. 完整　　　　　　　　　　E. 可追溯

5. 国家建立药物警戒制度，对药品不良反应及其他与用药有关的有害反应进行（　　）。

A. 监测　　　　　　　　　　B. 识别　　　　　　　　　　C. 评估

D. 控制　　　　　　　　　　E. 解决

实训项目　案 例 分 析

【实训目的】

通过对典型案例进行分析，学生应掌握假药和劣药有关管理内容，提高运用所学法律法规知识分析问题和解决问题的能力，加强从事药事管理活动的法律意识。

【实训方式】

课堂讨论。

【实训内容】

学生运用《药品管理法》的理论知识，对以下案例进行分析及课堂讨论。

【实训案例】

2020 年 8 月,孔某、乔某产生制造假新冠疫苗并销售牟利的想法,为此,二人通过互联网查找、了解了真品疫苗的针剂样式和包装样式。随后,二人购买预灌封注射器,在酒店房间和租住房内,用生理盐水制造假新冠疫苗。为扩大制假规模,乔某从老家找来亲属、朋友 3 人帮助制造。制假后期因生理盐水不足,乔某以矿泉水代替。应孔某委托,殷某等 3 人利用制图技术、印刷技术和印制条件,为孔某设计制作了"新冠肺炎灭活疫苗"标签和包装盒。制作完成后,孔某对外伪称是"从内部渠道拿到的正品新冠疫苗",销售给王某(另案处理)等人,以致假疫苗流入社会。2020 年 11 月 19 日深夜,孔某指使他人将制假过程中剩余的包装盒、半成品等运至偏僻处焚烧、销毁。11 月 27 日,公安机关发现孔某等人的犯罪线索,决定立案侦查,并于当天将携赃款出逃的孔某、乔某抓获,随后相继抓获殷某等人。初步查明,孔某、乔某等人制造并销售假新冠疫苗约 5.8 万支,获利约 1800 万元。

问题:1. 公安机关以什么罪提请检察机关批准逮捕孔某、乔某等人?

2. 按照《药品管理法》,孔某、乔某应如何处罚?

【实训步骤】

1. 根据班级人数分组,选出一人担任小组长。

2. 以小组为单位,根据此案例相关内容,学生准备相关的法律法规作为讨论的依据。

3. 由小组长根据讨论结果确定最终处理意见和方案。学生完成对《药品管理法》的适用范围、假药和劣药的认定范围以及法律责任的认定。

4. 各小组派一名成员对该案例进行总结,并明确说出总结的依据。

5. 指导教师根据发言情况进行课堂总结。

6. 学生将案例资料和讨论结果进行归纳整理,并撰写书面分析报告。

7. 指导教师根据学生发言及分析报告情况给出实训考核成绩。

【实训评价】

教师根据小组成员总结情况给小组进行点评并打分。

内容	《药品管理法》的适用范围	《药品管理法》对假药和劣药的认定范围	《药品管理法》对假药和劣药的法律责任认定
分值	20	30	50

(熊 慧)

国家药物政策与相关制度

学习目标

知识目标

1. 掌握　国家基本药物的概念和遴选原则;基本医疗保险药品的分类;处方药与非处方药的概念;药品分类管理的内容。

2. 熟悉　国家基本药物的监督管理;建立基本医疗保障制度的意义;药品安全管理、药品供应保障制度;药品价格管理的政策规定。

3. 了解　基本医疗保障用药管理;药品安全的相关法律责任;药品转换制度。

能力目标

能根据国家基本药物制度、基本医疗保障制度、药品供应保障制度的有关要求,从事药品生产、经营及相关管理工作;能正确区分处方药与非处方药;能正确理解药品价格管理规定;能正确运用药品安全管理的相关知识,具备药品安全管理的基本能力。

素质目标

具备药品质量第一、安全第一的责任意识,把公众用药安全放在首位,做一名德才兼备的药学技术人员。

案 例 导 学

原国家食品药品监督管理总局在 2017 年 1 月下发通知:为了保障公众用药安全,根据《处方药与非处方药分类管理办法(试行)》规定,将仙灵骨葆胶囊和仙灵骨葆片调出非处方药目录,按处方药管理。同时对仙灵骨葆口服制剂说明书中的"不良反应""禁忌"以及"注意事项"进行修订。

讨论:1.什么是处方药,什么是非处方药?

2.处方药和非处方药有哪些管理要求?

3.什么是药品转换制度?

第一节　国家基本药物制度

一、国家基本药物概念与作用

1.概念　国家基本药物是指能适应基本医疗卫生需求,剂型适宜,价格合理,能保障供应,公众可公平获得的药品。

基本药物的概念是世界卫生组织于 20 世纪 70 年代提出的,是指最重要的、基本的、不可缺少的、满足人民所必需的药品。我国从 1979 年开始引入"基本药物"的概念。2018 年,《国务院办公厅关于完善国家基本药物制度的意见》(国办发〔2018〕88 号)等对基本药物的含义作了进一步的界定,明确了国家基本药物制度的内涵。《药品管理法》提出:国家实行基本药物制度,遴选适当数量的基本药物品种,加强组织生产和储备,提高基本药物的供给能力,满足疾病防治的基本用药需求。

国家基本药物制度是对基本药物的遴选、生产、流通、使用、定价、报销、监测评价等环节实施的有效管理制度。国家基本药物制度是为了维护人民群众健康、保障公众基本用药权益而确立的一项重大国家医药卫生政策,也是国家药物政策的核心和药品供应保障体系的基础。

2. 作用 国家基本药物制度是药品供应保障体系的基础,是医疗卫生领域基本公共服务的重要内容。新一轮医改以来,国家基本药物制度的建立和实施对健全药品供应保障体系、保障群众基本用药、减轻患者用药负担发挥了重要作用。国家基本药物制度的建立保证了基本药物足量供应和合理使用,保障了群众基本的用药权益,转变了"以药补医"机制,有利于促进药品生产流通企业资源优化整合,对维护人民身体健康、体现社会公平、减轻群众用药负担、推动卫生事业的有序发展具有深远的意义。

完善国家基本药物制度,应重点强化基本药物"突出基本、防治必需、保障供应、优先使用、保证质量、降低负担"的功能定位。从基本药物的遴选、生产、流通、使用、支付、监测等环节完善政策,全面带动药品供应保障体系的建设,着力保障药品安全有效、价格合理、供应充分,缓解"看病贵"问题。

二、国家基本药物的遴选原则

国家基本药物均收录在《国家基本药物目录》中。国家基本药物目录是医疗机构配备和使用药品的依据,是经过科学评价而遴选出的具有代表性、可供疾病预防和治疗时选择的基本药物清单。包括 2 个部分:基层医疗卫生机构配备使用部分和其他医疗机构配备使用部分。《国家基本药物目录》中的药品包括化学药品、生物制品、中成药和中药饮片。化学药品和生物制品主要依据临床药理学进行分类,共 417 个品种;中成药主要依据功能分类,共 268 个品种;中药饮片不列具体品种,用文字表述。国家基本药物目录的制定应当与基本公共卫生服务体系、基本医疗服务体系、基本医疗保障体系相衔接。

1. 遴选原则 国家卫生健康委员会会同有关部门共同起草《国家基本药物目录》遴选工作方案和具体的遴选原则,经国家基本药物工作委员会审核后组织实施。

国家基本药物遴选原则:防治必需、安全有效、价格合理、使用方便、中西药并重、基本保障、临床首选和基层能够配备。同时,结合我国用药特点和基层医疗卫生机构配备的要求,参照国际经验,合理确定我国基本药物品种(剂型)和数量。

《国家基本药物目录》中的药品应当是《中国药典》收载的,国家卫生健康委、国家药品监督管理部门颁布药品标准的品种。除急救、抢救用药品外,独家生产品种纳入国家基本药物目录应经过单独论证。

下列药品不纳入《国家基本药物目录》的遴选范围。

(1)含有国家濒危野生动植物药材的。

(2)主要用于滋补保健作用,易滥用的。

(3)非临床治疗首选的。

(4)因严重不良反应,国家药品监督管理部门明确规定暂停生产、销售或者使用的。

(5)违背国家法律、法规,或者不符合伦理要求的。

(6)国家基本药物工作委员会规定的其他情况。

2. 国家基本药物目录的调整 国家基本药物目录在保持数量相对稳定的基础上,实行动态管理。调整周期原则上不超过 3 年。对新审批上市、疗效显著且价格合理的药品,可适时启动调入程序。根据管理办法,必要时,经国家基本药物工作委员会审核同意,可适时组织调整。

《国家基本药物目录》的品种和数量进行调整应当根据以下因素确定。

（1）我国基本医疗卫生服务需求和基本医疗保障水平变化。

（2）我国疾病谱变化。

（3）药品不良反应监测评价。

（4）药品使用监测和临床综合评价。

（5）已上市药品循证医学、药物经济学评价。

（6）国家基本药物工作委员会规定的其他情况。

属于下列情形之一的品种，应当调入《国家基本药物目录》中：

（1）结合疾病谱顺位、发病率、疾病负担等，满足常见病、慢性病以及负担重、危害大的疾病和危急重症、公共卫生等方面的基本用药需求，从已在我国境内上市的药品中，遴选出适当数量的基本药物。

（2）支持中医药事业发展，支持医药行业发展创新，可以向中药（含民族药）、国产创新药倾斜。

属于下列情形之一的品种，应当从《国家基本药物目录》中调出：

①发生严重不良反应，或临床诊疗指南、疾病防控发生变化，经评估不宜再作为国家基本药物使用的；

②根据药品临床综合评价或药物经济学评价，可被风险效益比或成本效益比更优的品种所替代的；

③国家基本药物工作委员会认为应当调出的其他情形。

三、国家基本药物的监督管理

国家基本药物工作委员会负责协调解决在制定和实施国家基本药物制度过程中各个环节的相关政策问题，确定国家基本药物制度框架、国家基本药物目录遴选和调整的原则、范围、程序和工作方案，审核国家基本药物目录，各部门在其职责范围内做好国家基本药物遴选调整工作。

1. 国家基本药物的质量管理　在政府宏观调控下充分发挥市场机制的作用，规范基本药物的生产流通，完善医药产业政策，提高医药企业自主创新能力，优化医药产业结构，促进药品生产企业、流通企业的整合。完善基本药物的生产、配送质量管理规范，对基本药物定期进行质量抽检，并及时向社会公布抽检结果。加强基本药物不良反应监测，健全药品安全预警和应急处置机制，完善药品召回管理制度，保证人民群众用药安全，提升药品质量安全水平。

（1）强化质量安全监管：对基本药物实施全品种覆盖抽检，向社会及时公布抽检结果。鼓励企业开展药品上市后再评价。加强基本药物不良反应监测，强化药品安全预警和应急处置机制。加强对国家基本药物生产环节的监督检查，督促企业依法合规生产，保证药品质量。

（2）推进仿制药质量和疗效一致性评价：对通过一致性评价的药品品种，按程序优先纳入基本药物目录。对已纳入基本药物目录的仿制药，鼓励企业开展一致性评价。未通过一致性评价的基本药物品种，逐步调出基本药物目录。鼓励医疗机构优先采购和使用通过一致性评价、价格适宜的国家基本药物。

2. 国家基本药物的采购管理　政府举办的医疗卫生机构使用的基本药物，由省级人民政府实行集中公开招标采购，相关机构按《中华人民共和国招标投标法》和《中华人民共和国政府采购法》的有关规定执行。药品由招标选择的药品生产企业、药品经营企业或具备条件的其他企业统一进行配送。药品配送费用经招标确定。其他医疗机构和零售药店的基本药物采购方式由各地确定。药品的招标采购要坚持"质量优先、价格合理"原则，坚持全国统一，不同地区、不同类型企业平等参与、公平竞争。充分依托现有资源，逐步形成全国基本药物集中采购信息网络。

完善国家药品储备制度，确保临床必需、不可替代、用量不确定、企业不常生产的基本药物的生产供应。加强基本药物购销合同管理。生产企业、经营企业和医疗卫生机构应按照《中华人民共和国合同法》规定，根据集中采购结果签订合同，并履行药品购销合同规定的责任和义务。合同中应明确药品的品种、规格、数量、价格、回款时间、履约方式、违约责任等内容。各级卫生行政部门要会同有关部门进行督促检查。

3. 国家基本药物的价格管理　由国家发展和改革委员会制定基本药物全国零售的指导价格，并加强成本调查监审和招标价格等市场购销价格及配送费用的监测。确保在生产企业合理盈利的基础上,尽量压缩不合理营销费用。基本药物零售指导价格原则上按照药品通用名称制定并公布,不区分具体的生产经营企业。在国家零售指导价格规定的幅度内,省级人民政府根据招标形成的统一采购价格、配送费用和药品加成政策确定本地区政府举办医疗机构基本药物的具体零售价格。鼓励各地在保证产品质量的前提下,进一步降低基本药物价格的采购方式,并探索设定基本药物标底价格,避免企业恶性竞争。实行基本药物制度的县(市、区),政府举办的基层医疗卫生机构配备使用的基本药物均实行零差率销售。各地要按国家规定落实相关政府补贴政策。

4.国家基本药物的使用管理 建立基本药物优先选择和合理使用制度。政府举办的基层医疗卫生机构全部配备和使用国家基本药物。在国家基本药物制度建立初期,政府举办的基层医疗卫生机构确需配备、使用非目录药品,由省级人民政府统一确定,并报国家基本药物工作委员会备案。配备使用的非目录药品需执行国家基本药物制度相关政策和规定。其他各类医疗机构要将基本药物作为首选药物,且基本药物要达到一定使用比例,具体使用比例由卫生行政部门确定。医疗机构要按照国家基本药物临床应用指南和基本药物处方集,加强合理用药的管理,确保规范使用基本药物。政府举办的基层医疗卫生机构增加使用非目录药品的品种数量,应坚持防治必需、结合当地财政承受能力及基本医疗保障水平从严掌握。基本药物全部纳入基本医疗保障药品报销目录,报销比例要明显高于非基本药物。

(1)加强配备使用管理:坚持基本药物主导地位,强化医疗机构基本药物使用管理。以省为单位明确公立医疗机构基本药物使用比例,并不断提高医疗机构基本药物的使用量。公立医疗机构可以根据其功能定位及诊疗范围,合理配备基本药物,保障临床基本用药需求。药品集中采购平台和医疗机构信息系统应对基本药物进行标注,提示医疗机构优先采购、医生优先使用。将基本药物使用情况作为处方点评的重点内容,对无正当理由不首选基本药物的予以通报。对医师、药师和管理人员加大基本药物制度、基本药物临床应用指南和处方集培训力度,提高基本药物合理使用和管理水平。鼓励其他医疗机构配备、使用基本药物。

(2)建立优先使用激励机制:医疗机构应科学设置临床科室基本药物使用指标,并纳入考核。将基本药物使用情况与基层实施基本药物制度补助资金的拨付挂钩。深化医保支付方式改革,建立健全医保经办机构与医疗机构间"结余留用、合理超支分担"的激励及风险分担机制。通过制定药品医保支付标准等方式,引导医疗机构和医务人员合理诊疗、合理用药。

(3)实施临床使用监测:依托现有资源建立健全国家、省两级药品使用监测平台及国家、省、地市、县四级监测网络体系。重点监测医疗机构基本药物的配备品种、使用数量、采购价格、供应配送等信息,以及处方用药是否符合诊疗规范。开展以基本药物为重点的药品临床综合评价,指导临床安全合理用药。加强部门间信息互联互通,对基本药物从原料供应到生产、流通、使用、价格、报销等实行全过程动态监测。

第二节 基本医疗保障制度

一、基本医疗保障制度的建立意义

基本医疗保障制度是民生保障制度的重要组成部分,对促进人民身体健康、经济发展和社会进步具有重要的意义。基本医疗保障制度是指当人们生病或受到伤害后,为确保其获得必要的医疗服务,由国家(地区)或社会给予必要的物质帮助的费用保障制度。

我国医疗保险制度建立于20世纪50年代初,包括公费医疗和劳保医疗两部分。医疗保险制度的建立,促进了我国医疗保障事业的快速发展,对保障城乡居民身体健康,提高人民身体素质等都发挥了积极作用。主要表现为我国的医疗卫生事业迅速发展,规模不断扩大,医疗设施不断完善;人均寿命延长,健康水平逐步提高;疾病预防能力显著增强,诊治技术不断进步;疾病医治能力显著提高等。

健康中国战略

2019年6月24日,国务院通过《国务院关于实施健康中国行动的意见》(国发〔2019〕13号),要求加快推动从以治病为中心转变为以人民健康为中心,动员全社会落实"预防为主"的方针,实施健康中国行动,提高全民健康水平。同时明确在国家层面成立健康中国行动推进委员会,制定印发《健康中国行动(2019—2030年)》。

二、医疗保障用药管理

各省级医疗保障部门应按规定将医保药品目录内药品纳入当地药品集中采购范围,并根据辖区内医疗机构和零售药店的药品使用情况,及时更新完善药品信息系统数据库,建立并完善全国统一的药品数据库。实现西药、中成药、中药饮片、医院制剂编码的统一管理。

各统筹地区应结合医保药品目录管理规定和相关部门制定的处方管理办法、临床技术操作规范、临床诊疗指南及药物临床应用指导原则等,完善智能监控系统,将定点医疗机构执行使用医保药品目录的情况纳入服务协议管理和考核范围。

三、基本医疗保险药品

基本医疗保险药品是指国家基本医疗保险、工伤保险和生育保险药品的简称,就是医保给予报销支付的药品。《国家基本医疗保险、工伤保险和生育保险药品目录》(简称《药品目录》)是基本医疗保险、工伤保险和生育保险基金支付药品费用的标准。2021年12月,国家医疗保障局、人力资源和社会保障部印发《国家基本医疗保险、工伤保险和生育保险药品目录(2021年)》。基本的医疗保险药品均收录于该目录中。

1. 目录的组成　《药品目录》分为凡例、西药、中成药、协议期内谈判药品、中药饮片5部分。凡例是对《药品目录》中药品的分类与编号、名称与剂型、备注等内容的解释和说明,西药部分包括化学药品和生物制品。中成药部分包括了中成药和民族药。协议期内谈判药品包括了尚处于谈判协议有效期内的药品。中药饮片部分包括了医保基金、工伤保险予以支付的及地方不得调整纳入医保基金支付的中药饮片范围。为了提高医保基金的使用效益,《药品目录》中对部分药品的医保支付范围进行了限定。

2. 药品的分类　基本医疗保险药品根据价格的差异分为甲类和乙类。甲类是指全国基本统一、能保证临床治疗的基本需要的药品。这类药品的费用纳入基本医疗保险基金支付范围,并按基本医疗保险的支付标准给予支付。乙类是指基本医疗保险基金有部分能力支付费用的药品,这类药品先由个人支付一定比例的费用后,其余部分再纳入基本医疗保险基金支付范围,并按基本医疗保险支付标准给予支付。

3. 确定《药品目录》的原则　《药品目录》的确定原则是,坚持临床必需、安全有效、价格合理、使用方便、市场能保证供应、医疗保险能够支付得起的药品。同时,既要考虑临床治疗的基本需要,又要考虑地区间的经济差异及用药习惯,坚持中西药并重。

以下药品不纳入《药品目录》。

(1)主要起滋补作用的药品。

(2)含国家珍贵、濒危野生动植物药材的药品。

(3)保健药品。

(4)预防性疫苗和避孕药品。

(5)主要起增强性功能、治疗脱发、减肥、美容、戒烟、戒酒等作用的药品。

(6)因被纳入诊疗项目等原因,无法单独收费的药品。

(7)酒制剂、茶制剂,各类果味制剂(特别情况下的儿童用药除外),口腔含服剂和口服泡腾剂(特别规定情形的除外）等。

（8）其他不符合基本医疗保险用药规定的药品。

4.目录的调整 甲类目录和乙类目录均由我国人力资源和社会保障部制定。其中，甲类目录各地方管理部门不得进行调整，乙类目录可根据地方实际情况进行调整，但调整数量不得超过国家乙类药品数量的15%。

知识链接
6-1

第三节　药品安全管理与药品供应保障制度

一、药品安全管理

药品安全是重大的民生和公共安全问题，直接关系到人民群众的身体健康和社会的和谐稳定。从社会管理的角度来看，药品安全问题包括药品质量对人生命健康安全的影响及药品安全事件引发的一系列社会问题。切实做好药品安全管理工作，落实药品安全责任，是维护社会稳定、促进社会和谐的现实要求。2019年修订的《药品管理法》在法律责任的制定上，强化了企业的主体责任，加大了对药品违法行为的执法力度和处罚力度，明确规定了首负责任制和惩罚性赔偿，体现了对药品从严管理的态度，更体现了重典治乱的决心。

1.药品安全的定义 狭义的药品安全问题是指按照规定的适应证和用法、用量使用药品后，人体产生不良反应的程度。广义的药品安全问题是指药品质量问题、不合理用药和药品不良反应，以及药品短缺等。

2.药品安全管理的重要性 2019年，中国共产党第十九届中央委员会第四次会议通过了《中共中央关于坚持和完善中国特色社会主义制度 推进国家治理体系和治理能力现代化若干重大问题的决定》，其中将加强和改进药品监督管理制度，保障人民身体健康和生命安全作为健全公共安全体制机制的重要内容。药品安全是重大的民生问题和重大的经济问题。药品关系人民群众身体健康，关系公共卫生安全及国家安全。

3.药品安全管理的主要措施 药品管理应当以人民健康为中心，坚持风险管理、全程管控、社会共治的原则。建立科学、严格的监管制度，落实"四个最严"：最严谨的标准、最严格的监管、最严厉的处罚、最严肃的问责。全面提升药品质量，保障药品安全、有效。在我国，加强药品安全风险管理可以从以下4个方面着手。

（1）健全药品安全监管的各项法律法规。现在已有的对药品上市前的注册审评、药品上市后的不良反应监测、对存在安全隐患的药品实行召回、对已上市药品进行再评价等法律法规，是我国药品安全风险管理的法律基础。应将风险管理的理念融入立法当中，进一步完善法律法规、规范性文件和指南等，以确保覆盖药品安全风险管理的全过程，从而对药品的整个生命周期中存在的风险进行全程监控。

（2）完善药品安全监管的相关组织体系建设。国家药品监督管理局下设有药品注册管理司、药品监督管理司、药品审评中心、药品评价中心（国家药品不良反应监测中心）、执业药师资格认证中心等机构，构成了我国药品安全监督管理的行政和技术支撑体系。

（3）加强药品研制、生产、经营、使用各环节的全过程管理，落实药品安全管理参与方各自的责任。药品上市许可持有人应始终以保护公众健康为中心，依法对药品研制、生产、经营、使用的全过程中药品的安全性、有效性和质量可控性负责，承担药品整个生命周期质量与风险管理的主体责任。

（4）建立药品追溯系统。药品上市许可持有人、生产企业、经营企业、使用单位都应当建立药品追溯系统，从而实现"一物一码，物码同追"，及时准确地记录、保存药品追溯数据，形成互联互通的药品追溯数据链，从而实现药品生产、流通和使用全过程来源可查，去向可追。这样既能有效防范非法药品进入合法渠道，也能确保发生质量安全风险的药品可召回、责任可追究。

4.药物警戒制度 药物警戒制度是国际社会对药品管理的重要创新制度，也是对药品风险管理理论的深化认识。《药品管理法》第十二条第二款规定:国家建立药物警戒制度,对药品不良反应及其他与用药有关的有害反应进行监测、识别、评估和控制。相较于药物不良反应,药物警戒的范围更广,它涵盖了药物临床试验和上市后阶段。药物警戒关注的范围不仅包括药品不良反应,也包括其他与用药有关的有害反应。药物警戒的过程包括不良事件的监测、风险信号的识别、风险获益的评估和不合理风险的控制,是一个对药品监管起重要支撑作用的科学过程。

5. 药品安全的相关法律责任

(1)药品安全法律责任的构成与实施:法律责任指因违法行为或其他规定的事实出现后,一定主体应承担的不利后果。药品安全法律责任是指由于违反药品法律法规所应承担的法律后果。只有行为人的活动构成违法,行为人才承担相应的法律责任。这里的药品法律法规指的是与药品相关的法律法规,不单指《药品管理法》及其《实施条例》,还包括《刑法》《民法典》等法律及行政法规、部门规章以及地方性法规中涉及药品的相关规定。

药品安全法律责任由专门的国家机关在其法定职权范围内依法予以追究,其他任何单位和个人都无权行使这项职权。2019年修订的《药品管理法》中,加大了对药品违法行为的执法力度和处罚力度。药品安全法律责任是由国家强制力保证实施的,如果违法的行为主体拒绝履行相应的法律责任,可以由国家强制力保证其履行。

(2)法律责任主体。药品安全法律责任的主体包括药品上市许可持有人、药品生产企业、药品经营企业、医疗机构、药物非临床安全性评价研究机构、药物临床试验机构等。其中药品上市许可持有人对药品的质量全面负责,药品生产企业对本企业的药品生产活动全面负责,药品经营企业对本企业的药品经营活动全面负责。

(3)生产、销售、使用假药的法律责任见本书第五章。

二、药品供应保障制度

《药品管理法》第九章规定了药品储备和供应,对药品供应保障的有关内容作出规定。国家实行药品储备制度,建立中央和地方两级药品储备。

1. 定义 狭义的药品供应保障制度是指国家用于调整、规范药品储备制度和应急供应机制,提高药品供应保障能力的相关法规、规范的总称;广义的药品供应保障制度指国家制定的与药品研制、生产、流通、使用等全品种、全过程有关的,用于保障药品安全、有效、可及的相关监督管理法律、法规和规范性文件以及产业发展政策和措施的总称。完善药品供应保障制度更多是从广义上的系统推进、改革完善药品生产流通使用全链条的政策,保障药品的安全有效。

2. 建立药品供应保障制度的意义 改革完善药品生产流通使用的政策,推进实施药品生产流通使用的全流程改革,健全药品的供应保障制度,是"健康中国2030"规划纲要的重点任务之一,也是深化医药卫生体制改革、推进健康中国建设的重要内容。

建立规范有序的药品供应保障制度,既有利于促进医疗、医保、医药的联动改革,深化医药行业的供给侧结构性改革,促进医药产业的健康发展,也为全面深化医药卫生体制改革、推进健康中国建设提供有力支撑。

3. 建立药品供应保障制度的要求 建立规范有序的药品供应保障制度,是深化医药卫生体制改革的重要任务。首先要实施药品生产、流通、使用全流程的改革,建立工作协调机制,建设符合我国国情的国家药物政策体系,促进医药产业结构调整及转型升级,保障药品的安全、有效、可及。其次,国家要加强中药的保护与发展,充分体现中药的特色和优势,发挥其在预防、保健、医疗、康复中的重要作用。再次,充分发挥药品集中带量采购在深化医药服务供给侧结构性改革中的引领作用,推进医保、医疗、医药联动改革,通过深化药品、医用耗材的集中带量采购制度改革,完善医药服务价格形成机制,增强医药服务可及性,促进医疗服务能力提升等措施,加强政策和管理的协同作用,保障群众获得优质实惠的医药服务。

4. 药品各环节的供应保障制度

(1)药品研制环节:国家鼓励研究和创制新药。保护公民、法人及其他组织研究、开发新药的合法权益。加强药物研究的质量管理,避免药品的研发缺陷,做好上市前的药品风险管理。国家支持以临床价值为导向、对疾病具有明确或特殊疗效的创新药物,鼓励运用现代科学技术及传统中药研究的方法开展中药科学技术研究和药物开发,建立并完善符合中药特点的技术评价体系,促进中医药传承创新。

(2)药品生产环节:生产环节的关键是提高药品质量疗效,促进医药产业结构调整。2019年修订的《药品管理法》中,对药品生产环节也规定了多项制度要求,如药品上市许可持有人委托生产要求、药品上市放行规程、建立并实施药品追溯制度、年度报告制度等。

(3)药品流通环节:流通环节的重点是整顿流通秩序,推进药品流通体制改革。2019年修订的《药品管理法》中,对药品流通环节规定了多项制度要求,如药品上市许可持有人委托销售要求、药品经营企业建立购销记录要求、经营企业制定和执行药品保管制度等。

(4)药品使用环节:使用环节的改革强调调整利益驱动机制,规范医疗和用药行为。在使用环节,改革完善仿制药的供应保障及使用机制,对提高药品的供应保障能力,降低医疗支出,提高药品的可及性,提升医疗服务水平等具有重要的经济和社会效益。根据国务院办公厅印发的《关于改革完善仿制药供应保障及使用政策的意见》(国办发〔2018〕20号),在仿制药研发、提升质量疗效、完善支持政策方面采取有效措施,旨在提高药品的供应保障能力,更好地满足临床用药和公共卫生安全需求,加快我国由制药大国向制药强国迈进的脚步。

(5)药品储备与供应环节:为了保证灾情、疫情等突发事件发生后对药品和医疗器械的紧急需要,我国于20世纪70年代初建立了国家医药储备制度,20世纪90年代建立了中央及地方两级医药储备制度。根据《药品管理法》规定,国家实行药品储备制度,建立中央和地方两级药品储备,发生重大灾情、疫情或其他突发事件时,按照《中华人民共和国突发事件应对法》的规定,可以紧急调用药品。

在药品的供应政策方面,我国实行基本药物制度,遴选适当数量的基本药物品种,加强组织生产和储备,提高基本药物的供给能力,满足疾病防治的基本用药需求。国家建立药品供求的监测体系,及时收集、汇总和分析短缺药品的供求信息,对短缺药品实行预警,采取应对措施。同时实行短缺药品清单管理制度。药品上市许可持有人停止生产短缺药品的,应按照规定向国务院药品监督管理部门或省、自治区、直辖市人民政府药品监督管理部门报告。国家鼓励短缺药品的研制、生产,对临床急需的短缺药品、防治重大传染病和罕见病等疾病的新药予以优先审评审批。对短缺药品,国务院可以限制或禁止出口。必要时,国务院有关部门可采取组织生产、价格干预或扩大进口等措施,保障药品的供应。药品上市许可持有人、药品生产企业、药品经营企业应当按规定保障药品的生产及供应。

第四节　药品分类管理制度

一、非处方药与处方药的定义

处方药是指必须凭执业医师或执业助理医师处方方可购买、调配、使用的药品。

非处方药是指不需要凭执业医师或执业助理医师处方,患者可自行判断、购买、使用的药品。

非处方药根据其安全性不同,分为甲类非处方药和乙类非处方药。就用药的安全性而言,乙类非处方药相对于甲类非处方药更安全。

处方药和非处方药并不是药品本身具有的属性,而是在管理上的界定。它也并不是终身制,而是随着用药变化而发生变化,并且与其安全性、有效性息息相关。国家根据药品的安全性、有效性原则,同时也依据药品的品种、规格、适应证或功能主治、剂量及给药途径等内容,将药品分为处方药与非处方药,并制定《处方药与非处方药分类管理办法(试行)》及《处方药与非处方药流通管理暂行规定》等法规,对处方药和非处方药进行规范化管理。

知识链接
6-2

二、药品分类管理的意义

1. 保障人民群众的用药安全 在药品分类管理实施前,医疗机构一直遵循"凭方拿药"的规定。

在零售药店,分类管理实施前,除了特殊管理药品外,其他药品都处于"自由销售"的状态,一些安全性稍差的药品在这种状态下进行销售和使用,难以对患者生命安全有所保障。分类管理实施之后,这一问题得到了有效解决。

2. 医药资源得到合理利用 在药品分类管理实施后,"小病自医、大病就医"得以实现。对于病情较轻、较易判断病症的情况,患者可以在药师的指导下或者通过药品信息自行选择药品,进行自我药疗。而病情较重,难以判断病症时,患者再进行就医,凭方取药。这样既普及了人民群众的医药知识,又减轻了医疗机构的负担,使公共资源得到了合理优化。

3. 有利于推进医疗制度改革,与国际接轨 药品的分类管理既缓解了人们就医难的问题,又减轻了国家医疗负担,对医疗保险制度的稳定实施和医疗制度改革的稳步推进具有深远的影响,同时也是与国际接轨的必由之路。

三、药品分类管理的具体内容

《药品管理法》第五十四条规定了国家对药品实行处方药与非处方药的分类管理制度。具体办法由国务院药品监督管理部门会同国务院卫生健康主管部门共同制定。无论是处方药还是非处方药,都必须经过国家药品监督管理部门批准,以保证药品的安全性和有效性。

1. 分类管理的目的 实施药品的分类管理符合我国现阶段社会及经济发展的实际需要,也是保障人民用药安全有效的监管措施之一。通过制定相应的法律法规,遏制不合理的用药行为,改变药品自由销售的状况,引导广大患者正确、合理地使用药品。通过实施药品分类管理,可以有效加强处方药的监督管理,防止患者因自我诊疗不当,导致用药错误、药物滥用等危害生命健康。药品分类管理的核心是加强处方药管理,规范非处方药管理,尽量减少不合理用药现象的发生,切实保证人民用药的安全有效。

2. 非处方药遴选原则

(1)应用安全。根据文献和长期临床使用证实安全性较大的药品;药物无潜在毒性,不易引起蓄积中毒,中药中的重金属及农药残留量不超过国内或国外公认标准;在推荐剂量下,不良反应的发生较少;不引起依赖性;无"三致"(致癌、致畸、致突变)作用;医疗用毒性药品、麻醉药品、精神药品,原则上不能列入非处方药,但个别用于配制复方制剂者例外;组方合理,中药配伍中无"十八反""十九畏"等。

(2)疗效确切。药物作用针对性强,功能主治明确;不需经常调整剂量;连续应用不引起耐药性或耐受性。

(3)质量稳定。质量可控;在规定的储存条件下,性质稳定。

(4)使用方便。用药时不需经过特殊检查和试验;以口服、外用、吸入等常用剂型为主。

3. 非处方药专有标识 非处方药专有标识是由国家药品监督管理部门公布的,生产、经营非处方药的企业在使用非处方药专有标识时,必须按国家药品监督管理部门公布的坐标比例和色标要求使用。

我国非处方药专有标识图案为椭圆形背景下的OTC字样。非处方药的专有标识图案分为红色和绿色,红色专有标识表示甲类非处方药品,绿色专有标识表示乙类非处方药品。如图6-1所示。

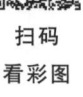

扫码
看彩图
图 6-1

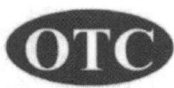
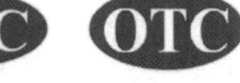

甲类非处方药　　乙类非处方药

图 6-1　非处方药专用标识

无论是处方药还是非处方药均要在标识物上印制忠告语。处方药的忠告语为"请仔细阅读说明书并在医师指导下使用",非处方药的忠告语为"请仔细阅读说明书并按说明书使用或在药师指导下购买和使用"。

4. 处方药与非处方药的管理

(1)生产管理:无论是处方药还是非处方药,其生产企业必须具有药品生产许可证,其生产的药品品种必须依法经过注册,取得药品批准文号,并遵守药品生产质量管理规范。

（2）经营管理：无论是处方药还是非处方药，其批发与零售企业必须具有药品经营许可证并遵守药品经营质量管理规范才能从事相应的药品销售活动。药品生产、批发企业不得以任何方式直接向患者推荐、销售处方药。

处方药的销售和购买必须具有执业医师或执业助理医师的处方，才可在医疗机构的药房调配、购买、使用，或凭处方在可以经营处方药的零售药房购买使用。销售处方药的医疗机构与零售药房必须配备执业药师，执业药师必须对医师处方进行审核，对有配伍禁忌或超剂量的处方，应拒绝调配销售。必要时，经过处方医师更正或重新签字后，方可调配销售。零售药店对处方必须留存2年以上备查。处方药与非处方药应当分柜台摆放，处方药不得采用开架自选方式进行销售。不能通过网络向个人消费者销售处方药。无论是处方药还是非处方药，均不能采取有奖销售、附赠药品或礼品的方式进行销售。

5. 处方药与非处方药的广告管理规定 处方药只能在国务院卫生行政部门和国家药品监督管理部门共同指定的医学、药学专业刊物上发布广告。非处方药经过审批可以在大众传播媒介上发布广告。

> **课堂互动**

举例谈谈生活中经常用到的药品，哪些属于处方药？哪些属于非处方药？在购买时有哪些要求？

四、转换制度

1. 转换制度的发展历程 根据药品分类管理制度的原则及要求，国家药品监督管理部门于1999年开始组织遴选并公布非处方药品种目录，随后原国家食品药品监督管理局在2001年发布了《关于开展部分处方药品转换评价为非处方药品申报工作的通知》（国药监安〔2001〕547号），通知中决定在非处方药遴选工作的基础上开展部分处方药转换为非处方药的申报工作。2004年4月，原国家食品药品监督管理局发布《关于开展处方药与非处方药转换评价工作的通知》（国食药监安〔2004〕101号），规定了国家药品监督管理部门可以根据药品生产企业的申请及建议，组织进行处方药与非处方药的转换评价，并对处方药转换评价为非处方药的申请范围、工作程序、资料要求及非处方药转换评价为处方药的程序进行了详细阐述，这也标志着我国非处方药由原先的遴选阶段过渡到了转换评价阶段。2010年6月，原国家食品药品监督管理局发布了《关于做好处方药转换为非处方药有关事宜的通知》（食药监办注〔2010〕64号），对非处方药转换评价工作的程序进行了调整。在上述法律框架的基础上，原国家食品药品监督管理局2012年11月发布了《国家食品药品监督管理局办公室关于印发处方药转换为非处方药评价指导原则（试行）等6个技术文件的通知》（食药监办注〔2012〕137号），来具体指导处方药与非处方药的转换评价工作。

2. 非处方药转换为处方药 国家药品监督管理部门应开展对已批准为非处方药品种的监测和评价工作，将存在安全隐患或者不适宜按非处方药管理的品种及时转换为处方药，按处方药进行管理。省级药品监督管理部门应及时收集并汇总对非处方药品种的意见，特别是关于药品安全性的情况，并及时向国家药品监督管理部门反馈。药品的生产、经营、使用及监管单位认为其生产、经营、使用、管理的非处方药存在安全隐患或者不适宜按非处方药管理的，可填写《非处方药转换为处方药意见表》，或者向所在地省级药品监督管理部门提出转换的意见或申请。

3. 处方药转换为非处方药的申请范围 申请处方药转换为非处方药应符合"应用安全、疗效确切、质量稳定、使用方便"的基本原则，同时，药品的各种属性均应体现"适于自我药疗"。处方药转换为非处方药时，需要进行药品的安全性以及有效性评价。基本要求包括以下几点。

（1）制剂或其成分已在我国上市，并经过长期的临床使用，同时应用广泛、有足够的使用人数。

（2）制剂及其成分的研究应该充分，结果应明确，安全性良好。

（3）制剂及其成分具有法定的质量标准，质量可控、稳定。

（4）用法、用量、疗程明确，疗效确切。

（5）药品适应证应符合非处方药的适应证范围，适于进行自我药疗。

（6）涉及小儿、孕妇等特殊人群的用药，应有明确的用药指示。

（7）给药途径、剂型、剂量、规格、用药时间、储存、包装、标签以及说明书等特性均适于自我药疗的需求。

第五节　药品价格管理

一、药品价格管理的意义

药品的价格不仅关系民生，还关系到药品的生产企业、经营企业以及医疗机构的健康发展，是药品监督管理工作的重中之重。药品的价格管理，是指药品价格制定和监测等一系列的管理活动。药品的价格问题，是一个与医药经济、卫生保健及医疗保障都密切相关的重要问题。

国家加强对药品价格的监督管理，首先是为了适应社会主义市场经济体制要求，促进药品市场的竞争，降低医药费用，让患者能享受到质量优良、价格合理的药品；其次还能推动医药企业的多元化发展，在国家基本药物基础上，推动医药企业走上注重品质与品牌多元化发展之路；最后，推动医药企业积极探索新的营运模式，提高医药产品的流通效率，促进医药产业的持续健康发展。

二、药品价格管理的政策规定

1. 我国药品价格管理的发展阶段　我国的药品价格管理经历了以下四个阶段。

（1）国家计划统一定价。

（2）市场调节，由经营者自主定价。

（3）政府定价与市场调节相结合。

（4）除麻醉药品和第一类精神药品仍然暂时由国家发展改革委制定最高出厂价格和最高零售价格外，其他药品的政府定价均予以取消，不再实行最高零售限价管理。按照分类管理原则，通过不同方式由市场竞争定价。

2. 药品价格的管理形式　根据《药品管理法》的规定，依法实行政府定价、政府指导价的药品，政府价格主管部门应依照《中华人民共和国价格法》规定的定价原则，根据社会平均成本、市场供求状况及社会承受能力来合理制定和调整价格。做到质价相符，保护用药者的正当利益。药品的生产企业、经营企业及医疗机构必须执行政府定价、政府指导价，不得以任何形式擅自提高药品价格。

依法实行市场调节价的药品，药品的生产企业、经营企业及医疗机构应当按照公平、合理和诚实信用、质价相符的原则制定价格，为用药者提供价格合理的药品。

3.《药品管理法》对药品价格的管理规定　2019 年修订的《药品管理法》中第八十四条规定：国家完善药品采购管理制度，对药品价格进行监测，开展成本价格调查，加强药品价格监督检查，依法查处价格垄断、哄抬价格等药品价格违法行为，维护药品价格秩序。

药品上市许可持有人、药品生产企业、药品经营企业及医疗机构应当依法向药品价格主管部门提供其药品的实际购销价格和购销数量等资料。医疗机构应当向患者提供所用药品的价格清单，按照规定如实公布其常用药品的价格，加强合理用药管理。及时发布药物的相关信息，将不同类型的药品价格进行归类公示，让公众进行筛选。

禁止药品上市许可持有人、药品生产企业、药品经营企业及医疗机构在药品购销中给予、收受回扣或其他不正当利益。禁止药品上市许可持有人、药品生产企业、药品经营企业或代理人以任何名义给予使用其药品的医疗机构负责人、药品采购人员、医师、药师等相关人员财物或其他不正当利益。禁止医疗机构负责人、药品采购人员、医师、药师等相关人员以任何名义收受药品上市许可持有人、药品生产企业、药品经营企业或代理人给予的财物或其他不正当利益。

本章小结

本章主要介绍了国家基本药物的定义与遴选原则、基本医疗保险药品的分类、处方药与非处方药的定义、药品分类管理的内容、药品价格的管理。主要内容如下。

1.国家基本药物是指能适应基本医疗卫生需求，剂型适宜，价格合理，能保障供应，公众可公平获得的药品。

2.国家基本药物遴选原则：防治必需、安全有效、价格合理、使用方便、中西药并重、基本保障、临床首选和基层能够配备。同时，结合我国用药特点和基层医疗卫生机构配备的要求，参照国际经验，合理确定我国基本药物品种（剂型）和数量。

3.基本医疗保险药品根据价格的差异分为甲类和乙类。甲类是指全国基本统一、能保证临床治疗的基本需要的药品。乙类是指基本医疗保险基金有部分能力支付费用的药品，这类药品先由个人支付一定比例的费用后，其余部分再纳入基本医疗保险基金支付范围，并按基本医疗保险支付标准给予支付。

4.处方药是指必须凭执业医师或执业助理医师处方方可购买、调配、使用的药品。非处方药是指不需要凭执业医师或执业助理医师处方，患者可自行判断、购买、使用的药品。

5.非处方药遴选原则包括应用安全、疗效确切、质量稳定、使用方便。

6.我国非处方药专有标识图案为椭圆形背景下的 OTC 字样。红色专有标识表示甲类非处方药品，绿色专有标识表示乙类非处方药品。

7.《药品管理法》规定，国家完善药品采购管理制度，对药品价格进行监测，开展成本价格调查，加强药品价格监督检查，依法查处价格垄断、哄抬价格等药品价格违法行为，维护药品价格秩序。

药师及执业药师考点

1.国家基本药物目录管理；
2.处方药与非处方药分类管理办法；
3.非处方药专有管理规定；
4.处方药与非处方药流通管理。

目标检测

目标检测答案

一、单项选择题

1.国家基本药物遴选原则是（　　）。

A.防治必需、安全有效、价格合理、使用方便、中西药并重、基本保障、临床首选和基层能够配备的原则。

B.临床常用、价格合理、使用方便、中西药并重、市场供应充足的原则

C.临床必须、安全有效、价格合理、使用方便、市场保证供应的原则

D.保证品种和质量、引入竞争机制、合理控制成本的原则

2.国家基本药物目录在保持数量相对稳定的基础上，实行动态管理。调整周期原则上不超过（　　）。

A.1 年　　　　　　　　B.2 年　　　　　　　　C.3 年　　　　　　　　D.4 年

3.必须凭执业医师或执业助理医师处方方可购买、调配、使用的药品是（　　）。

A.合格药品　　　B.处方药　　　C.非处方药　　　D.特殊管理药品

4.就用药的安全性而言，（　　）更安全。

A.甲类非处方药　　　B.乙类非处方药　　　C.丙类非处方药　　　D.丁类非处方药

5.《国家基本医疗保险、工伤保险和生育保险药品目录》中乙类目录可根据地方实际情况进行调整,但调整数量不得超过国家乙类药品数量的(　　　)。

A. 10% 　　　　　B. 15% 　　　　　C. 20% 　　　　　D. 30%

6. 不需要凭执业医师或执业助理医师处方,患者可自行判断、购买、使用的药品是(　　　)。

A. 合格药品 　　　B. 处方药 　　　C. 非处方药 　　　D. 特殊管理药品

7. 我国非处方药专有标识图案为椭圆形背景下的(　　　)字样。

A. ATC 　　　　　B. BTC 　　　　　C. CTC 　　　　　D. OTC

8. 无论是处方药还是非处方药,其生产企业必须具有(　　　)。

A. 药品经营许可证 　　　　　　　B. 药品注册证

C. 药品生产许可证 　　　　　　　D. 进口药品注册证

9. 无论是处方药还是非处方药,其批发与零售企业必须具有(　　　)。

A. 药品经营许可证 　　　　　　　B. 药品生产许可证

C. 药品注册证 　　　　　　　　　D. 进口药品注册证

10. (　　　)只能在医学、药学专业刊物上发布广告。

A. 医疗机构制剂 　　B. 特殊管理药品 　　C. 非处方药 　　D. 处方药

二、多项选择题

1.《国家基本医疗保险、工伤保险和生育保险药品目录》分为(　　　)部分。

A. 凡例 　　　　　　　B. 西药 　　　　　　　C. 中成药

D. 协议期内谈判药品 　　E. 中药饮片

2. 基本医疗保险药品根据价格的差异分为(　　　)。

A. 甲类 　　　　　　　B. 乙类 　　　　　　　C. 丙类

D. 丁类 　　　　　　　E. 戊类

3. 不纳入基本医疗保险的药品包括(　　　)。

A. 主要起滋补作用的药品

B. 含国家珍贵、濒危野生动植物药材的药品

C. 预防性疫苗和避孕药品

D. 不符合基本医疗保险用药规定的药品

E. 因被纳入诊疗项目等原因,无法单独收费的药品

4. 非处方药根据其安全性不同,可分为(　　　)。

A. 甲类非处方药 　　　B. 乙类非处方药 　　　C. 丙类非处方药

D. 丁类非处方药 　　　E. 戊类非处方药

5. 非处方药遴选原则包括(　　　)。

A. 应用安全 　　　　　B. 疗效确切 　　　　　C. 质量稳定

D. 使用方便 　　　　　E. 价格合理

实训项目　药品识别

【实训目的】

能正确区分处方药与非处方药,使学生对药品分类管理有更深入的认识。

【实训内容】

学生根据教师布置的任务,以小组为单位参观学校药房或社会零售药房,收集所需信息,形成PPT和实训报告。

【实训步骤】

1.教师布置任务:①正确区分处方药、甲类非处方药、乙类非处方药;不同类别的药品在经营管理上有什么异同。②参观学校药房、社会药房或医院药房,收集所需信息。

2.每5人为一组进行自由组合,选出组长并分配任务。

3.根据组长分配的任务进行参观走访,收集所需信息。

4.小组所有成员对获取的资料进行讨论筛选。

5.将讨论筛选好的内容做成PPT和实训报告。

6.每个小组选派1名学生对PPT进行讲解。

【实训评价】

教师根据PPT讲解的效果,结合各组的实训报告,给各组进行点评并打分。

（刘　涛）

第七章

药品研制与注册管理

学习目标

本章
PPT

知识目标

1. 掌握　新药的定义、分类、申报审批程序；药品注册申请的类型；药品上市许可持有人的含义。

2. 熟悉　进口药品注册、仿制药注册申请的申报及审批流程。

3. 了解　新药研发过程。

能力目标

能对新药注册类型进行辨别；能借助法规文件整理新药、仿制药、进口药品注册申报资料。

素质目标

能在学习过程中树立药品研发的信心，药品研发工作，要具备扎实的基本专业知识，不断积累、超越和创新，善于沟通、交流与合作。

案 例 导 学

　　作为抗击新冠肺炎的有力武器，新冠疫苗自开始研发就备受关注。截至 2021 年 6 月 6 日，我国已有 21 个新冠疫苗进入临床试验阶段，包括有 4 个疫苗在国内附条件上市，3 个疫苗在国内获批紧急使用，8 个疫苗在国外获批开展Ⅲ期临床试验，1 个 mRNA 疫苗在国外获伦理批准，实现了境外临床试验灭活疫苗、重组蛋白疫苗、腺病毒载体疫苗、核酸疫苗 4 条技术路线的全覆盖。

　　讨论：新药从研发到上市的过程包括哪些环节？ 为什么有的疫苗上市要花费数十年，新冠疫苗只用了 1 年就"闪电般"问世了？

第一节　药品研制过程与质量管理规范

一、新药研制

（一）新药的定义与分类

《国务院关于改革药品医疗器械审评审批制度的意见》（国发〔2015〕44 号）规定，新药是指未曾在中国境内外上市销售的药品。根据物质基础的原创性和新颖性，将新药分为创新药和改良型新药。

《化学药品注册分类改革工作方案》中明确规定,新注册分类1、2类别药品,按照《药品注册管理办法》中新药的程序申报。新注册分类1类为创新药,指含有新的结构明确的、具有药理作用的化合物;新注册分类2类为改良型新药,指在已知活性成分的基础上,对其结构、剂型、处方工艺、给药途径、适应证等进行优化,且具有明显临床优势的药品。

(二)新药研制的过程

创新药物作为制药企业研发的重点,已经成为企业生存与发展的原动力。新药的研发是一项复杂的系统工程,涉及化学、生物、医学、药学等多个学科。近年来随着研发难度和研发成本的增加及市场上各类产品的竞争,还有专利到期后廉价仿制药的冲击,制药企业在新药研发的投入也愈加谨慎。一个成功上市的化学药品需要花费10~20年,整个过程需要经历:①筛选先导化合物;②临床前研究;③临床试验;④生产上市后研究。

二、药物非临床安全评价质量管理规定

为申请药品注册而进行的临床前研究,也称为药物非临床研究,或药物非临床安全性评价研究,包括药物的合成工艺、提取方法、理化性质及纯度、剂型选择、处方筛选、制备工艺检验方法、质量标准、稳定性、药效学、药代动力学研究等。

(一)非临床安全评价的内容

1. 药学研究 药学研究包括药品名称和命名依据,证明性文件,立题目的与依据,对主要研究成果的总结和评价;原料药生产工艺研究,制剂处方及工艺研究,确证化学结构或组分研究;质量研究;药品标准起草及说明、样品检验、辅料、稳定性试验、包装材料和容器有关试验等;中药制剂还包括原药材的来源、加工及炮制等;生物制品还包括菌毒种、细胞株、生物组织等起始材料的质量标准、保存条件、遗传稳定性及免疫学的研究等。

2. 药理毒理学研究 药理毒理学研究包括药效学研究;药代动力学研究;临床前药物安全性评价,如急性毒性试验,长期毒性试验,过敏性、溶血性和局部刺激性试验,致突变试验,生殖毒性试验,致癌毒性试验,依赖性试验等。

3. 试验结果评价 通过评价药学研究、药理毒理学研究的试验结果,为后期开展临床研究提供安全性方面的参考数据。但这些数据不能完全作为评价药物安全的绝对标准。一种新药只有经过全面的药理毒理学研究、严格的临床试验,以及上市后研究,才能证明其安全性。

(二)非临床研究质量管理规范

非临床研究质量管理规范是指有关非临床安全性评价研究机构运行管理和非临床安全性评价研究项目试验方案的设计、组织实施、执行、检查、记录、存档和报告等全过程的质量管理要求。

《药品注册管理办法》规定,药品临床前研究应当执行有关管理规定,其中安全性评价研究必须执行《药物非临床研究质量管理规范》。规范中要求非临床药物研究机构应具有与研究项目相适应的条件,如组织机构、工作人员、设施、仪器设备、实验材料、实验系统和标准操作规程等,以确保所有试验数据和资料的真实性、完整性和可靠性。

三、药物临床试验的规定和质量管理要求

药物临床试验是指以药品上市注册为目的,为确定药物安全性与有效性在人体开展的药物研究。药物临床试验必须经国家药品监督管理局批准后才可实施,其中符合备案情形的化学药品,应当进行生物等效性试验备案。临床试验要严格按照《药物临床试验质量管理规范》的要求执行。根据药物特点和研究目的,药物临床试验研究内容包括临床药理学研究、探索性临床试验、确证性临床试验和上市后研究。

(一)临床试验的基本要求

药物临床试验应当在具备相应条件并按规定备案的药物临床试验机构开展。临床试验应当权衡受试者和社会的预期风险及获益,只有当预期的获益大于风险时,方可实施或者继续开展临床试验。

药物临床试验分为Ⅰ、Ⅱ、Ⅲ、Ⅳ期临床试验以及生物等效性试验。临床试验可按照Ⅰ、Ⅱ、Ⅲ、Ⅳ期的顺序开展或者交叉重叠开展，也可在已有临床试验数据基础上开展相应的临床试验。

Ⅰ期临床试验：是初步的临床药理学及人体安全性评价试验。Ⅰ期临床试验要求健康志愿者作为受试者进行试验，是药品第一次用于人体的探索性研究。其目的在于观察人体对于新药的耐受程度和药代动力学，为制订给药方案提供依据。Ⅰ期临床试验病例数为20～30例。

Ⅱ期临床试验：是对治疗作用的初步评价阶段。Ⅱ期临床试验根据具体研究目的，采取多种形式，包括随机盲法对照试验。其目的在于初步评价药物对于目标适应证患者的治疗作用和安全性，同时为Ⅲ期临床试验设计和制定给药剂量方案提供依据。Ⅱ期临床试验病例数要求不少于100例。

Ⅲ期临床试验：是治疗作用的确证阶段。也是为药品注册申请获得批准提供依据的关键阶段。在之前Ⅰ、Ⅱ期临床试验的基础上，扩大多中心临床试验，进一步收集该药治疗作用及安全性方面的数据，其目的在于进一步评价药物对目标适应证患者的治疗作用和安全性，评价利益与风险关系，为制定药品使用说明提供充分数据。试验一般为具有足够样本量的随机盲法对照试验。Ⅲ期临床试验病例数要求不少于300例。

Ⅳ期临床试验：是新药上市后应用的评价研究阶段。其目的是考察在广泛的使用条件下的药物的疗效和不良反应，可以评价在普通人群或者特殊人群中使用的利益与风险关系以及改进给药剂量等。Ⅳ期临床试验为开放试验，不要求设置对照组。Ⅳ期临床试验病例数要求不少于2000例。

生物等效性试验：是指用生物利用度研究的方法，以药代动力学参数为指标，比较同一种药物的相同或者不同剂型的制剂，在相同的试验条件下，其活性成分吸收程度和速度有无统计学差异的人体试验。其目的在于通过测定血药浓度的方法，来比较不同制剂对同一种药物吸收的影响，以及同一种药物不同制剂之间的差异，以此来推测其临床治疗效果差异的可接受性，即不同制剂之间的可替换性。生物等效性试验对象为健康志愿者，一般要求试验病例数为18～24例。

罕见病、特殊病种及其他情况，要求减少临床研究病例数或者免做临床试验的，必须经国家药品监督管理局审查批准。

（二）临床试验的质量管理

为了保证药物临床试验过程规范、结果科学可靠，保护受试者的权益并保障其安全，参照国际公认原则，根据《药品管理法》《药品管理法实施条例》的要求，国家药品监督管理局、国家卫生健康委员会联合组织修订并发布了《药物临床试验质量管理规范》，并于2020年7月1日起正式实施。《药物临床试验质量管理规范》是进行临床试验、人体生物利用度和生物等效性试验的实施依据，是临床试验全过程的标准规定，包括方案设计、组织实施、监查、稽查、记录、分析总结和报告等内容。

第二节　药品注册申请

知识链接

7-1

一、药品注册的概念

药品注册是指药品注册申请人（简称申请人）依照法定程序和相关要求提出药物临床试验、药品上市许可、再注册等申请以及补充申请，药品监督管理部门基于法律法规和现有科学认知进行安全性、有效性和质量可控性等审查，决定是否同意其申请的活动。

申请人取得药品注册证书后，为药品上市许可持有人（简称持有人）。

（一）药物临床试验申请

根据《药品管理法》的规定，开展药物临床试验，应当按照国务院药品监督管理部门的规定如实报送研制方法、质量指标、药理及毒理试验结果等有关数据、资料和样品，经国务院药品监督管理部门批准。因此，申请人在完成支持药物临床试验的药学、药理毒理学等研究后，应当向国家药品监督管理局提出药物临床试验申请。

（二）药品上市许可申请

根据《药品管理法》的规定,在中国境内上市的药品,应当经国务院药品监督管理部门批准,取得药品注册证书。申请人在完成支持药品上市注册的药学、药理毒理学和药物临床试验等研究,确定质量标准,完成商业规模生产工艺验证,并做好接受药品注册核查检验的准备后,向国家药品监督管理局提出药品上市许可申请。

（三）补充申请

补充申请是指药物临床试验申办者或持有人欲变更某些原批准的事项或者内容而向国家药品监督管理部门提出的注册申请。例如,药物临床试验被责令暂停后,申办者拟继续开展药物临床试验的,应当在完成整改后提出恢复药物临床试验的补充申请,经审查同意后方可继续开展药物临床试验。又例如,持有人欲进行药品生产过程中的重大变更,应当以补充申请方式申报,经批准后才能实施。

（四）再注册申请

再注册申请是指药品注册证书有效期满后,申请人拟继续生产或者进口该药品的注册申请。药品注册证书有效期为五年,申请人应在有效期届满前六个月申请药品再注册。

二、药品注册的分类

药品注册按照中药、化学药和生物制品等进行分类注册管理。中药、化学药和生物制品等药品的细化分类和相应的申报资料要求,由国家药品监督管理局根据注册药品的产品特性、创新程度和审评管理需要组织制定,并向社会公布。境外生产药品的注册申请,按照药品的细化分类和相应的申报资料要求执行。

（一）中药注册分类

中药是指在我国中医药理论指导下使用的药用物质及其制剂。中药注册按照中药创新型新药、中药改良型新药、古代经典名方中药复方制剂、同名同方药等进行分类。中药注册分类不代表药物研制水平及药物疗效的高低,仅表明不同注册分类的注册申报资料要求不同。

1. 中药创新药 中药创新药是指处方未在国家药品标准、药品注册标准及国家中医药主管部门发布的《古代经典名方目录》中收载,具有临床价值,且未在境外上市的中药新处方制剂。

2. 中药改良型新药 中药改良型新药是指改变已上市中药的给药途径、剂型,且具有临床应用优势和特点,或增加功能主治等的制剂。

3. 古代经典名方中药复方制剂 古代经典名方是指符合《中华人民共和国中医药法》规定的,至今仍广泛应用、疗效确切、具有明显特色与优势的古代中医典籍所记载的方剂。古代经典名方中药复方制剂是指来源于古代经典名方的中药复方制剂。

4. 同名同方药 同名同方药是指通用名称、处方、剂型、功能主治、用法及日用饮片量与已上市中药相同,且在安全性、有效性、质量可控性方面不低于该已上市中药的制剂。

天然药物是指在现代医药理论指导下使用的天然药用物质及其制剂。天然药物参照中药注册分类注册管理。其他情形,主要指境外已上市境内未上市的中药、天然药物制剂。

（二）化学药注册分类

根据《化学药品注册分类改革工作方案》的规定,化学药品新注册分类分为以下5个类别。

1类:境内外均未上市的创新药。指含有新的结构明确的、具有药理作用的化合物,且具有临床价值的药品。

2类:境内外均未上市的改良型新药。指在已知活性成分的基础上,对其结构、剂型、处方工艺、给药途径、适应证等进行优化,且具有明显临床优势的药品。

3类:境内申请人仿制境外上市但境内未上市原研药品的药品。该类药品应与原研药品的质量和疗效一致。原研药品指境内外首个获批上市,且具有完整和充分的安全性、有效性数据作为上市依据的药品。

4 类：境内申请人仿制已在境内上市原研药品的药品。该类药品应与原研药品的质量和疗效一致。

5 类：境外上市的药品申请在境内上市。

（三）生物制品注册分类

生物制品是指以微生物、细胞、动物或人源组织和体液等为起始原材料，用生物学技术制成，用于预防、治疗和诊断人类疾病的制剂。为规范生物制品注册申报和管理，将生物制品分为预防用生物制品、治疗用生物制品和按生物制品管理的体外诊断试剂。

1. 预防用生物制品　预防用生物制品是指为预防、控制疾病的发生、流行，用于人体免疫接种的疫苗类生物制品，包括免疫规划疫苗和非免疫规划疫苗。

1 类：创新型疫苗，指境内外均未上市的疫苗。

2 类：改良型疫苗，指对境内或境外已上市疫苗产品进行改良，使新产品的安全性、有效性、质量可控性有改进，且具有明显优势的疫苗。

3 类：境内或境外已上市的疫苗。

2. 治疗用生物制品　治疗用生物制品是指用于人类疾病治疗的生物制品，如采用不同表达系统的工程细胞（如细菌、酵母、昆虫、植物和哺乳动物细胞）所制备的蛋白质、多肽及其衍生物；细胞治疗和基因治疗产品；变态反应原制品；微生态制品；人或者动物组织或者体液提取或者通过发酵制备的具有生物活性的制品等。生物制品类体内诊断试剂按照治疗用生物制品管理。

1 类：创新型生物制品，指境内外均未上市的治疗用生物制品。

2 类：改良型生物制品，指对境内或境外已上市制品进行改良，使新产品的安全性、有效性、质量可控性有改进，且具有明显优势的治疗用生物制品。

3 类：境内或境外已上市的生物制品。

3. 按生物制品管理的体外诊断试剂　按生物制品管理的体外诊断试剂包括用于血源筛查的体外诊断试剂、采用放射性核素标记的体外诊断试剂等。

1 类：创新型体外诊断试剂。

2 类：境内外已上市的体外诊断试剂。

> **课堂互动**

硝苯地平最早由德国拜耳在 1969 年开发上市，后来拜耳又推出了疗效更好的硝苯地平控释片（拜新同）。拜新同即可归为剂型优化类型，按现行标准，应以哪类申报？

三、药品注册的管理机构及事权划分

（一）行政机构

1. 国家药品监督管理局　国家药品监督管理局主管全国药品注册管理工作，负责建立药品注册管理工作体系和制度，制定药品注册管理规范，依法组织药品注册审评审批以及相关的监督管理工作。

2. 省、自治区、直辖市药品监督管理局　省、自治区、直辖市药品监督管理局负责本行政区域内以下药品注册相关管理工作。

（1）境内生产药品再注册申请的受理、审查和审批。

（2）药品上市后变更的备案、报告事项管理。

（3）组织对药物非临床安全性评价研究机构、药物临床试验机构的日常监管及违法行为的查处。

（4）参与国家药品监督管理局组织的药品注册核查、检验等工作。

（5）国家药品监督管理局委托实施的药品注册相关事项。

（二）技术机构

1. 国家药品监督管理局药品审评中心　国家药品监督管理局药品审评中心（简称药品审评中心）负责药物临床试验申请、药品上市许可申请、补充申请和境外生产药品再注册申请等的审评。

2. 中国食品药品检定研究院　中国食品药品检定研究院（简称中检院）负责制定药品注册检验的具体工作程序和要求，以及药品注册检验技术要求和规范，承担规定药品的注册检验等。

3. 国家药典委员会　国家药典委员会（简称药典委）承担药品注册通用名称核准等工作。

4. 国家药品监督管理局食品药品审核查验中心　国家药品监督管理局食品药品审核查验中心（简称药品核查中心）承担药品注册核查工作，负责制定药品注册核查实施的原则、程序、时限和要求等。

5. 国家药品监督管理局药品评价中心　国家药品监督管理局药品评价中心（简称药品评价中心）负责制定处方药和非处方药上市后转换相关技术要求和程序，并向社会公布。非处方药注册时由药品评价中心进行非处方药适宜性审查。

6. 国家药品监督管理局行政事项受理服务和投诉举报中心　负责药品注册证书的制证送达等。

7. 国家药品监督管理局信息中心　国家药品监督管理局信息中心（简称信息中心）承担药品注册有关的信息化建设与管理等。

8. 省、自治区、直辖市药品监督管理局　省、自治区、直辖市药品监督管理局设置或者指定的药品专业技术机构承担依法实施药品监督管理所需的审评、检验、核查、监测与评价等工作。

第三节　药品审评审批

一、药品审评的基本程序和要求

（一）临床试验审批

药物临床试验审批实施默认许可制度，生物等效性试验由原来的许可制度改为备案制度。

1. 临床试验审批流程　申请人完成支持药物临床试验的药学、药理毒理学等研究后，提出药物临床试验申请的，应当按照申报资料要求提交相关研究资料。经形式审查，申报资料符合要求的，予以受理。药品审评中心应当组织药学、医学和其他技术人员对已受理的药物临床试验申请进行审评。对药物临床试验申请应当自受理之日起六十日内决定是否同意开展，并通过药品审评中心网站通知申请人审批结果；逾期未通知的，视为同意，申请人可以按照提交的方案开展药物临床试验。

2. 药物临床试验的豁免　不同注册分类的药品对临床试验的要求不同。仿制药、按照药品管理的体外诊断试剂以及其他符合条件的情形，经申请人评估，认为无须或者不能开展药物临床试验，符合豁免药物临床试验条件的，申请人可以直接提出药品上市许可申请。

（二）药品上市许可审批

1. 受理与初步审查　申请人在完成支持药品上市注册的药学、药理毒理学和药物临床试验等研究，确定质量标准，完成商业规模生产工艺验证，并做好接受药品注册核查检验的准备后，提出药品上市许可申请，按照申报资料要求提交相关研究资料。经对申报资料进行形式审查，符合要求的，予以受理。

2. 技术审评　药品审评中心应当组织药学、医学和其他技术人员，按要求对已受理的药品上市许可申请进行审评。审评过程中基于风险启动药品注册核查、检验，相关技术机构应当在规定时限内完成核查、检验工作。药品审评中心根据药品注册申报资料、核查结果、检验结果等，对药品的安全性、有效性和质量可控性等进行综合审评，非处方药还应当转交药品评价中心进行非处方药适宜性审查。

3. 审批与发证

综合审评结论通过的,批准药品上市,发给药品注册证书。综合审评结论不通过的,作出不予批准决定。新药生产申报与审批流程见图 7-1。

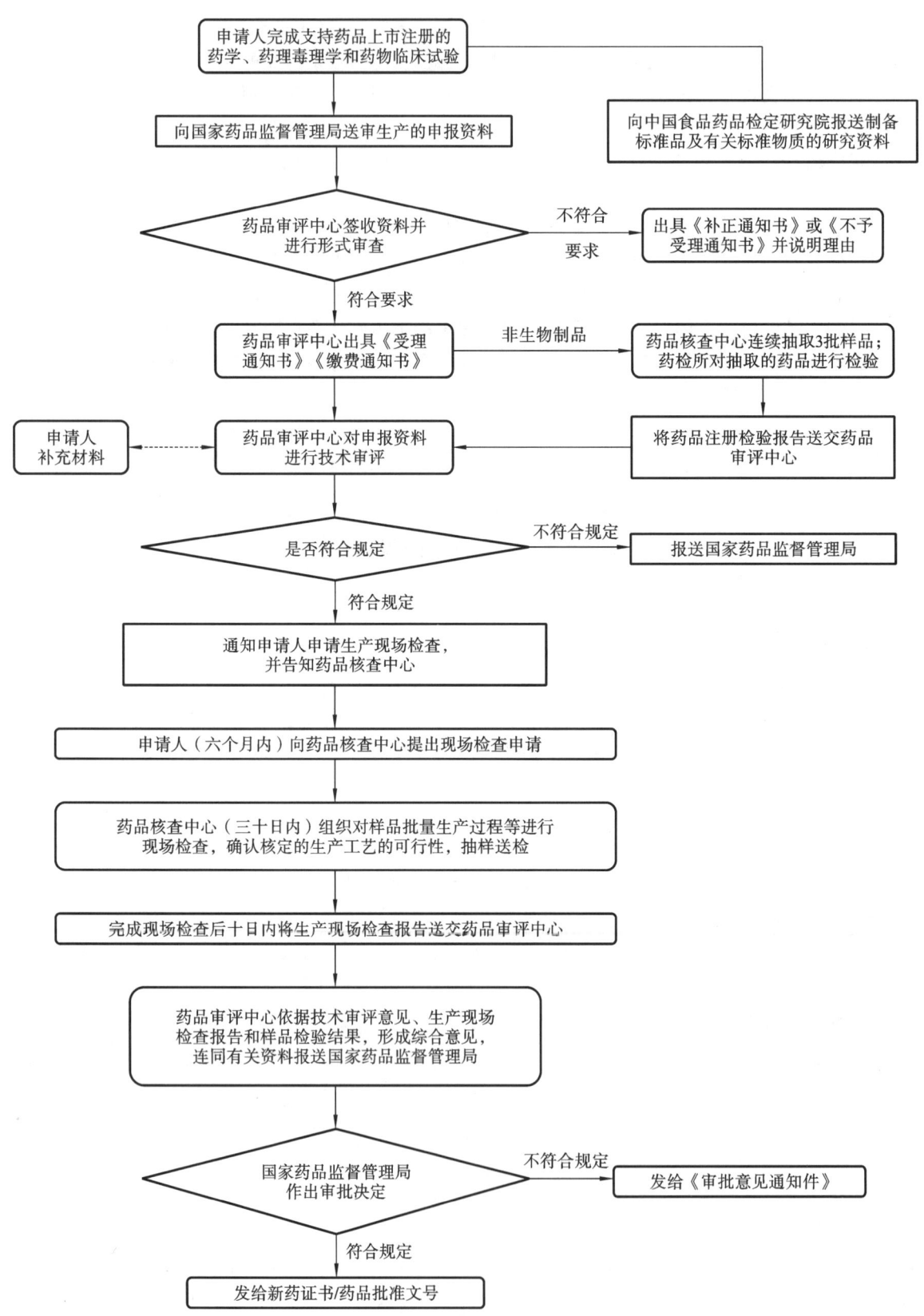

图 7-1 新药生产申报与审批流程

二、快速审评审批的适用范围

国家药品监督管理局建立药品加快上市注册制度，支持以临床价值为导向的药物创新。对符合条件的药品注册申请，申请人可以申请适用突破性治疗药物、附条件批准、优先审评审批及特别审批程序。在药品研制和注册过程中，药品监督管理部门及其专业技术机构给予必要的技术指导、沟通交流、优先配置资源、缩短审评时限等政策和技术支持。

（一）突破性治疗药物程序

药物临床试验期间，用于防治严重危及生命或者严重影响生存质量的疾病，且尚无有效防治手段或者与现有治疗手段相比有足够证据表明具有明显临床优势的创新药或者改良型新药等，申请人可以申请适用突破性治疗药物程序。申请适用突破性治疗药物程序的，申请人应当向药品审评中心提出申请。符合条件的，药品审评中心按照程序公示后纳入突破性治疗药物程序。

（二）附条件批准程序

药物临床试验期间，符合以下情形的药品，可以申请附条件批准。

（1）治疗严重危及生命且尚无有效治疗手段的疾病的药品，药物临床试验已有数据证实疗效并能预测其临床价值的。

（2）公共卫生方面急需的药品，药物临床试验已有数据显示疗效并能预测其临床价值的。

（3）应对重大突发公共卫生事件急需的疫苗或者国家卫生健康委员会认定急需的其他疫苗，经评估获益大于风险的。

申请附条件批准的，申请人应当就附条件批准上市的条件和上市后继续完成的研究工作等与药品审评中心沟通交流，经沟通交流确认后提出药品上市许可申请。经审评，符合附条件批准要求的，在药品注册证书中载明附条件批准药品注册证书的有效期、上市后需要继续完成的研究工作及完成时限等相关事项。

（三）优先审评审批程序

药品上市许可申请时，以下具有明显临床价值的药品，可以申请适用优先审评审批程序。

（1）临床急需的短缺药品、防治重大传染病和罕见病等疾病的创新药和改良型新药。

（2）符合儿童生理特征的儿童用药品新品种、剂型和规格。

（3）疾病预防、控制急需的疫苗和创新疫苗。

（4）纳入突破性治疗药物程序的药品。

（5）符合附条件批准的药品。

（6）国家药品监督管理局规定其他优先审评审批的情形。

申请人在提出药品上市许可申请前，应当与药品审评中心沟通交流，经沟通交流确认后，在提出药品上市许可申请的同时，向药品审评中心提出优先审评审批申请。符合条件的，药品审评中心按照程序公示后纳入优先审评审批程序。

（四）特别审批程序

在发生突发公共卫生事件的威胁时以及突发公共卫生事件发生后，国家药品监督管理局可以依法决定对突发公共卫生事件应急所需防治药品实行特别审批。

对实施特别审批的药品注册申请，国家药品监督管理局按照统一指挥、早期介入、快速高效、科学审批的原则，组织加快并同步开展药品注册受理、审评、核查、检验工作。特别审批的情形、程序、时限、要求等按照药品特别审批程序规定执行。对纳入特别审批程序的药品，可以根据疾病防控的特定需要，限定其在一定期限和范围内使用。

三、境外生产药品再注册管理

（一）境外生产药品的注册申请

境外生产药品的注册申请，按照药品的细化分类和相应的申报资料要求执行。

申请人在药品注册申请受理前提出药品注册检验的,申请人应当按规定要求抽取样品,并将样品、检验所需资料及标准物质等送至中检院。药品注册申请受理后需要药品注册检验的,申请人应当按规定要求抽取样品,并将样品、检验所需资料及标准物质等送至中检院。

（二）境外生产药品的变更

境外生产药品发生以下变更的,应当在变更实施前报药品审评中心备案。

（1）药品生产过程中的中等变更。

（2）药品包装标签内容的变更。

（3）药品分包装。

（4）国家药品监督管理局规定需要备案的其他变更。

（三）境外药品的再注册程序

（1）境外生产药品再注册申请应当在药品注册证书有效期届满前六个月由持有人向药品审评中心提出。

（2）境外生产药品再注册申请受理后,由药品审评中心进行审查,符合规定的,予以再注册,发给药品再注册批准通知书。不符合规定的,不予再注册,并报请国家局注销药品注册证书。

（3）境外生产药品再注册申请中原则上不能同时申请变更事项。如需要变更的,可单独申报补充申请或备案,审评时根据需要关联审评或分别进行审评。

（4）进口药品再注册审查审批时限为一百二十日。其中技术审评时限一百日,行政审批时限二十日。如需要申请人在原申报资料基础上补充新的技术资料的,药品审评中心原则上提出一次补充资料要求,列明全部问题后,以书面方式通知申请人在八十日内补充提交资料。申请人应当一次性按要求提交全部补充资料,补充资料时间不计入药品审评时限。药品审评中心收到申请人全部补充资料后启动审评,审评时限延长三分之一。

（5）境外生产药品再注册批准后,原注册证或药品注册证书收回注销,核发新的药品注册证书。新的药品注册证书有效期为自批准之日起5年有效。每个药品注册证书仅收载1个规格,可收载多个包装规格。

新版《药品注册管理办法》实施前批准的境外生产药品,在境外生产药品再注册时,按新版《药品注册管理办法》要求在药品注册证书中载明药品批准文号。

（6）为解决进口境外生产药品再注册期间临床用药急需问题,保证境外生产药品尤其是临床急需品种和危重疾病治疗所需品种的临床用药,境外生产药品再注册期间可以申请临时进口和分包装,其申报的条件、程序、所需资料、时限和管理要求等,按照再注册期间临时进口和分包装相关管理规定执行。

（7）境外生产药品分包装用大包装规格可以申请再注册,但必须与原小包装同时申报再注册。

四、仿制药一致性评价

（一）定义

仿制药是指与被仿制药具有相同的活性成分、剂型、给药途径和治疗作用的药品。

原研药品是指境内外首个获准上市,且具有完整和充分的安全性、有效性数据作为上市依据的药品。

仿制药可替代原研药品发挥相同的临床作用,能够降低医疗支出,提高药品可及性,提升医疗服务水平。按照国务院相关文件要求,在药品医疗器械审评审批制度改革中,国家将提高仿制药质量列为重要改革目标之一,对已批准上市的仿制药,按与原研药质量和疗效一致的原则,分期分批进行一致性评价。

（二）关键要素

1.评价品种及时限 化学药品新注册分类实施前批准上市的仿制药,凡未按照与原研药品质量和疗效一致原则审批的,均须开展一致性评价。国家基本药物目录(2012 年版)中 2007 年 10 月 1 日前批准上市的化学药品仿制药口服固体制剂,应在 2018 年底前完成一致性评价,其中需开展临床有效性试验和存在特殊情形的品种,应在 2021 年底前完成一致性评价;逾期未完成的,不予再注册。

化学药品新注册分类实施前批准上市的其他仿制药,自首家品种通过一致性评价后,其他药品生产企业的相同品种原则上应在 3 年内完成一致性评价;逾期未完成的,不予再注册。

2. 参比制剂 参比制剂原则上首选原研药品,也可以选用国际公认的同种药品。药品生产企业可自行选择参比制剂,报国家市场监督管理总局备案;国家市场监督管理总局在规定期限内未提出异议的,药品生产企业即可开展相关研究工作。行业协会可组织同品种药品生产企业提出参比制剂选择意见,报国家市场监督管理总局审核确定。对参比制剂存有争议的,由国家市场监督管理总局组织专家公开论证后确定。国家市场监督管理总局负责及时公布参比制剂信息,药品生产企业原则上应选择公布的参比制剂开展一致性评价工作。

3. 评价方法 药品生产企业原则上应采用体内生物等效性试验的方法进行一致性评价。符合豁免生物等效性试验原则的品种,允许药品生产企业采取体外溶出度试验的方法进行一致性评价,具体品种名单由国家市场监督管理总局另行公布。开展体内生物等效性试验时,药品生产企业应根据仿制药生物等效性试验的有关规定组织实施。无参比制剂的,由药品生产企业进行临床有效性试验。

4. 主体责任 药品生产企业是一致性评价工作的主体,应主动选购参比制剂开展相关研究,确保药品质量和疗效与参比制剂一致。完成一致性评价后,可将评价结果及调整处方、工艺的资料,按照药品注册补充申请程序,一并提交药品监督管理局。国内药品生产企业已在欧盟、美国和日本获准上市的仿制药,可以国外注册申报的相关资料为基础,按照化学药品新注册分类申报药品上市,批准上市后视同通过一致性评价;在中国境内用同一生产线生产上市并在欧盟、美国和日本获准上市的药品,视同通过一致性评价。

五、药品批准文件

《药品管理法》于 2019 年 8 月 26 日经第十三届全国人民代表大会常务委员会第十二次会议第二次修订通过,自 2019 年 12 月 1 日起施行。自新版《药品管理法》实施之日起,批准上市的药品发给药品注册证书及附件,不再发给新药证书。

(一)药品注册证书

药品审评中心根据药品注册申报资料、核查结果、检验结果等,对药品的安全性、有效性和质量可控性等进行综合审评,非处方药还应当转交药品评价中心进行非处方药适宜性审查。综合审评结论通过的,批准药品上市,发给药品注册证书。药品注册证书有效期为五年,有效期届满前六个月申请药品再注册。

药品注册证书载明药品批准文号、持有人、生产企业等信息。非处方药的药品注册证书还应当注明非处方药类别。药品注册证书的附件包括经核准的药品生产工艺、质量标准、说明书和标签等,必要时还应当附药品上市后研究要求。药品监督管理部门制作的药品注册批准证明电子文件及原料药批准文件电子文件与纸质文件具有同等法律效力。

具有下列情形之一的,由国家药品监督管理局注销药品注册证书,并予以公布。

(1)持有人自行提出注销药品注册证书的。

(2)按照《药品注册管理办法》规定不予再注册的。

(3)持有人药品注册证书、药品生产许可证等行政许可被依法吊销或者撤销的。

(4)按照《药品管理法》第八十三条的规定,疗效不确切、不良反应大或者因其他原因危害人体健康的。

(5)按照《疫苗管理法》第六十一条的规定,经上市后评价,预防接种异常反应严重或者其他原因危害人体健康的。

(6)按照《疫苗管理法》第六十二条的规定,经上市后评价发现该疫苗品种的产品设计、生产工艺、安全性、有效性或者质量可控性明显劣于预防、控制同种疾病的其他疫苗品种的。

（7）违反法律、行政法规规定，未按照药品批准证明文件要求或者药品监督管理部门要求在规定时限内完成相应研究工作且无合理理由的。

（8）其他依法应当注销药品注册证书的情形。

（二）批准文号

知识链接
7-2

批准文号是国产药品的身份证明，1981 年开始施行，1985 年开始以法律形式实施。生产新药、已有标准国家标准的药品均需获得批准文号。如果说注册证书及注册批件相当于药品的身份证，批准文号则相当于身份证号。同一种药品，如果政策许可，可能会有多家药申请注册，经国家审查合格后，会批准给多家药厂生产，因此各药厂都会有该药品的药品注册批件，但批准文号则不一样，每种药品的每一个规格发给一个批准文号。

六、法律责任

根据《药品注册管理办法》的有关规定，在药品注册过程中，提供虚假的证明、数据、资料、样品或者采取其他手段骗取临床试验许可或者药品注册等许可的，撤销相关许可，十年内不受理其相应申请，并处五十万元以上五百万元以下的罚款；情节严重的，对法定代表人、主要负责人、直接负责的主管人员和其他责任人员，处二万元以上二十万元以下的罚款，十年内禁止从事药品生产经营活动，并可以由公安机关处五日以上十五日以下的拘留。

在药品注册过程中，药物非临床安全性评价研究机构、药物临床试验机构等，未按照规定遵守药物非临床研究质量管理规范、药物临床试验质量管理规范等的，责令限期改正，给予警告；逾期不改正的，处十万元以上五十万元以下的罚款；情节严重的，处五十万元以上二百万元以下的罚款，责令停产停业整顿直至吊销药品批准证明文件、药品生产许可证、药品经营许可证等，药物非临床安全性评价研究机构、药物临床试验机构等五年内不得开展药物非临床安全性评价研究、药物临床试验，对法定代表人、主要负责人、直接负责的主管人员和其他责任人员，没收违法行为发生期间自本单位所获收入，并处所获收入百分之十以上百分之五十以下的罚款，十年直至终身禁止从事药品生产经营等活动。

未经批准开展药物临床试验的，没收违法生产、销售的药品和违法所得以及包装材料、容器，责令停产停业整顿，并处五十万元以上五百万元以下的罚款；情节严重的，吊销药品批准证明文件、药品生产许可证、药品经营许可证，对法定代表人、主要负责人、直接负责的主管人员和其他责任人员处二万元以上二十万元以下的罚款，十年直至终身禁止从事药品生产经营活动。

药物临床试验期间，发现存在安全性问题或者其他风险，临床试验申办者未及时调整临床试验方案、暂停或者终止临床试验，或者未向国家药品监督管理局报告的，责令限期改正，给予警告；逾期不改正的，处十万元以上五十万元以下的罚款。

素质拓展

她阻止了"反应停"在美国上市

"反应停"最早是在 1953 年由一家德国公司作为抗生素合成的，合成后发现它并无抗生素活性，却有镇静作用，于是在 1957 年作为镇静催眠剂上市。厂商吹嘘它没有任何副作用，不会上瘾，胜过市场上所有安眠药，对孕妇也十分安全，可用于治疗晨吐、恶心等妊娠反应，是"孕妇的理想选择"（当时的广告语）。

美国一家小型制药公司梅里尔公司获得了"反应停"的经销权，于 1960 年向 FDA 提出上市销售的申请。当时刚到 FDA 任职的弗兰西斯·凯尔西负责审批该项申请。她注意到，"反应停"对人有非常好的催眠作用，但是在动物实验中，催眠效果却不明显，这是否意味着人和动物对这种药物有不同的药理反应？有关该药的安全性评估几乎都来自动物实验，是不是不可靠？凯尔西注意到，有医学报告说该药有引发神经炎的副作用，有些服用该药的患者会感到手指刺痛。她因此怀疑该药会对孕妇有副作用，影响胎儿发育。梅里尔公司答复说，他们已研究了该药对怀孕大鼠和孕妇的影响，未发现有问题。但是凯尔西坚持要有更多的研究数据。与此同时，澳大利亚产科医生威廉·麦克布里德在英国《柳叶刀》杂志上报告"反应停"能导致婴儿畸形。在麦克布里德接生的产妇中，有许多婴儿患有一种很罕见的畸形症状——海豹肢畸形，表现为四肢发育不全，四肢短得像海豹的鳍足。这些产妇都曾经服用过"反应停"。

从 1961 年 11 月起，"反应停"在世界各国陆续被强制撤回，梅里尔公司也撤回了上市销售的申请。经过长时间的法律较量，研发"反应停"的德国公司同意赔偿受害者的损失，被迫倒闭。为表彰凯尔西以一人之力避免成千上万的畸形婴儿诞生，肯尼迪总统于 1962 年 8 月 2 日授予她总统勋章。美国国会在 1962 年通过法案强化药物管理，授予 FDA 更多的权力，要求新药在获准上市前必须经过严格的试验，提供药物副作用和中长期毒性的数据，必须对至少两种怀孕动物进行致畸试验。

第四节　药品上市许可持有人制度

一、药品上市许可持有人的定义

药品上市许可持有人是指取得药品注册证书的企业或者药品研制机构等。在 2019 年修订的《药品管理法》中，正式将药品上市许可持有人制度写入其中，系统地规范了药品上市许可持有人的条件、权利与义务。作为国家鼓励创新、加快新药上市的重要改革措施之一，药品上市许可持有人制度已在全国范围内全面推行。

二、药品上市许可持有人的资质和能力要求

在药品上市许可持有人制度施行以前，我国药品监管思路采用上市许可与生产许可捆绑的模式，即药品上市许可（药品批准文号）只颁发给具有药品生产许可证的生产企业，而且药品生产企业取得的药品批准文号亦无法转让。新版《药品管理法》规定，药品上市许可持有人的身份不再局限于药品研发机构，可以是任何类型的企业，对企业的经营范围也没有提出特别要求。如果药品上市许可持有人是非企业性质的机构，那么该机构必须是药品研制机构。

三、药品上市许可持有人的权利和义务

药品上市许可持有人应当依照《药品管理法》规定，对药品的非临床研究、临床试验、生产经营、上市后研究、不良反应监测及报告与处理等承担责任。其他从事药品研制、生产、经营、储存、运输、使用等活动的单位和个人依法承担相应责任。药品上市许可持有人的法定代表人、主要负责人对药品质量全面负责。

首先，药品上市许可持有人可以自行生产药品，也可以委托药品生产企业生产。药品上市许可持有人自行生产药品的，应当依照本法规定取得药品生产许可证；委托生产的，应当委托符合条件的药品生产企业。药品上市许可持有人和受托生产企业应当签订委托协议和质量协议，并严格履行协议约定的义务。其次，药品上市许可持有人应当建立药品上市放行规程，对药品生产企业出厂放行的药品进行审核，经质量受权人签字后方可放行。不符合国家药品标准的，不得放行。再次，药品上市许可持有人可以自行销售其取得药品注册证书的药品，也可以委托药品经营企业销售。药品上市许可持有人从事药品零售活动的，应当取得药品经营许可证。

药品上市许可持有人为境外企业的，应当由其指定的在中国境内的企业法人履行药品上市许可持有人义务，与药品上市许可持有人承担连带责任。经国务院药品监督管理部门批准，药品上市许可

持有人可以转让药品上市许可。受让方应当具备保障药品安全性、有效性和质量可控性的质量管理、风险防控和责任赔偿等能力,履行药品上市许可持有人义务。

→ 本章小结

本章介绍了药品注册人员的基本工作任务。主要内容如下。

1.新药是指未曾在中国境内外上市销售的药品。

2.药物临床试验分为Ⅰ、Ⅱ、Ⅲ、Ⅳ期临床试验以及生物等效性试验。

3.Ⅰ期临床试验是初步的临床药理学及人体安全性评价试验。Ⅰ期临床试验要求健康志愿者作为受试者进行试验,试验病例数为 20～30 例。

4.Ⅱ期临床试验是对治疗作用的初步评价阶段,试验病例数要求不少于 100 例。

5.Ⅲ期临床试验是治疗作用的确证阶段,试验病例数要求不少于 300 例。

6.Ⅳ期临床试验是新药上市后应用的评价研究阶段,试验病例数要求不少于 2000 例。

7.生物等效性试验是指用生物利用度研究的方法,以药代动力学参数为指标,比较同一种药物的相同或者不同剂型的制剂,在相同的试验条件下,其活性成分吸收程度和速度有无统计学差异的人体试验。生物等效性试验对象为健康志愿者,一般要求试验病例数为 18～24 例。

8.药品注册是指药品注册申请人依照法定程序和相关要求提出药物临床试验、药品上市许可、再注册等申请以及补充申请。

9.药品注册按照中药、化学药和生物制品等进行分类注册管理。

10.国家药品监督管理局建立药品加快上市注册制度,支持以临床价值为导向的药物创新。对符合条件的药品注册申请,申请人可以申请适用突破性治疗药物、附条件批准、优先审评审批及特别审批程序。

11.境外生产药品的注册申请,按照药品的细化分类和相应的申报资料要求执行。

12.境外生产药品再注册申请应当在药品注册证书有效期届满前六个月由持有人向药品审评中心提出。

13.仿制药指仿制后与原研药品质量和疗效一致的药品。

14.药品上市许可持有人是指取得药品注册证书的企业或者药品研制机构等。

→ 药师及执业药师考点

1.药品注册、上市许可持有人的概念;

2.化学药品注册分类;

3.药物临床前研究的内容;

4.临床试验分期及最低病例数要求;

5.优先审评审批。

→ 目标检测

目标检测答案

一、单项选择题

1.《药品注册管理办法》不适用于(　　)。

A.药品注册检验　　　　　　B.药品经营　　　　　　C.药品进口

D.药品审批　　　　　　　　E.药物临床试验

2.药品批准文号中,Z代表(　　)。

A.化学药品　　　　　　　　B.中药　　　　　　　　C.生物制品

D.进口药品分包装　　　　　E.进口药品

3.药物临床前研究应当执行有关管理规定,其中安全性评价研究必须执行(　　)。

A.《药物临床试验管理规范》

B.《药物非临床研究质量管理规范》

C.《药物生产质量管理规范》

D.《药物临床研究质量管理规范》

E.《药效学药动学研究质量管理规范》

4.医药产品注册证证号的格式为(　　)。

A.国药准字 H(Z、S、J)+4 为年号+4 位顺序号

B.国药准字 H(Z、S)+4 为年号+4 位顺序号

C.SH(Z、S)+4 为年号+4 位顺序号

D.H(Z、S)C+4 为年号+4 位顺序号

E.H(Z、S)+4 为年号+4 位顺序号

5.根据《药品注册管理办法》,初步评价药物对目标适应证患者的治疗作用和安全性的临床试验属于(　　)。

A.Ⅰ期临床试验　　　　　　　　B.Ⅱ期临床试验　　　　　　　　C.Ⅲ期临床试验

D.Ⅳ期临床试验　　　　　　　　E.生物等效性试验

6.关于药物非临床安全性评价研究的说法,错误的是(　　)。

A.药物非临床安全性评价研究是药品注册上市前的研究工作,需要遵循《药物非临床研究质量管理规范》

B.药物非临床安全性评价研究的目的是评价药物安全性

C.药物非临床安全性评价研究是在临床条件下用志愿者进行的试验

D.免疫原性试验属于药物非临床安全性评价研究

7.治疗作用的确证阶段属于(　　)。

A.Ⅰ期临床试验　　　　　　　　B.Ⅱ期临床试验　　　　　　　　C.Ⅲ期临床试验

D.Ⅳ期临床试验　　　　　　　　E.生物等效性试验

8.申请仿制药注册的申请人必须有(　　)。

A.药品生产许可证

B.GMP 认证证书

C.营业执照和 GMP 认证证书

D.药品生产许可证和 GMP 认证证书

E.营业执照、药品生产许可证和 GMP 认证证书

9.(　　)是指境外生产的药品在中国境内上市销售的注册申请。

A.新药申请　　　　　　　　　　B.仿制药申请　　　　　　　　　C.进口药品申请

D.补充申请　　　　　　　　　　E.OTC 审核登记

10.进口药品是指(　　)。

A.未曾在中国境内上市销售的药品

B.已有国家药品标准的药品

C.境外生产的药品

D.医疗及机构制剂

E.新的药品

二、多项选择题

1.根据《药品注册管理办法》,药品注册是指国家药品监督管理局根据药品注册申请人的申请,依照法定程序,对拟上市药品的(　　)进行综合性评价,作出行政许可决定的过程。

A.安全性　　　　　　　　　　　B.有效性　　　　　　　　　　　C.经济性

D. 均一性   E. 质量可控性

2. 药物临床前研究包括(   )。

A. 药物的合成工艺

B. 制剂的处方及工艺研究

C. 人体安全性评价试验

D. 质量研究

E. 药理毒理学研究

3. 药品注册申请包括(   )。

A. 新药申请   B. 进口药品申请   C. 补充申请

D. 仿制药申请   E. 再注册申请

4. 快速审评审批的适用范围包括(   )。

A. 突破性治疗药物程序   B. 药物治疗管理程序   C. 优先审评审批程序

D. 特别审批程序   E. 附条件批准程序

5. 药物临床试验分为Ⅰ、Ⅱ、Ⅲ、Ⅳ期临床试验以及生物等效性试验,根据药物特点和研究目的,临床试验的内容包括(   )。

A. 临床药理学研究   B. 探索性临床试验   C. 确证性临床试验

D. 上市后研究   E. 药理毒理研究

实训项目　药品临床试验申报材料整理与药品注册

【实训目的】

学会查阅药品注册相关的法律法规的发布和更新,学会整理申报资料,加深对新药研发工作的理解。

【实训内容】

学生根据教师布置的任务,以小组为单位登录相关网站完成以下内容:

1. 查找最新版化学药品注册分类及申报资料要求,确定药品的注册分类。

2. 搜集信息,列出本组申报资料目录,详细写出每一项目的具体内容及获得来源,分组进行讨论。

3. 下载最新版药品注册申报软件,练习填写。

【实训步骤】

1. 教师布置任务:①含有已知活性成分的新适应证的药品;②境外上市的仿制药申请在境内上市;③含有新的结构明确的、具有药理作用的化合物,且具有临床价值的药品。

2. 以每5人为单位进行自由分组,选出组长并进行任务分配。

3. 根据组长分配的任务进行检索、查阅相关网站,收集所需信息。

4. 小组所有成员对获取的资料进行讨论筛选。

5. 将讨论筛选好的内容整理成文档。

6. 小组选派1名学生对资料进行讲解。

7. 填写注册申报软件。

【实训评价】

教师根据汇报的效果,给小组进行点评并打分。

(孟　佳)

第八章

药品生产管理

本章
PPT

学习目标

知识目标

1.掌握　从事药品生产应具备的条件；药品生产许可的申请和审批；药品生产许可证管理；药品委托生产管理有关要求。

2.熟悉　我国最新《药品生产监督管理办法》的相关内容；违反药品生产管理要求的相关法律责任。

3.了解　药品生产和药品生产企业的概念、性质与特点；药品质量管理与风险管理的有关规定。

能力目标

能正确运用药品生产管理的相关规定，进行药品生产过程中各环节质量控制和监督管理。

素质目标

树立正确的质量意识，明确药品生产过程与药品质量之间的关系。

案例导学

　　某年4月15日，央视《每周质量报告》节目《胶囊里的秘密》，对"非法厂商用皮革下脚料造药用胶囊"事件进行曝光，涉及9家药厂13个批次药品。

　　据介绍，河北一些企业，用生石灰处理皮革废料，熬制成工业明胶，卖给绍兴新昌一些企业制成药用胶囊，最终流入药品企业。由于皮革在工业加工时，要使用含铬的鞣制剂，因此这样制成的胶囊，往往重金属铬超标。

　　当天，原食品药品监督管理总局发出紧急通知，要求对这13个药用空心胶囊产品暂停销售和使用，各个地方部门展开核查。

　　4月19日，原食品药品监督管理总局公布首批胶囊药品抽检结果，修正药业等9家曝光企业的胶囊药品均有铬超标。4月21日，原国家卫生部发布通知，要求各级各类医疗机构要积极配合药品监督管理部门，召回使用铬超标的药用胶囊生产的检验不合格批次药品，立即暂停购入和使用相关企业生产的所有胶囊剂药品。4月22日，公安部通报，经调查，公安机关已立案7起，依法逮捕犯罪嫌疑人9名，刑事拘留45人。

　　讨论：此次毒胶囊事件反映出我国药品生产过程中存在哪些问题？如何防止药品生产企业发生上述问题？

第一节　药品生产与药品生产企业

一、药品生产的概念与特点

(一)药品生产的概念

药品生产是指将原料加工制备成能够供医疗应用的药品的过程。根据产品用途的不同,药品生产分为原料药生产和制剂生产两大类。

1.原料药的生产　原料药是药物制剂生产的原料,一般包括中药材、中药饮片、无机化合物和有机化合物等。根据原材料性质的不同,原料药的生产方法也各不相同。

2.药物制剂的生产　将各种原料药制备成适合临床医疗、预防或诊断使用的形式(即药物剂型,如片剂、注射剂、胶囊剂、丸剂、栓剂、软膏剂、气雾剂等)的过程,称为药物制剂的生产。药物制剂的生产属于药剂学的研究范畴。

(二)药品生产的特点

1.准入条件要求严格　药品是用于防治疾病的特殊商品,与人们的生命安全和身体健康息息相关。我国《药品管理法》对药品生产企业要进行药品生产必须满足硬件、软件相关条件做了规定。

2.产品质量要求严格　药品作为特殊商品,对其质量的要求特别严格。由于药品质量检验属于破坏性检验,因此不能对每件产品进行逐一检验,而必须通过对药品生产全过程实行严格控制,才能保证药品的质量。

3.卫生条件要求严格　药品生产企业厂区的卫生状况,特别是生产车间的卫生洁净程度,都会对药品质量产生很大影响,同一品种或不同品种的不同批次的药品之间都可以互为污染源,因此药品生产对生产环境的卫生要求十分严格。厂区、厂房、路面、运输等不得对药品生产造成污染,生产人员、设备及药的包装物等亦不得对药品造成污染。各国 GMP 对生产卫生管理方面均有严格规定。

4.生产环境要求严格　生产环境的温度、湿度、洁净度等均会直接影响药品质量,在药品生产过程中必须严格控制,因此 GMP 对于生产环境的温度、湿度、洁净度等均有明确规定。

5.生产技术复杂　药品生产涉及药学、医学、化学、生物学、化学工程、机械、电子等诸多领域,药品生产过程中出现的许多问题,必须综合运用多个学科知识和技术来解决。

6.具有"两多"　一是产品的品种、规格、剂型多;二是生产排出的"三废"(废气、废水、废渣)多。

二、药品生产企业的概念与特点

药品生产企业是指应用现代科学技术,自主进行药品的生产和经营活动,实行独立核算、自负盈亏、照章纳税、具有法人资格的经济组织。在我国按《中华人民共和国公司法》注册的药品生产企业称为制药公司,有的也称为制药厂。

(一)药品生产企业的类型

1.根据经济所有制类型不同　药品生产企业可分为全民所有制、集体所有制、私营企业、股份公司、中外合资、外资企业等。

2.根据企业的规模大小　药品生产企业可分为大型企业、中型企业、小型企业。

3.根据产品的类型　药品生产企业可分为化学药生产企业(包括原料和制剂)、中成药生产企业、生化制药企业、中药饮片生产企业、医用卫生材料生产企业、生物制品生产企业等。

(二)药品生产企业的性质

药品也是商品,因此药品生产企业具有一般生产企业的基本性质,包括四个方面。

1.经济性　企业是从事经济性活动的组织,这是企业的首要特性。作为药品生产企业,它通过药品生产,为他人(或组织)提供使用价值,借以实现药品的价值,这种性质称为经济性。

2. 营利性 药品生产企业是从事生产、经营活动的经济组织,其生产、经营活动以获取利润为目的,因而,营利性是其基本性质之一。

3. 独立性 独立性即药品生产企业必须独立完成一个生产过程,独立核算,自主经营,自负盈亏,是一个独立的经济实体。

4. 开放性 药品生产企业是一个开放系统,它的生存和正常运转依赖于它与外部环境之间经常性的、大量的物质、能量和信息的交换。

(三)药品生产企业的特点

药品是特殊商品,它直接关系到使用者的身体健康与生命安全。因此,药品生产企业又具有不同于其他企业的特点,相比于一般生产企业,它需要承担更大的社会责任,需要履行更多的社会义务,受到更加严格的监督与管理。其特点主要表现在以下几个方面。

(1)药品生产企业在讲求经济效益的同时必须比一般企业更加讲求社会效益。

(2)在企业的开办条件及生产要求等方面受到更为严格的监督与管理。

(3)负有质量自检的责任和不符合质量标准的药品不得出厂的义务。

(4)负有对物料、中间产品和成品进行留样的责任和进行药品不良反应监测与报告的义务。

(5)资本投入高。药品生产企业需要不断研究开发新药,而新药研发的特点就是高投入、高风险、高回报。同时,为保证药品质量,政府对开办药品生产企业普遍实行许可证制度,必须具备政府要求的硬件、软件条件,才能获得药品生产许可。另外,药品生产企业的营销费用也普遍较高。

第二节 药品生产许可

案例导学

2015 年 8 月,南京某地警方接到公安部集群战役通报,称香港一家卖假药公司的生产源头就在南京。经过实地调查,警方发现该生产厂位于某废弃厂房,是一家专门生产假药的黑作坊。在现场,民警看到该厂房的外围就是普通的废弃车间,而走进去,有一间写明"制剂室"的地方,摆放了几台生产制药的设备,虽然机器并没有运转,但据里面的工人称,这些设备是用来烘干药粉和装填用的。民警当场查获了部分已经制成的假冒药品"安宫牛黄丸"。每颗药品成本不到 2 元,而这种假药,经过包装转手销售到香港,零售价可以攀升到 700 多港币,折合人民币 600 多元。截至被查,黑作坊主胡某共销售 278 万元假药。目前,因涉嫌生产销售假药罪,涉案当事人被刑事拘留。

讨论:1.该废弃工厂能否进行药品生产?

2.开办药品生产企业应具备什么条件?

药品生产涉及最终药品的质量,直接关乎使用者的身体健康和生命安全。为此,我国药品监管部门设立了较为完善和严格的监管体制,以督促企业规范生产。药品生产监督管理的内容主要包括开办药品生产企业的申请与审批、药品生产许可证的管理、药品委托生产的管理及药品生产监督检查。

一、从事药品生产应具备的条件

药品生产是指将药物原料加工制备成能供临床使用的各种剂型药品的过程。从事药品生产活动,应遵守《药品管理法》《疫苗管理法》《药品管理法实施条例》《药品生产监督管理办法》及相关标准和规范,保证全过程信息真实、准确、完整和可追溯。从事药品生产活动,应当经所在地省、自治区、直辖市人民政府药品监督管理部门批准,取得药品生产许可证,严格遵守药品生产质量管理规范,确保生产过程持续符合法定要求。

从事药品生产应当符合以下条件。

(1)有依法经过资格认定的药学技术人员、工程技术人员及相应的技术工人。

(2)有与药品生产相适应的厂房、设施和卫生环境。

(3)有能对所生产药品进行质量管理和质量检验的机构、人员及必要的仪器设备。

(4)有保证药品质量的规章制度,并符合国务院药品监督管理部门依据《药品管理法》制定的药品生产质量管理规范要求。

从事疫苗生产活动的,还应当具备下列条件。

(1)具备适度规模和足够的产能储备。

(2)具有保证生物安全的制度和设施、设备。

(3)符合疾病预防、控制需要。

二、药品生产许可的申请和审批

1. 药品生产企业的许可管理 从事药品生产活动,应当经所在地省、自治区、直辖市人民政府药品监督管理部门批准,依照规定取得药品生产许可证。无药品生产许可证的,不得生产药品。申请人应向所在地省、自治区、直辖市人民政府药品监督管理部门提出申请。申请人应当对其申请材料全部内容的真实性负责。

从事药品生产活动,应当遵守《药品生产质量管理规范》(GMP),建立健全药品生产质量管理体系,保证药品生产全过程持续符合法定要求。省、自治区、直辖市人民政府药品监督管理部门应当自受理之日起 30 日内,作出决定。经审查符合规定的,予以批准,并自书面批准决定作出之日起 10 日内颁发药品生产许可证;不符合规定的,作出不予批准的书面决定,并说明理由。

2. 药品上市许可持有人的许可管理 委托他人生产制剂的药品上市许可持有人,应当具备《药品生产监督管理办法》规定的相应条件,并与符合条件的药品生产企业签订委托协议和质量协议,将相关协议和实际生产场地申请资料合并提交至药品上市许可持有人所在地省、自治区、直辖市人民政府药品监督管理部门,按照《药品生产监督管理办法》规定申请办理药品生产许可证。

知识链接
8-1

三、药品生产许可证管理

1. 载明事项 药品生产许可证有效期为 5 年,分为正本和副本。药品生产许可证由国家药品监督管理局统一印制。药品生产许可证电子证书与纸质证书具有同等法律效力。药品生产许可证应当载明许可证编号、企业名称、法定代表人、企业负责人、企业类型、注册地址、生产地址、生产范围、发证机关、发证日期、有效期限等项目。

企业名称、法定代表人、企业类型、注册地址等项目应当与工商行政管理部门核发的营业执照中载明的相关内容一致。任何单位或者个人不得伪造、变造、出租、出借、买卖药品生产许可证。

药品生产许可证载明事项分为许可事项和登记事项。许可事项是指生产地址和生产范围等。登记事项是指企业名称、住所(经营场所)、法定代表人、企业负责人、生产负责人、质量负责人、质量受权人等。

药品生产许可证编号格式为"省份简称+四位年号+四位顺序号"。企业变更名称等许可证项目以及重新发证,原药品生产许可证编号不变。企业分立,在保留原药品生产许可证编号的同时,增加新的编号。企业合并,原药品生产许可证编号保留一个。药品生产许可证分类码是对许可证内生产范围进行统计归类的英文字母串。大写字母用于归类药品上市许可持有人和产品类型,包括以下几种:A 代表自行生产的药品上市许可持有人、B 代表委托生产的药品上市许可持有人、C 代表接受委托的药品生产企业、D 代表原料药生产企业;小写字母用于区分制剂属性,h 代表化学药、z 代表中成药、s 代表生物制品、d 代表按药品管理的体外诊断试剂、y 代表中药饮片、q 代表医用气体、t 代表特殊药品、x 代表其他。

2.变更 变更药品生产许可证许可事项的,向原发证机关提出药品生产许可证变更申请。未经批准,不得擅自变更许可事项。原发证机关应当自收到企业变更申请之日起 15 日内作出是否准予变更的决定。不予变更的,应当书面说明理由,并告知申请人享有依法申请行政复议或者提起行政诉讼的权利。变更生产地址或者生产范围,药品生产企业应当按照《药品生产监督管理办法》第六条的规定及相关变更技术要求,提交涉及变更内容的有关材料,并报经所在地省、自治区、直辖市药品监督管理部门审查决定。原址或者异地新建、改建、扩建车间或者生产线的,应当符合相关规定和技术要求,提交涉及变更内容的有关材料,并报经所在地省、自治区、直辖市药品监督管理部门进行药品生产质量管理规范符合性检查,检查结果应当通知企业。检查结果符合规定,产品符合放行要求的可以上市销售。有关变更情况,应当在药品生产许可证副本中载明。上述变更事项涉及药品注册证书及其附件载明内容的,由省、自治区、直辖市药品监督管理部门批准后,报国家药品监督管理局药品审评中心更新药品注册证书及其附件相关内容。

变更药品生产许可证登记事项的,应当在市场监督管理部门核准变更或者企业完成变更后 30 日内,向原发证机关申请药品生产许可证变更登记。原发证机关应当自收到企业变更申请之日起 10 日内办理变更手续。药品生产许可证变更后,原发证机关应当在药品生产许可证副本上记录变更的内容和时间,并按照变更后的内容重新核发药品生产许可证正本,收回原药品生产许可证正本,变更后的药品生产许可证终止期限不变。

3.换发 药品生产许可证有效期届满,需要继续生产药品的,应当在有效期届满前 6 个月,向原发证机关申请重新发放药品生产许可证。

原发证机关结合企业遵守药品管理法律法规、药品生产质量管理规范和质量体系运行情况,根据风险管理原则进行审查,在药品生产许可证有效期届满前作出是否准予其重新发证的决定。符合规定准予重新发证的,收回原证,重新发证;不符合规定的,作出不予重新发证的书面决定,并说明理由,同时告知申请人享有依法申请行政复议或者提起行政诉讼的权利;逾期未作出决定的,视为同意重新发证,并予补办相应手续。

4.注销 有下列情形之一的,药品生产许可证由原发证机关注销,并予以公告:①主动申请注销药品生产许可证的;②药品生产许可证有效期届满未重新发证的;③营业执照依法被吊销或者注销的;④药品生产许可证依法被吊销或者撤销的;⑤法律、法规规定应当注销行政许可的其他情形。

5.补发 药品生产许可证遗失的,药品上市许可持有人、药品生产企业应当向原发证机关申请补发,原发证机关按照原核准事项在 10 日内补发药品生产许可证。许可证编号、有效期等与原许可证一致。

6.无证生产的法律责任 根据《药品管理法》第一百一十五条的规定,未取得药品生产许可证、药品经营许可证或者医疗机构制剂许可证生产、销售药品的,责令关闭,没收违法生产、销售的药品和违法所得,并处违法生产、销售的药品(包括已售出和未售出的药品)货值金额 15 倍以上 30 倍以下的罚款;货值金额不足 10 万元的,按 10 万元计算。

其他按照无证生产处罚的情形,药品生产企业和医疗机构变更药品生产许可事项,应当办理变更登记手续而未办理的,由原发证部门给予警告,责令限期补办变更登记手续;逾期不补办的,宣布其药品生产许可证和医疗机构制许可证无效;仍从事药品生产活动的,依照《药品管理法》第一百一十五条、《药品管理法实施条例》第七十四条处罚。

四、药品委托生产管理

药品上市许可持有人委托生产药品的,应当符合药品注册管理的有关规定。受托生产制剂的药品上市许可持有人,应当具备三方面条件,一是药品生产应具备人员规定的条件;二是有能对所生产药品进行质量管理和质量检验的机构、人员;三是有保证药品质量的规章制度,并符合药品生产质量管理规范要求。委托生产时应与符合条件的药品生产企业签订委托协议和质量协议,将相关协议和实际生产场地申请资料合并提交至药品上市许可持有人所在地省、自治区、直辖市药品监督管理部门申请办理药品生产许可证。受托方不得将接受委托生产的药品再次委托第三方生产。经批准或者通过关联审评审批的原料药应当自行生产,不得再行委托他人生产。

为贯彻《药品管理法》有关规定,进一步加强药品生产监督管理,国家药品监督管理局于 2020 年 9 月发布了《药品委托生产质量协议指南(2020 年版)》(简称《指南》),用于指导、监督药品上市许可持有人和受托生产企业履行药品质量保证义务。《药品委托生产质量协议模板(2020 年版)》与《指南》一并发布。《指南》要求质量协议双方遵守药品管理的法律法规和技术规范要求,履行《药品生产质量管理规范》规定的相关权利和义务,以及质量协议的各项规定,并各自依法承担相应的法律责任。质量协议应当详细规定持有人和受托方的各项质量责任,并规定持有人依法对药品生产全过程中药品的安全性、有效性、质量可控性负责。双方应当建立有效的沟通机制,在质量协议中确定技术质量直接联系人,及时就质量协议执行过程中遇到的问题进行沟通。当变更控制、偏差、检验结果超标/检验结果超趋势、质量投诉等方面工作出现争议时,双方应当及时开展沟通协调,确保在合法依规、风险可控的范围内妥善解决,沟通结果应当以书面的形式进行记录,并经双方签字确认后保存。质量协议的起草应当由持有人和受托方的质量管理部门及相关部门共同参与,其技术性条款应当由具有制药技术、检验专业知识和熟悉 GMP 的主管人员拟订。质量协议应当在双方协商一致的前提下,由双方的法定代表人或者企业负责人(企业负责人可以委托质量负责人)签署后生效。

持有人依法对药品研制、生产、经营、使用全过程中药品的安全性、有效性、质量可控性负责,不得通过质量协议将法定只能由持有人履行的义务和责任委托给受托方承担。质量协议签订前,持有人应当对受托方的生产条件、技术水平和质量管理情况进行考察,确认受托方是否具有受托生产的条件和能力,是否持续符合 GMP 以及委托生产产品的生产质量管理要求,考察通过后向受托方提供委托生产药品的技术和质量文件。委托生产期间,持有人应当对受托生产的全过程进行指导和监督,督促受托方持续稳定地生产出符合预定用途和注册要求的药品,定期对受托方的质量管理体系进行审核,负责委托生产药品的上市放行。

受托方应当严格执行质量协议,确保委托生产药品遵守 GMP,按照国家药品标准和经药品监督管理部门核准的注册标准和生产工艺进行生产,负责委托生产药品的出厂放行。其药品名称、剂型、规格、生产工艺、原辅料来源、直接接触药品的包装材料和容器、包装规格、标签、说明书、批准文号等应当与持有人持有的药品批准证明文件载明内容和注册核准内容相同。受托方应当积极配合持有人接受审核,并按照所有审核发现的缺陷,采取纠正和预防措施落实整改。

> **课堂互动**

河北 A 企业委托河北 B 企业生产旗下的维生素 C 注射液,应通过哪个部门的批准?

第三节　药品生产质量管理与风险管理

一、药品生产质量管理规范与要求

药品上市许可持有人应当确保生产全过程持续符合法定要求,履行药品上市放行责任,对其持有的药品质量负责。其他从事药品生产活动的单位和个人依法承担相应责任。药品生产企业的法定代表人、主要负责人对本企业的药品生产活动全面负责。

(一)药品生产质量管理规范

《药品生产质量管理规范》(GMP)是世界各国对药品生产全过程监督管理普遍采用的措施。我国现行的 GMP(2010 年修订),于 2011 年 1 月 17 日发布,自 2011 年 3 月 1 日起施行。此后,监管部门陆续发布了无菌药品、原料药、生物制品、血液制品、中药

视频:GMP
认证是否
被取消

制剂、放射性药品中药饮片、医用氧、取样等附录,作为《药品生产质量管理规范(2010年修订)》配套文件。附录与2010年版GMP具有同等效力。随着最新《药品管理法》的实施,GMP认证被取消,但取消GMP认证并不等于取消GMP的执行,而是要求保证药品生产全过程持续符合和遵守GMP,GMP现场检查相关内容合并到生产许可证核发环节。

1.GMP主要内容

(1)总体要求:GMP作为质量管理体系的一部分,是药品生产管理和质量控制的基本要求,旨在最大限度地降低药品生产过程中污染、交叉污染以及混淆、差错等风险,确保持续稳定地生产出符合预定用途和注册要求的药品。企业应当建立药品质量管理体系,该体系应当涵盖影响药品质量的所有因素,包括确保药品质量符合预定用途的有组织、有计划的全部活动。

(2)质量管理和质量风险管理要求:企业应当建立符合药品质量管理要求的质量目标,将药品注册的有关安全、有效和质量可控的所有要求,系统地贯彻到药品生产、控制及产品放行、储存、发运的全过程中,确保所生产的药品符合预定用途和注册要求。应当根据科学知识及经验对质量风险进行评估,以保证产品质量。

(3)机构和人员要求:企业应当建立与药品生产相适应的管理机构,并有组织机构图。企业应当配备足够数量并具有适当资质(含学历、培训和实践经验)的管理和操作人员,应当明确规定每个部门和每个岗位的职责。

(4)厂房和设备要求:厂房的选址、设计布局、建造、改造和维护必须符合药品生产要求,应当能够最大限度地避免污染、交叉污染混淆和差错,便于清洁、操作和维护。设备的设计、选型、安装、改造和维护必须符合预定用途,应当尽可能降低产生污染、交叉污染、混淆和差错的风险,便于操作、清洁、维护以及必要时进行的消毒或灭菌。

(5)物料管理要求:药品生产所用的原辅料、与药品直接接触的包装材料应当符合相应的质量标准。药品上直接印字所用油墨应当符合食用标准要求。应当建立物料和产品的操作规程,确保物料和产品的正确接收、储存、发放、使用和发运,防止污染、交叉污染、混淆和差错。

(6)确认与验证要求:企业应当确定需要进行的确认或验证工作,以证明有关操作的关键要素能够得到有效控制。确认或验证的范围和程度应当经过风险评估来确定。企业的厂房、设施、设备和检验仪器应当经过确认,应当采用经过验证的生产工艺、操作规程和检验方法进行生产、操作和检验,并保持持续的验证状态。

(7)文件管理要求:文件是质量保证系统的基本要素。企业必须有内容正确的书面质量标准、生产处方和工艺规程、操作规程以及记录等文件。企业应当建立文件管理的操作规程,系统地设计、制定、审核、批准和发放文件。与本规范有关的文件应当经质量管理部门的审核。

(8)生产管理要求:所有药品的生产和包装均应当按照批准的工艺规程和操作规程进行操作并有相关记录,以确保药品达到规定的质量标准,并符合药品生产许可和注册批准的要求。生产过程中应当尽可能采取措施,防止污染和交叉污染。

(9)质量控制与质量保证要求:质量控制实验室的人员、设施、设备应当与产品性质和生产规模相适应。应当分别建立物料和产品批准放行的操作规程,明确批准放行的标准、职责,并有相应的记录。应当开展持续稳定性考察,目的是在有效期内监控已上市药品的质量,以发现药品与生产相关的稳定性问题(如杂质含量或溶出度特性的变化),并确定药品能够在标示的储存条件下,符合质量标准的各项要求。企业应当建立变更控制系统,对所有影响产品质量的变更进行评估和管理。需要经药品监督管理部门批准的变更应当在得到批准后方可实施。各部门负责人应当确保所有人员正确执行生产工艺、质量标准、检验方法和操作规程防止偏差的产生。企业应当建立偏差处理的操作规程,规定偏差的报告、记录、调查、处理以及所采取的纠正措施,并有相应的记录。任何偏差都应当评估其对产品质量的潜在影响。企业应当建立纠正措施和预防措施系统,对投诉、召回、偏差、自检或外部检查结果、工艺性能和质量监测趋势等进行调查并采取纠正和预防措施。调查的深度和形式应当与风险的级别相适应。纠正措施和预防措施系统应当能够增进对产品和工艺的理解,改进产品和工艺。

(10)供应商评估要求:企业质量管理部门应当对所有生产用物料的供应商进行质量评估,会同有关部门对主要物料供应商(尤其是生产商)的质量体系进行现场质量审计,并对质量评估不符合要求的供应商行使否决权。

(11)产品发运与召回要求:企业应当建立产品召回系统,必要时可迅速、有效地从市场召回任何一批存在安全隐患的产品。每批产品均应当有发运记录。根据发运记录,应当能够追查每批产品的销售情况。应当制定召回操作规程,确保召回工作的有效性。召回应当能够随时启动,并迅速实施。因产品存在安全隐患决定从市场召回的,应当立即向当地药品监督管理部门报告。

(12)自检要求:质量管理部门应当定期组织对企业进行自检,监控规范的实施情况,评估企业是否符合规范要求,并提出必要的纠正和预防措施。自检应当有计划,对机构与人员、厂房与设施、设备、物料与产品、确认与验证文件管理、生产管理、质量控制与质量保证、委托生产与委托检验、产品发运与召回等项目定期进行检查。应当由企业指定人员进行独立系统、全面的自检,也可由外部人员或专家进行独立的质量审计。

2.药品生产质量管理规范符合性检查 《药品注册管理办法》规定,对于创新药、改良型新药以及生物制品等,应当进行药品注册生产现场核查和上市前药品生产质量管理规范检查。对于仿制药等,根据是否已获得相应生产范围药品生产许可证且已有同剂型品种上市等情况,基于风险进行药品注册生产现场核查、上市前药品生产质量管理规范检查。需要上市前药品生产质量管理规范检查的,由药品核查中心协调相关省、自治区、直辖市药品监督管理部门与药品注册生产现场核查同步实施。申请人应当在规定时限内接受核查。

《药品生产监督管理办法》规定,各省、自治区、直辖市药品监督管理部门根据监管需要,对持有药品生产许可证的药品上市许可申请人及其受托生产企业,按以下要求进行上市前的药品生产质量管理规范符合性检查:

(1)未通过与生产该药品的生产条件相适应的药品生产质量管理规范符合性检查的品种,应当进行上市前的药品生产质量管理规范符合性检查。其中,拟生产药品需要进行药品注册现场核查的,国家药品监督管理局药品审评中心通知核查中心,告知相关省、自治区、直辖市药品监督管理部门和申请人。核查中心协调相关省、自治区、直辖市药品监督管理部门,同步开展药品注册现场核查和上市前的药品生产质量管理规范符合性检查。

(2)拟生产药品不需要进行药品注册现场核查的,国家药品监督管理局药品审评中心告知生产场地所在地省、自治区、直辖市药品监督管理部门和申请人,相关省、自治区、直辖市药品监督管理部门自行开展上市前的药品生产质量管理规范符合性检查。

(3)已通过与生产该药品的生产条件相适应的药品生产质量管理规范符合性检查的品种,相关省、自治区、直辖市药品监督管理部门根据风险管理原则决定是否开展上市前的药品生产质量管理规范符合性检查。

开展上市前的药品生产质量管理规范符合性检查的,在检查结束后,应当将检查情况、检查结果等形成书面报告,作为对药品上市监管的重要依据。上市前的药品生产质量管理规范符合性检查涉及药品生产许可证事项变更的,由原发证的省、自治区、直辖市药品监督管理部门依变更程序作出决定。

通过相应上市前的药品生产质量管理规范符合性检查的商业规模批次,在取得药品注册证书后,符合产品放行要求的可以上市销售。药品上市许可持有人应当重点加强上述批次的生产销售、风险管理等措施。

(二)法律责任

1.违反药品生产质量管理规范的法律责任 药品属于一种特殊商品,药品生产活动的从业者应当在生产过程中健全完善质量管理体系,恪守质量管理规范。

根据《药品管理法》第一百二十六条的规定,除另有规定的情形外,药品上市许可持有人、药品生产企业、药品经营企业、药物非临床安全性评价研究机构、药物临床试验机构等未遵守药品生产质量管理规范、药品经营质量管理规范、药物非临床研究质量管理规范、药物临床试验质量管理规范等的，责令限期改正，给予警告；逾期不改正的，处十万元以上五十万元以下的罚款；情节严重的，处五十万元以上二百万元以下的罚款，责令停产停业整顿直至吊销药品批准证明文件、药品生产许可证、药品经营许可证等，药物非临床安全性评价研究机构、药物临床试验机构等五年内不得开展药物非临床安全性评价研究、药物临床试验，对法定代表人、主要负责人、直接负责的主管人员和其他责任人员，没收违法行为发生期间自本单位所获收入，并处所获收入百分之十以上百分之五十以下的罚款，十年直至终身禁止从事药品生产活动。

2. 违反药品生产管理要求的法律责任 根据《药品生产监督管理办法》第七十条规定，辅料、直接接触药品的包装材料和容器的生产企业及供应商未遵守国家药品监督管理局制定的质量管理规范等相关要求，不能确保质量保证体系持续合规的，由所在地省、自治区、直辖市药品监督管理部门按照《药品管理法》第一百二十六条的规定给予处罚。

根据《药品生产监督管理办法》第七十条的规定，药品上市许可持有人和药品生产企业有下列情形之一的，由所在地省、自治区、直辖市药品监督管理部门处一万元以上三万元以下的罚款：①企业名称、住所（经营场所）、法定代表人未按规定办理登记事项变更；②未按照规定每年对直接接触药品的工作人员进行健康检查并建立健康档案；③未按照规定对列入国家实施停产报告的短缺药品清单的药品进行停产报告。

根据《刑法》第一百四十二条的规定，违反药品管理法规，有下列情形之一，足以严重危害人体健康的，处三年以下有期徒刑或者拘役，并处或者单处罚金；对人体健康造成严重危害或者有其他严重情节的，处三年以上七年以下有期徒刑，并处罚金：①生产、销售国务院药品监督管理部门禁止使用的药品的；②未取得药品相关批准证明文件生产、进口药品或者明知是上述药品而销售的；③药品申请注册中提供虚假的证明、数据、资料、样品或者采取其他欺骗手段的；④编造生产、检验记录的。

3. 针对药品生产环节药品监督管理部门及其工作人员违法行为的法律责任 药品监督管理部门及其执法人员违反药品监管的法律规定，在查处假药劣药违法行为中有失职渎职行为或不作为的，依照《行政处罚法》《药品管理法》《药品管理法实施条例》等法律法规的有关规定，追究其法律责任，构成犯罪的，要依法追究刑事责任。

（1）参与药品生产活动的法律责任：根据《药品管理法》第一百四十五条的规定，药品监督管理部门或者其设置、指定的药品专业技术机构参与药品生产经营活动的，由其上级主管机关责令改正，没收违法收入；情节严重的，对直接负责的主管人员和其他直接责任人员依法给予处分。药品监督管理部门或者其设置、指定的药品专业技术机构的工作人员参与药品生产经营活动的，依法给予处分。

（2）滥用职权等行为的法律责任：根据《药品管理法》第一百五十条的规定，药品监督管理人员滥用职权、徇私舞弊、玩忽职守的，依法给予处分。查处假药、劣药违法行为有失职、渎职行为的，对药品监督管理部门直接负责的主管人员和其他直接责任人员依法从重给予处分。

（3）不履行法定职责的刑事责任：根据《刑法》第四百零八条第一款的规定，负有食品药品安全监督管理职责的国家机关工作人员，滥用职权或者玩忽职守，有下列情形之一，造成严重后果或者有其他严重情节的，处五年以下有期徒刑或者拘役；造成特别严重后果或者有其他特别严重情节的，处五年以上十年以下有期徒刑：①瞒报、谎报食品安全事故、药品安全事件的；②对发现的严重食品药品安全违法行为未按规定查处的；③在药品和特殊食品审批审评过程中，对不符合条件的申请准予许可的；④依法应当移交司法机关追究刑事责任不移交的；⑤有其他滥用职权或者玩忽职守行为的。

二、药品放行和药品追溯要求

1. 药品出厂放行和上市放行 药品上市许可持有人应当建立药品质量保证体系，履行药品上市放行责任，对其取得药品注册证书的药品质量负责。中药饮片生产企业应当履行药品上市许可持有人的相关义务，确保中药饮片生产过程持续符合法定要求。原料药生产企业应当按照核准的生产工艺组织生产，严格遵守药品生产质量管理规范，确保生产过程持续符合法定要求。经关联审评的辅料、直接接触药品的包装材料和容器的生产企业以及其他从事与药品相关生产活动的单位和个人依法承担相应责任。

药品生产企业应当建立药品出厂放行规程,明确出厂放行的标准、条件,并对药品质量检验结果、关键生产记录和偏差控制情况进行审核,对药品进行质量检验,符合标准、条件的,经质量受权人签字后方可出厂放行。

药品上市许可持有人应当建立药品上市放行规程,对药品生产企业出厂放行的药品检验结果和放行文件进行审核,经质量受权人签字后方可上市放行。

中药饮片符合国家药品标准或者省、自治区、直辖市药品监督管理部门制定的炮制规范的,方可出厂、销售。

2. 药品追溯 药品上市许可持有人、药品生产企业应当建立并实施药品追溯制度,按照规定赋予药品各级销售包装单元追溯标识,通过信息化手段实施药品追溯,及时准确记录、保存药品追溯数据,并向药品追溯协同服务平台提供追溯信息。

三、供应商审核

2020 年 3 月 30 日国家市场监督管理总局官网公布了《药品生产监督管理办法》,并于 2020 年 7 月 1 日起施行。全面落实了《药品管理法》中明确供应商审核、年度报告制度、短缺药品报告制度要求等。《药品管理法》中明确规定生产药品,应当按照规定对供应原料、辅料等的供应商进行审核,保证购进、使用的原料、辅料等符合前款规定要求。《药品生产监督管理办法》规定药品上市许可持有人的法定代表人、主要负责人应当对药品质量全面负责,对药品生产企业、供应商等相关方与药品生产相关的活动定期开展质量体系审核,保证持续合规;从事药品生产活动,应当对使用的原料药、辅料、直接接触药品的包装材料和容器等相关物料供应商或者生产企业进行审核,保证购进、使用符合法规要求。省、自治区、直辖市药品监督管理部门应当对原料、辅料、直接接触药品的包装材料和容器等供应商、生产企业开展日常监督检查,必要时开展延伸检查。对原料、辅料、直接接触药品的包装材料和容器等供应商、生产企业每年抽取一定比例开展监督检查,五年内对本行政区域内企业全部进行检查。辅料、直接接触药品的包装材料和容器的生产企业及供应商未遵守国家药品监督管理局制定的质量管理规范等相关要求,不能确保质量保证体系持续合规的,由所在地省、自治区、直辖市药品监督管理部门按照《药品管理法》第一百二十六条的规定给予处罚。

四、年度报告制度

实施药品年度报告制度,是新形势下我国加强对企业监管的重要措施,增强了药品上市许可持有人向药监部门披露信息的主动性和社会责任意识。新版《药品管理法》中规定药品上市许可持有人应当建立年度报告制度,每年将药品生产销售、上市后研究、风险管理等情况按照规定向省、自治区、直辖市人民政府药品监督管理部门报告。《药品生产监督管理办法》第三十九条进一步明确规定,药品上市许可持有人应当建立年度报告制度,按照国家药品监督管理局规定每年向省、自治区、直辖市药品监督管理部门报告药品生产销售、上市后研究、风险管理等情况。《疫苗管理法》中也明确规定了疫苗上市许可持有人应当按照规定向国家药品监督管理局进行年度报告。

为贯彻落实《药品管理法》和《疫苗管理法》关于年度报告的规定,规范药品上市许可持有人实施年度报告管理工作,国家药监局于 2022 年 4 月 12 日印发了《药品年度报告管理规定》和《药品年度报告模板》。

年度报告是指药品上市许可持有人按自然年度收集所持有药品的生产销售、上市后研究、风险管理等方面的信息,进行汇总和统计所形成的报告。年度报告不能替代药品法律法规和规章等规定需要办理的审批、备案等事项。

药品上市许可持有人应当建立并实施年度报告制度。年度报告制度是指持有人依法建立、填报、管理年度报告的工作程序和要求。持有人为境外企业的,由其依法指定的、在中国境内承担连带责任的企业法人履行年度报告义务。中药饮片生产企业依法履行持有人的相关义务,建立并实施年度报告制度。接受持有人生产、委托销售的企业以及其他从事药品生产经营相关活动的单位和个人应当配合持有人做好年度报告工作。疫苗年度报告还应符合《疫苗管理法》和国家药品监督管理局的有关规定。国家药品监督管理局负责指导全国药品年度报告管理工作。省、自治区、直辖市人民政府药品监督管理部门负责监督管理本行政区域内持有人(含境内代理人)建立并实施年度报告制度,并对年度报告填报工作进行指导。国家药品监督管理局信息中心负责药品年度报告信息系统建设和有关信息的汇总统计,将年度报告有关信息及时归集到相应的药品品种档案和药品安全信用档案。国家药品监督管理局设置或者指定的审评、检验、核查、监测与评价等药品专业技术机构依职责查询、使用药品年度报告信息。

药品年度报告的信息应当具有真实、准确、完整和可追溯性,符合法律、法规及有关规定要求。持有人应当指定专门机构和人员负责年度报告工作。年度报告应当经企业法定代表人或者企业负责人(或者其书面授权人)批准后报告。持有人应当按照《药品年度报告管理规定》要求收集汇总上一个自然年度的药品年度报告信息,于每年4月30日前通过年度报告信息系统进行报告。当年获批上市的药品,持有人可将该年度报告信息合并至下一年报告。

年度报告内容分为公共部分和产品部分:①公共部分,包括持有人信息、持有产品总体情况、质量管理概述、药物警戒体系建设及运行、接受境外委托加工、接受境外监管机构检查等情况;②产品部分,包括产品基础信息、生产销售、上市后研究及变更管理、风险管理等情况。

药品生产销售情况应当包括同品种的各种规格在境内的生产情况、进口数量及境内外的销售情况。上市后研究及变更情况应当包括:①按照药品批准证明文件和药品监督管理部门要求开展的上市后研究情况;②药品上市后变更中的已批准审批类变更、备案类变更和报告类变更情况;③生产中药饮片用中药材质量审核评估情况,以及炮制或者生产工艺变更验证情况;④其他需要报告的情况。风险管理情况应当包括在境内上市药品的以下内容:①药品上市后风险管理计划;②不符合药品标准产品的调查处理情况;③因质量问题或者其他安全隐患导致的退货、召回等情况;④通过相应上市前的药品生产质量管理规范符合性检查的商业规模批次药品的生产销售、风险管理等情况;⑤其他需要报告的情况。

五、短缺药品清单管理制度

新版《药品管理法》规定,国家建立药品供求监测体系,及时收集和汇总分析短缺药品供求信息,对短缺药品实行预警,采取应对措施;国家实行短缺药品清单管理制度。具体办法由国务院卫生健康主管部门会同国务院药品监督管理部门等部门制定;药品上市许可持有人停止生产短缺药品的,应当按照规定向国务院药品监督管理部门或者省、自治区、直辖市人民政府药品监督管理部门报告。《药品生产监督管理办法》规定,列入国家实施停产报告的短缺药品清单的药品,药品上市许可持有人停止生产的,应当在计划停产实施六个月前向所在地省、自治区、直辖市药品监督管理部门报告;发生非预期停产的,在三日内报告所在地省、自治区、直辖市药品监督管理部门;必要时,向国家药品监督管理局报告。药品监督管理部门接到报告后,应当及时通报同级短缺药品供应保障工作会商联动机制牵头单位。

素质拓展

以医生命名的地级市

潘茂名,岭南仁医,他是"好心茂名"精神的起源。潘茂名一生悬壶济世,医术高明,深受当地百姓爱戴。为纪念他,人们用他的姓名来命名,隋代用其名命名茂名县,唐代命名为潘州,今天广东省茂名市因之而来。

本章小结

本章介绍了从事药品生产应具备的条件;药品生产许可的申请和审批;药品生产许可证管理;药品委托生产管理有关要求;我国最新《药品生产监督管理办法》的相关内容;违反药品生产管理要求的

相关法律责任。主要内容有以下几点。

1.药品生产是指将原料加工制备成能够供医疗应用的药品的过程。根据产品用途不同,药品生产分为原料药生产和制剂生产两大类。

2.药品生产的特点包括准入条件要求严格、产品质量要求严格、卫生条件要求严格、生产环境要求严格、生产技术复杂、具有"两多"等。

3.药品生产企业的类型根据经济所有制类型不同、企业的规模大小不同、产品的类型不同进行分类。

4.药品生产企业的性质具有经济性、营利性、独立性、开放性。

5.药品生产企业具有不同于其他企业的特点。相比一般生产企业,它需要承担更大的社会责任,需要履行更多的社会义务,受到更加严格的监督与管理。

6.从事药品生产应具备的条件:有依法经过资格认定的药学技术人员、工程技术人员及相应的技术工人;有与药品生产相适应的厂房、设施和卫生环境;有能对所生产药品进行质量管理和质量检验的机构、人员及必要的仪器设备;有保证药品质量的规章制度,并符合国务院药品监督管理部门依据《药品管理法》制定的药品生产质量管理规范要求。

7.药品生产许可的申请和审批:从事药品生产活动,应当经所在地省、自治区、直辖市人民政府药品监督管理部门批准,依照规定取得药品生产许可证。无药品生产许可证的,不得生产药品。申请人应向所在地省、自治区、直辖市人民政府药品监督管理部门提出申请。

8.药品生产许可证管理:载明事项、变更、换发、注销、补发。

9.药品委托生产管理:药品上市许可持有人委托生产药品的,应当符合药品注册管理的有关规定。受托生产制剂的药品上市许可持有人,应当具备三方面条件,一是药品生产应具备人员规定的条件;二是有能对所生产药品进行质量管理和质量检验的机构、人员;三是有保证药品质量的规章制度,并符合药品生产质量管理规范要求。委托生产时应与符合条件的药品生产企业签订委托协议和质量协议,将相关协议和实际生产场地申请资料合并提交至药品上市许可持有人所在地省、自治区、直辖市药品监督管理部门申请办理药品生产许可证。受托方不得将接受委托生产的药品再次委托第三方生产。经批准或者通过关联审评审批的原料药应当自行生产,不得再行委托他人生产。

10.药品生产质量管理规范要求:药品上市许可持有人应当确保生产全过程持续符合法定要求,履行药品上市放行责任,对其持有的药品质量负责。其他从事药品生产活动的单位和个人依法承担相应责任。药品生产企业的法定代表人、主要负责人对本企业的药品生产活动全面负责。

11.药品生产质量管理规范符合性检查:《药品生产监督管理办法》规定,各省、自治区、直辖市药品监督管理部门根据监管需要,对持有药品生产许可证的药品上市许可申请人及其受托生产企业,并按要求进行上市前的药品生产质量管理规范符合性检查。

12.药品出厂放行和上市放行:药品上市许可持有人应当建立药品质量保证体系,履行药品上市放行责任,对其取得药品注册证书的药品质量负责。

13.供应商审核:《药品管理法》中明确规定生产药品,应当按照规定对供应原料、辅料等的供应商进行审核,保证购进、使用的原料、辅料等符合前款规定要求。

14.《药品管理法》规定,药品上市许可持有人应当建立年度报告制度,每年将药品生产销售、上市后研究、风险管理等情况按照规定向省、自治区、直辖市人民政府药品监督管理部门报告。

15.《药品管理法》规定,国家建立药品供求监测体系,及时收集和汇总分析短缺药品供求信息,对短缺药品实行预警,采取应对措施;国家实行短缺药品清单管理制度。

16.违反药品生产管理要求应负法律责任。

➡ **药师及执业药师考点**

1.从事药品生产应具备的条件;

2.药品生产许可的申请和审批;

3.药品生产质量管理与风险管理;

4.违反药品生产管理要求的法律责任。

目标检测

目标检测答案

一、单项选择题

1.开办药品生产企业,应向( )提出筹建申请。

A.国家市场监督管理总局　　　　　　　　　B.省级食品药品监督管理局

C.市级食品药品监督管理局　　　　　　　　D.县级食品药品监督管理局

2.药品生产的特点不包括( )。

A.准入条件要求严格　　　　　　　　　　　B.产品质量要求严格

C.卫生条件要求严格　　　　　　　　　　　D.生产技术要求简单

3.下列关于药品生产企业的特点不正确的是( )。

A.药品生产企业应讲求经济效益不讲求社会效益

B.在企业的开办条件及生产要求等方面受到更为严格的管理

C.资本投入高

D.有不符合质量标准的药品不得出厂的义务

4.药品生产许可证应当载明的内容,正确的是( )。

A.许可证编号、企业名称,法定代表人,企业负责人,质量管理负责人,企业类型,注册地址,生产地址,生产范围,发证机关

B.许可证编号、企业名称,企业负责人,企业类型,注册地址,生产地址,生产范围,发证机关,有效期限,发证时间

C.许可证编号、企业名称,法定代表人,企业负责人,注册资金,注册地址,生产地址,生产范围,发证机关,有效期限

D.许可证编号、企业名称,法定代表人,企业负责人,企业类型,注册地址,生产地址,生产范围,发证机关,有效期限

5.从事药品生产应当符合的条件不包括( )。

A.有与药品生产相适应的厂房、设施设备和卫生环境

B.有能对所生产药品进行质量管理和质量检验的机构、人员

C.有能对所生产药品进行质量管理和质量检验的必要的仪器设备

D.可以不符合药品生产质量管理规范要求

6.GMP 指的是( )。

A.《药品经营质量管理规范》　　　　　　　B.《药品生产质量管理规范》

C.《药物临床试验质量管理规范》　　　　　D.《药物非临床研究质量管理规范》

7.药品生产许可证分类码中,C 代表( )。

A.代表接受委托的药品生产企业　　　　　　B.代表原料药生产企业

C.代表自行生产的药品上市许可持有人　　　D.代表委托生产的药品上市许可持有人

8.变更药品生产许可证许可事项的,应在申请之日起( )内作出是否准予变更的决定。

A.十五日　　　　　　B.七日　　　　　　C.三十日　　　　　　D.二十日

9.年度报告信息应当不包括( )。

A.持有人信息　　　　B.生产许可信息　　　　C.药品价格信息　　　　D.上市后研究

10.生产假药要从重处罚的不包括( )。

A.以麻醉药品、精神药品冒充其他药品　　　B.生产以孕产妇儿童为主要使用对象的假药

C.生产的降压药属于假药 　　　　　　　D.擅自动用查封、扣押物品

二、多项选择题

1.药品生产许可证由原发证机关注销的情况有（　　　）。

A.主动申请注销药品生产许可证的

B.药品生产许可证有效期届满未重新发证的

C.营业执照依法被吊销或者注销的

D.药品生产许可证依法被吊销或者撤销的

E.法律、法规规定应当注销行政许可的其他情形

2.生产假药的行政责任包括（　　　）。

A.没收违法生产的药品和违法所得

B.责令停产停业整顿

C.吊销药品批准证明文件

D.违法生产的药品货值金额十倍以上二十倍以下的罚款

E.上市许可持有人为境外企业的,十年内禁止其药品进口

3.开办药品生产企业必须具备的条件是（　　　）。

A.具有依法经过资格认定的药学技术人员、工程技术人员及相应的技术工人

B.具有与其生产药品相适应的厂房、设施和卫生环境

C.具有保证药品质量的规章制度

D.具有能对所生产的药品进行质量管理和质量检验的机构、人员及必要的仪器设备

E.符合国家行业发展规划和产业政策

4.生产的劣药需要从重处罚的包括（　　　）。

A.生产以孕产妇、儿童为主要使用对象的劣药

B.生产的生物制品属于劣药

C.生产劣药,经处理后再犯

D.拒绝、逃避监督检查

E.生产劣药,造成人身伤害后果

5.对于食品药品安全监督管理职责的国家机关工作人员,下列哪些情况负有刑事责任？（　　　）

A.瞒报、谎报食品安全事故、药品安全事件的

B.对发现的严重食品药品安全违法行为未按规定查处的

C.在药品和特殊食品审批审评过程中,对不符合条件的申请准予许可的

D.依法应当移交司法机关追究刑事责任不移交的

E.有其他滥用职权或者玩忽职守行为的

实训项目　药品生产企业 GMP 实施情况调查

【实训目的】

通过参观药品生产企业,绘制组织机构图,增强学生对《药品生产管理规范》(GMP)的理解,提高学生分析和解决实际工作问题的能力。

【实训内容】

组织学生到药品生产企业进行参观,并对照 GMP 要求,理解企业是如何将 GMP 的要求落到实处。

【实训步骤】

1. 对学生进行安全教育和纪律教育。

2. 根据班级人数分组,由带队教师带队参观。

3. 严格按照实训单位的要求进行参观,并遵守实训单位的规章制度。

4. 根据参观实际,完成 GMP 实施情况调查报告,字数在 1000～2000 字。

【实训评价】

教师根据 PPT 讲解的效果,给小组进行点评并进行打分。

内容	绘制组织机构图	药品生产企业的生产制剂	各生产线生产记录	生产环境具体要求	各种状态标识包括哪些	药品质量管理
分值	30	30	10	10	10	10

（张立峰）

第九章

药品信息管理

学习目标

知识目标

1.掌握 药品标签内容和印制要求;药品说明书的格式和内容要求;药品广告审查发布管理;药品价格管理的要求。

2.熟悉 药品信息的收集渠道;药品标签、说明书、药品广告的概念和作用;药品广告批准文号的格式以及注销管理,对虚假违法药品广告的处理与处罚。

3.了解 药品信息的特征、分类与收集;药品广告的审查和程序;违反互联网药品信息服务管理的处罚。

能力目标

能够进行药品包装、标签的合规性审查工作和药品说明书合规性辨析工作;能够根据标签、说明书等相关内容在销售药品时全面介绍该药品;能进行药品广告批准文号的申请;能分析违法药品广告存在的不合法行为及承担的法律责任。

素质目标

能在学习过程中建立专业认知,以保障公众用药安全为首位,对于药品标签、说明书能够有专业的解读;申请药品广告,登载互联网药品服务信息时规范操作,做到知法、懂法和守法。

案例导学

案例1:非法包装标签案例:某制药有限公司生产的四磨汤口服液,包装盒上面有商标、通用名、规格、厂家等,乍看上去,与普通的药品包装没什么两样,但到药品监管部门一查才知道,这个包装上面的标签根本没有经过审批、备案,属于非法标签。

案例2:故意回避不良反应案例:某制药有限公司生产的"立竿见影"牌清肝片,无论在包装标签上,还是说明书上都找不到不良反应、禁忌证等国家规定必须注明的项目。

讨论:药品标签必须按照哪些规定的要求印制?药品说明书中不标注不良反应、禁忌证等内容会给公众用药安全带来什么隐患?

第一节 药品安全信息

一、药品信息的定义、特征及类型

(一)定义

信息,指音讯、消息、通讯系统传输和处理的对象,泛指人类社会传播的一切内容。人通过获得、识别自然界和社会的不同信息来认识和区别不同事物,从而认识和改造世界。药品信息是指有关药品和药品活动的特征和变化。药品信息包括两方面:一是有关药品特征、特性和变化方面的信息,如药品的理化性质、安全性、有效性等方面的信息;二是有关药品活动方面的信息,如药品的研制、生产、流通、使用、监督管理和药学教育等方面的信息。也就是说,所有与药品有关的信息都属于药品信息。

(二)药品信息的特征

药品信息与其他信息一样,具有以下特征。

1. 无限性和有限性 药品信息是无限的,它源于事物本身的无限性和事物之间联系的无限性。如新药的不断发现以及对现有药品的新认识,使得药品信息不断地增多;同时,药品信息又是有限的,在一定的时间范围内,一定的科学条件下,人们对药品的认识是有局限性的,人们在一定时间内能够处理的信息也是有限的。认识到药品信息的无限性和有限性,在实践中就需要关注那些对药事工作目标最有价值的信息。

2. 真实性和虚假性 药品信息在产生、传播、加工和整理过程中受许多因素的影响,往往会产生一些偏差甚至失真,如有些人为牟取私利,将无药效的东西捏造为有效,甚至伪造药品相关试验结果等。真实、客观的药品信息是药事工作正确决策的基础,虚假、失真的药品信息可能会误导工作。因此,在收集、处理、利用药品信息时首先要区分其真假,确保信息的真实和准确。

3. 系统性和片面性 药品信息的系统性指有关药品及药品活动全面而系统的信息。药品信息的片面性是指有关药品及药品活动某个局部或角度反映出的信息。在人们的思维活动中,零散的、个别的信息都不足以帮助人们把握整体及其变化规律。因此,要应尽可能地掌握全面、完整的信息。

4. 动态性和时效性 药学的不断发展以及人们对药品的新认识和探索,决定了药品信息也在不断地变化和更新。药品信息的不断发展变化决定了药品信息的时效性,即药品信息的价值及其利用超出了一定的时间界限,就会失去其价值或效用。因此在收集、利用药品信息时必须要有动态的时间观念。例如,药品的某些不良反应是在药品上市后逐渐被发现的,这就要求及时修改药品说明书,更新药品信息。

5. 依附性和传递性 药品信息反映了药品的特征和药品的动态变化,但其本身却不能单独存在。药品信息只有被各种符号系统组织成为某种形式的符号序列,并依附于一定的载体才能被表达、识别、传递、存储、显示与利用。因此,应根据信息的特点、目的选择适合的、有效的载体和传递途径,如图书、磁盘、计算机网络等。

6. 目的性和价值性 收集、利用信息一定是为了达成某种目的。药品信息的价值性在于它帮助人们实现相应的目的。而药品信息的收集、整理、储存、传递、利用也是有成本的,使用它的人需付出代价,这就是药品信息的价值性,同时,药品信息的价值还取决于人们对它的认识和重视程度。

(三)药品信息的分类

根据不同的标准,药品信息可划分为以下不同的类型。

1. 按照药品信息的内容划分 药品信息可分为药品法律法规政策信息、药品经济信息、药品科技信息和药品教育信息等。

2. 按照药品的研发环节划分 药品信息可分为上市前药品信息、注册中药品信息和上市后药品信息等。

3. 按照药品的上市阶段划分 药品信息可分为药品研发信息、药品生产信息、药品流通信息和药品使用信息等。

4. 按照药品信息的来源划分 药品信息可分为内部信息和外部信息等。

5. 按照药品信息的载体形式划分 药品信息可分为数字信息、图文信息、语音信息和计算机信息等。

二、上市药品信息公开与查询

药品安全信息公开应当遵循全面、及时、准确、客观、公正的原则。

（一）上市药品信息公开查询范围

上市药品信息公开的范围包括以下七个方面。

（1）行政审批信息，包括：

①药品审评审批服务指南、产品（配方）注册证书（批件）、标签和说明书样稿等信息。

②药品生产经营许可服务指南、生产经营许可证等信息。

③药品广告审查服务指南、审查结果等信息。

④其他行政审批事项服务指南、批准文件等相关信息，以及《中国上市药品目录集》。

（2）药品的备案日期、备案企业（产品）、备案号等备案信息。

（3）药品日常监督检查和飞行检查等监督检查结果信息。

（4）药品监督抽检结果中的有关被抽检单位、抽检产品名称、标示的生产单位、标示的产品生产日期或者批号及规格、检验依据、检验结果、检验单位等监督抽检信息（以质量公告的形式发布）。

（5）药品行政处罚决定的信息，包括：

①行政处罚案件名称、处罚决定书文号。

②被处罚的自然人姓名、被处罚的企业或其他组织的名称、统一社会信用代码（组织机构代码、事业单位法人证书编号）、法定代表人（负责人）姓名。

③违反法律、法规和规章的主要事实。

④行政处罚的种类和依据。

⑤行政处罚的履行方式和期限。

⑥作出行政处罚决定的行政执法机关名称和日期。

（6）药品监督管理部门责令药品生产经营者召回相关药品，应当在决定作出后 24 小时内，在省级以上药品监督管理部门政府网站公开下列产品召回信息：

①生产经营者的名称、住所、法定代表人（主要负责人）、联系电话、电子邮箱等。

②产品名称、注册证书（批件）号、规格、生产日期或者批号等。

③责令召回的原因、起始时间等。

④法律、法规和规章规定的其他信息。

（7）药品监督管理部门统计调查取得的统计信息，依据法律法规及时公开，供社会公众查询（包括药品不良反应报告和药物警戒的数据）。涉及公民依法受到保护的隐私信息，不予公开。鼓励药品上市许可持有人、生产企业、经营企业、使用单位、行业协会、第三方服务机构、行政管理部门通过药品追溯协同服务平台，实现药品信息化追溯各方互联互通。

（二）上市药品信息公开查询方式

首先进入国家药品监督管理局药品审评中心（CDE）官网 https://www.cde.org.cn/，点进信息公开栏—受理品种信息—上市药品信息，可查看受理品种信息及上市药品信息（图 9-1）。

三、药品安全信用档案

2015 年 11 月，原国家食品药品监督管理总局发布的《关于推进食品药品安全信用体系建设的指导意见》（食药监稽〔2015〕258 号）中要求各级食品和药品监督管理部门要加强制度建设，规范信用信息收集与管理的权限、内容、渠道、方式和方法。全面梳理履职过程中产生的信用信息，编制本部门审批、抽验和执法信用信息目录，确定各类信用信息的公开共享范围，明确可以通过平台实现共享或拟与其他部门交换的信息类别，做到食品药品安全信用信息收集客观真实、完整准确，发布合法公正、权威及时。

各级食品和药品监督管理部门负责收集以下信用信息。

（1）基础信息：包括企业名称、类别、地址、工商登记等主体资质信息；法定代表人、企业负责人、质量负责人等人员姓名、身份证号码信息和行政相对人社会信用统一代码等信息。

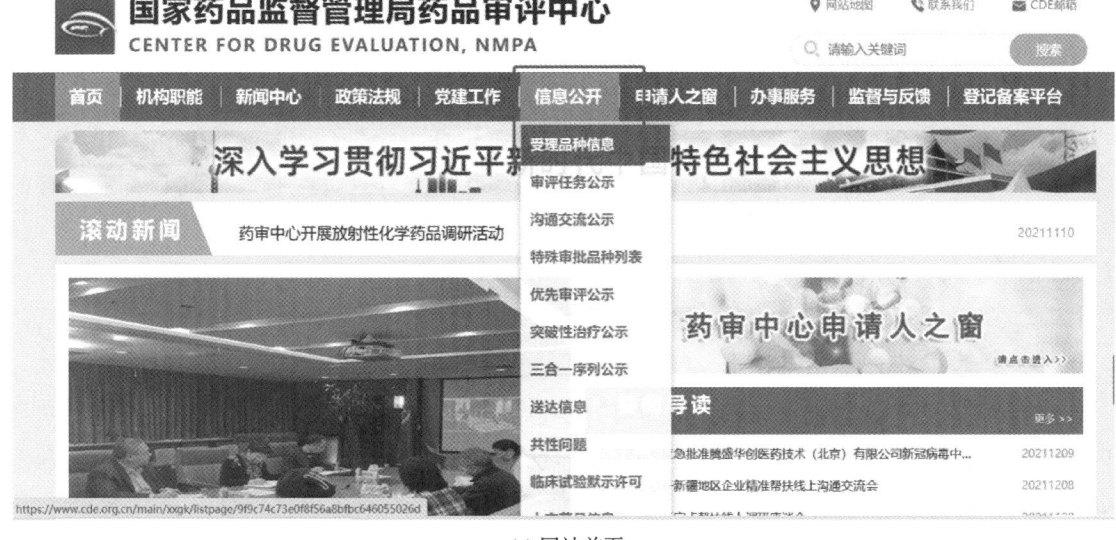

(a) 网站首页

(b) 查询上市药品信息

图 9-1 国家药品监督管理局药品审评中心网站

（2）行政许可信息：包括行政相对人许可或备案、行政许可变更事项、认证管理、产品注册证明文件及编号等应当公示的各项行政许可事项相关信息。

（3）监督检查信息：包括日常监督检查、专项检查、飞行检查和跟踪检查发现问题、整改情况及责任约谈等信息。

（4）产品检验抽验信息：检验抽验发现问题及品种、数量、批次、时间等信息。

（5）行政处罚信息：包括食品药品从业主体违反法律、法规、规章受到警告、罚款、没收违法所得、责令停产停业、吊销许可证行政处罚等信息。各项行政处罚事项的行政处罚决定书文号、执法依据、案件名称、行政相对人统一社会信用代码、处罚事由、作出处罚决定的部门、处罚结果和救济渠道等信息，以及作出行政处罚决定的部门认为应当公示的相关信息。

（6）表彰、奖励信息：包括政府部门、上级机关、行业协会对食品药品生产经营企业质量安全方面的表彰奖励、典型示范及行业推荐等。

按照国家统一部署，以数据标准化和应用标准化为原则，构建全国统一的食品药品安全信用信息数据库，并实现与相关部门信息系统互联互通。各省级食品和药品监督管理部门在总局统筹规划下，分别建设当地的食品药品安全信用信息数据库,并与总局以及本省有关部门信息系统实现互联互通。各级食品和药品监督管理部门对履职过程中采集和掌握的相关信用信息进行整合归集,并按照属地管理、一户一档,以及谁检查谁录入、谁抽验谁录入、谁处罚谁录入、谁许可谁录入的原则,在信息产生之后 7 个工作日内,录入食品药品安全信用信息数据库。

根据国家统一标准,将食品药品生产经营企业信用等级分为守信(A 级)、基本守信(B 级)、失信(C 级)、严重失信(D 级)四级。将信用信息作为食品和药品监督管理部门行政审批和日常监管的重要参考。在行政许可事项的审批过程中,对于有不良信用记录的,视情节严重程度,增加其核查力度,暂停或者不予审批;在日常监管中,将有不良信用记录的食品药品生产经营者列入重点监管对象,加大监管力度,增加日常监督检查频次。

四、安全信息统一公布制度

加强信用信息公开。各级市场监督管理部门要建立信用信息公开机制和公开网站,及时向社会公开食品药品企业信用评价等级、失信行为、受到的惩处情况以及诚信守法经营、获得表彰奖励等信息,公开期限不少于 2 年。鼓励各级食品和药品监督管理部门不断扩大信用信息公开范围,创新信用信息公开方式。

构建信用信息交换共享平台。建立和完善信用信息交换共享机制,强化市场监督管理部门系统内信用信息查询共享应用。建立公开查询窗口,方便人民群众查询,推进与相关监管部门信用信息交换共享,充分发挥联合惩戒机制作用,实现社会共治。

五、药品投诉举报途径

国家市场监督管理总局主管全国投诉举报处理工作,指导地方市场监督管理部门投诉举报处理工作。县级以上地方市场监督管理部门负责本行政区域内的投诉举报处理工作。市场监督管理部门应当按照《市场监督管理投诉举报处理暂行办法》规定的程序对投诉和举报予以分别处理。举报人实名举报的,有处理权限的市场监督管理部门还应当自作出是否立案决定之日起 5 个工作日内告知举报人。主要投诉举报途径有四种:①拨打 12315 投诉举报电话;②登录全国 12315 平台(网址:http://www.12315.cn/);③邮寄投诉举报材料;④走访。

六、举报人信息保密

2016 年 1 月 12 日,原国家食品药品监督管理总局公布的《食品药品投诉举报管理办法》第三十三条规定:各级食品药品投诉举报机构及投诉举报承办部门应当依法保护投诉举报人、被投诉举报对象的合法权益,遵守下列工作准则:

(1)与投诉举报内容或者投诉举报人、被投诉举报对象有直接利害关系的,应当回避。

(2)投诉举报登记、受理、处理、跟踪等各个环节,应当依照有关法律法规严格保密,建立健全工作责任制,不得私自摘抄、复制、扣押、销毁投诉举报材料。

(3)严禁泄露投诉举报人的相关信息;严禁将投诉举报人信息透露给被投诉举报对象及与投诉举报案件查处无关的人员,不得与无关人员谈论投诉举报案件情况。

(4)投诉举报办理过程中不得泄露被投诉举报对象的信息。

第二节　药品品种档案管理

根据《药品注册管理办法》第一百零六条规定:信息中心负责建立药品品种档案,对药品实行编码管理,汇集药品注册申报、临床试验期间安全性相关报告、审评、核查、检验、审批以及药品上市后变更的审批、备案、报告等信息。2019 年 6 月 24 日,国家药品监督管理局发布了《关于加快推进药品智慧监管的行动计划》(国药监综〔2019〕26 号),要求建立药品品种档案信息管理系统,将分散在不同单位和部门的产品品种信息汇集、关联、展示,实现对产品品种"一品一档"管理,进而实现对产品的全生命周期管理,方便业务协同与数据共享,为监管决策提供数据支持,为社会共治提供数据资源。同时,基于药品数据全生命周期管理需求,建设一个面向全国、"采管用"一体的安全可靠可信的药品信息采集平台,并确保平台、数据和用户的安全防护符合要求,确保采集的药品信息合规使用。

一、药品品种档案主要内容

药品品种档案是指每一个上市药品所建立的,内容包括药品处方、原辅料包材、质量标准、说明书、上市后安全性信息、生产工艺变化等信息的原始数据库。药品上市许可持有人和药品生产企业应当建立全面、完整的药品品种档案。

二、药品品种档案管理方式

药品品种档案管理主要包括文件类别的设定、格式和装订要求、申报流程、审批授权流程、文件的保管和变更,以及终止。药品品种档案可以是纸质的,也可以是电子的。建立药品品种档案涉及多个部门和多个系统,需要建立统一的药品品种档案信息管理系统,实现对药品全生命周期结果数据的汇聚、关联和共享。

第三节 药品包装管理

一、药品包装的定义

药品包装是指用适当的材料或容器、利用包装技术对药物制剂的半成品或成品进行分(灌)、封、装、贴签等操作,为药品提供品质保证、鉴定商标与说明的一种加工过程的总称。对药品包装本身可以从两个方面去理解:一方面,包装是用有关材料、容器和辅助物等材料将药品包装起来,起到应有的功能;另一方面,包装是采用材料、容器和辅助物的技术方法,是工艺及操作。

二、药品包装的功能

药品包装按其在流通领域中的作用可分为内包装和外包装。内包装是指直接接触药品的包装,如安瓿、输液瓶、铝箔、PVC塑料等。内包装应能保证药品在生产、运输、储藏和使用过程中的质量,并方便使用。药品内包装以外的其他包装称为外包装,按包装层次可分为中包装和大包装。药品外包装应根据药品的储运要求来选择,以保证药品储运过程的质量。

三、药品包装的要求

(一)基本要求

1. 文字要求　凡在中国境内销售、使用的药品,所用文字必须以中文为主并使用国家语言文字工作委员会公布的规范化文字。药品包装提供的药品信息的标志及文字说明,字迹应清晰易辨,标示清楚醒目,不得有印字脱落或粘贴不牢等现象,并不得用粘贴、剪切的方式进行修改和补充。

2. 印刷要求　必须按照规定印有或者贴有标签,不得夹带其他任何介绍或者宣传产品、企业的文字、音像及其他资料。在非处方药(Over The Counter,OTC)的包装上,OTC标识应与内外包装一体化印刷,其大小可根据实际需要设定,但必须醒目、清晰,并按照国家药品监督管理局公布的坐标比例使用。在包装外形、颜色等方面应与处方药严格区分。

(二)直接接触药品包装材料的要求

药品内包装是指直接接触药品的包装材料和容器,简称"药包材",是与药品不可分割的有机整体。世界多数国家均将药包材的质量监管作为药品质量监管的重要组成部分。《药品管理法》《药品包装、标签和说明书管理规定》《直接接触药品的包装材料和容器管理办法》中对于药品内包装有如下规定:

知识链接
9-1

（1）直接接触药品的包装材料和容器，必须符合药用要求，符合保障人体健康、安全的标准，并由药品监督管理部门在审批药品时一并审批。对不合格的直接接触药品的包装材料和容器，由药品监督管理部门责令停止使用。

（2）凡直接接触药品的包装材料和容器（包括油墨、黏合剂、衬垫、填充物）必须无毒，与药品不发生化学作用，不发生组分脱落或迁移到药品中，必须保证和方便患者安全用药。

（3）药品生产企业不得使用未经批准的直接接触药品的包装材料和容器。如果药品生产企业使用未经批准的直接接触药品的包装材料和容器生产药品，该药品将按劣药论处。

（4）直接接触药品的包装材料和容器的更改，要根据药包材的材质，考察其稳定性和药包材与药品的相容性。

（5）原料药包装的管理要求同内包装。原料药的包装应能保证药品在生产、运输、储藏及使用过程中的质量，并便于使用单位使用。

（6）生产、进口和使用药包材，必须符合药包材国家标准。药包材国家标准由国家药品监督管理局制定和颁布。国家药品监督管理局制定注册药包材产品目录，并对目录中的产品实行注册管理。对于不能确保药品质量的药包材，国家药品监督管理局公布淘汰的药包材产品目录。

（三）不同药品的包装要求

1. 特殊药品　麻醉药品、精神药品、医疗用毒性药品、放射性药品等需特殊管理的药品、外用药品、非处方药品在其大包装、中包装、最小销售单元和标签上必须印有符合规定的标志；对储藏有特殊要求的药品，必须在包装、标签的醒目位置中注明。

2. 进口药品　进口药品的包装、标签上还应标明"进口药品注册证号"或"医药产品注册证号"、生产企业名称等；进口分包装药品的包装、标签应标明原生产国或地区企业名称、生产日期、批号、有效期及国内分包装企业名称等。

3. 异地生产或委托加工的药品　经批准异地生产的药品，其包装、标签还应标明集团名称、生产企业、生产地点；经批准委托加工的药品，其包装、标签还应标明委托双方企业名称、加工地点。

第四节　药品说明书管理

一、药品说明书的格式、内容及书写要求

（一）药品说明书的概念及作用

药品说明书，是指药品生产企业印制并提供的，包含药品安全性、有效性的重要科学数据、结论和信息的，用以指导临床正确使用药品的技术性资料。由国家药品监督管理局在审批药品上市时，对药品的标签和说明书一并核准。药品说明书在科学、医药学和法律方面具有重要意义。药品说明书的基本作用是用以指导安全、合理使用药品。药品说明书是医师、药师和患者准确选择和合理使用药品的主要依据，按照国际惯例，药品说明书是所有国家医师、药师和患者使用药品时唯一具有法律依据的临床用药资料，在医疗纠纷的处理中，说明书是评判医师用药是否有误的重要证据之一，严格按说明书使用药品对保护医药人员和患者权益有着重要作用。同时，药品说明书是药品生产企业按照国家要求的格式及内容撰写，是对药品信息科学严谨、实事求是的描述，是向医药卫生人员和人民群众宣传介绍药品特性、普及医药知识的主要媒介。

（二）药品说明书的格式与内容

药品说明书按照是否为处方药分为处方药品说明书和非处方药品说明书，按照药品分类可分为中药、天然药物说明书，化学药品和治疗用生物制品说明书，预防用生物制品说明书和放射性药品说明书。不同种类的说明书在格式和内容上有一定差异。下面列举几种说明书的格式与内容。

1. 中药、天然药物处方药说明书格式

核准日期
修改日期

特殊药品、外用药品标识(位置)

×××(通用名)说明书
请仔细阅读说明书并在医师指导下使用
警示语(位置)

【药品名称】
通用名称:
汉语拼音:
【成分】
【性状】
【功能主治】/【适应证】
【规格】
【用法用量】
【不良反应】
【禁忌】
【注意事项】
【孕妇及哺乳期妇女用药】
【儿童用药】
【老年用药】
【药物相互作用】
【药理毒理】
【药代动力学】
【储藏】
【包装】
【有效期】
【执行标准】
【批准文号】
【生产企业】
企业名称:
生产地址:
邮政编码:
电话号码:
传真号码:
注册地址:
网址:

2. 化学药品和治疗用生物制品说明书格式

核准日期
修改日期

特殊药品、外用药品标识(位置)

×××(通用名)说明书
请仔细阅读说明书并在医师指导下使用
警示语(位置)

【药品名称】
通用名称:

续表

商品名称：
英文名称：
汉语拼音：
【成分】
化学名称：
化学结构式：
分子式：
分子量：
【性状】
【适应证】
【规格】
【用法用量】
【不良反应】
【禁忌】
【注意事项】
【孕妇及哺乳妇女用药】
【儿童用药】
【老年用药】
【药物相互作用】
【药物过量】
【临床试验】
【药理毒理】
【药代动力学】
【储藏】
【包装】
【有效期】
【执行标准】
【批准文号】
【生产企业】

3. 预防用生物制品说明书格式

核准日期
修改日期
×××(通用名)说明书
请仔细阅读说明书并在医师指导下使用
警示语(位置)
【药品名称】
通用名称：
商品名称：
英文名称：
汉语拼音：
【成分和性状】
【接种对象】
【作用和用途】
【规格】
【免疫程序和剂量】
【不良反应】

续表

【禁忌】
【注意事项】
【储藏】
【包装】
【有效期】
【执行标准】
【批准文号】
【生产企业】

(三)药品说明书的内容书写要求

自 2006 年 3 月,《药品说明书和标签管理规定》颁布实施后,原国家食品药品监督管理总局又陆续出台了《化学药品和治疗用生物制品说明书规范细则》《预防用生物制品说明书规范细则》《中药、天然药物处方药说明书格式、内容书写要求及撰写指导原则》《放射性药品说明书规范细则》《中成药非处方药说明书规范细则》和《化学药品非处方药说明书规范细则》等一系列规范及要求,使各类药品的说明书有了科学、规范、统一的标准。

将化学药品和治疗用生物制品说明书,预防用生物制品说明书,中药、天然药物处方药说明书、化学药品非处方药说明书和中成药非处方药说明书五类药品说明书的格式与书写要求汇总如下:

1. 核准和修改日期 核准日期为国家药品监督管理部门批准该药品注册的时间。修改日期为此后历次修改的时间。核准和修改日期应当印制在说明书首页左上角。修改日期位于核准日期下方,按时间顺序逐行书写。

2. 特殊药品、非处方药、外用药品标识 麻醉药品、精神药品、医疗用毒性药品、放射性药品和外用药品等专用标识在说明书首页右上方标注。

凡国家药品标准中"用法"项下规定只可外用,不可口服、注射、滴入或吸入,仅用于体表或某些特定黏膜部位的液体、半固体或固体中药、天然药物,均需标注外用药品标识。对于既可内服,又可外用的中药、天然药物,可不标注外用药品标识。

3. 说明书标题 "×××说明书"中的"×××"是指该药的通用名称。

(1)如是处方药,则须标注:"请仔细阅读说明书并在医师指导下使用",并印制在说明书标题下方。

(2)如是非处方药,则须标注:"请仔细阅读说明书并按说明或在药师指导下购买和使用",并印制在说明书标题下方,采用加重字体印刷。

4. 警示语 警示语是指对药品严重不良反应及其潜在的安全性问题的警告,还可以包括药品禁忌、注意事项及剂量过量等需要提示用药人群特别注意的事项。有该方面内容的,应当在说明书标题下以醒目的黑体字注明。无该方面内容的,可不列该项。含有化学药品(维生素类除外)的中药复方制剂,应注明本品含××(化学药品通用名称)。

5. 药品名称 药品名称按下列顺序列出:

(1)通用名称:属《中国药典》收载的品种,其中通用名称应当与药典一致;或者与国家批准的该品种药品标准中的药品名称一致;药典未收载的品种,其名称应当符合药品通用名称命名原则。

(2)商品名称:未批准使用商品名称的药品不列该项。

(3)英文名称:无英文名称的药品不列该项。

(4)汉语拼音。

6. 成分

(1)化学药品和治疗用生物制品说明书:①列出活性成分的化学名称、化学结构式、分子式、分子量。②复方制剂可以不列出每个活性成分的化学名称、化学结构式、分子式、分子量内容。本项可以表达为"本品为复方制剂,其组分为……"。组分按一个制剂单位(如每片、粒、支、瓶等)分别列出所含的全部活性成分及其量。③多组分或者化学结构尚不明确的化学药品或者治疗用生物制品,应当列出主要成分名称,简述活性成分来源。④处方中含有可能引起严重不良反应的辅料的,该项下应当列出该辅料名称。⑤注射剂应当列出全部辅料名称。

(2)预防用生物制品说明书:包括该制品的主要成分(如生产用毒株或基因表达提取物等)和辅料、生产用细胞、简述制备工艺、成品剂型和外观等。冻干制品还应增加冻干保护剂的主要成分。

(3)中药、天然药物处方药说明书:应列出处方中所有的药味或有效部位、有效成分等。注射剂还应列出所有的全部辅料名称;处方中含有可能引起严重不良反应的辅料的,在该项下也应列出该辅料名称。成分排序应与国家批准的该种药品标准一致,辅料列于成分之后。对于处方已列入国家秘密技术项目的品种,以及获得中药一级保护的品种,可不列此项。

(4)化学药品非处方药说明书:处方组成及各成分含量应与该药品注册批准证明文件一致。成分含量按每一个制剂单位(如每片、粒、支、瓶等)计。单一成分的制剂须写明成分通用名称及含量,并注明所有辅料成分。表达为"本品每×含×××。辅料为×××"。复方制剂须写明全部活性成分组成及各成分含量,并注明所有辅料成分。表达为"本品为复方制剂,每×含×××。辅料为×××"。

(5)中成药非处方药说明书:除《中药品种保护条例》规定的情形外,必须列出全部处方组成和辅料,处方所含成分及药味排序应与药品标准一致。处方中所列药味其本身为多种药材制成的饮片,且该饮片为国家药品标准收载的,只需写出该饮片名称。

7. 性状 性状包括药品的外观(颜色、外形)、气(臭)、味、溶解度以及物理常数等。依次规格描述,性状应符合国家药品标准。

8. 作用类别(仅化学药品非处方药说明书有此项) 按照国家药品监督管理部门公布的该药品非处方药类别书写,如"解热镇痛类"。

9. 功能主治/适应证

(1)处方药应当根据该药品的用途,采用准确的表述方式,明确用于预防、治疗、诊断、缓解或者辅助治疗某种疾病(状态)或者症状;与国家批准的该品种药品标准中的功能主治或适应证一致。

(2)非处方药应按照国家药品监督管理部门公布的非处方药功能主治或适应证书写,并不得超出国家药品监督管理部门公布的该药品非处方药功能主治或适应证范围。

(3)预防用生物制品说明书则标注为"接种对象",注明适宜接种的易感人群、接种人群的年龄、接种的适宜季节等;以及标注"作用与用途"明确该制品的主要作用,如"用于×××疾病的预防"。

10. 规格

(1)化学药品和治疗用生物制品指每支、每片或其他每一单位制剂中含有主药(或效价)的重量或含量或装量。生物制品应标明每支(瓶)有效成分的效价(或含量及效价)及装量(或冻干制剂的复溶后体积)。表示方法一般按照《中国药典》要求规范书写,有两种以上规格的应当分别列出。

(2)中药、天然药物处方药应与国家批准的该品种药品标准中的规格一致。同一药品生产企业生产的同一品种,如规格或包装规格不同,应使用不同的说明书。

(3)化学药品非处方药指每支、每片或其他每一单位制剂中含有主药的重量、含量或装量。生物制品应标明每支(瓶)有效成分的效价(或含量)及装量(或冻干制剂的复溶体积)。计量单位必须以中文表示。每一个说明书只能写一种规格。

(4)中成药非处方药应与药品标准一致。数字以阿拉伯数字表示,计量单位必须以汉字表示。每一个说明书只能写一种规格。

(5)预防用生物制品应明确该制品每人每次用剂量及有效成分的含量或效价单位,及装量(或冻干制剂的复溶后体积)。

11. 用法用量

(1)化学药品和治疗用生物制品应当包括用法和用量两部分。需按疗程用药或者规定用药期限的,必须注明疗程、期限;应当详细列出该药品的用药方法,准确列出用药的剂量、计量方法、用药次数以及疗程期限,并应当特别注意与规格的关系。用法上有特殊要求的,应当按实际情况详细说明。

(2)中药、天然药物处方药应与国家批准的该品种药品标准中的用法用量一致。

(3)化学药品非处方药用量按照国家药品监督管理部门公布的该药品非处方药用量书写。数字以阿拉伯数字表示,所有重量或容量单位必须以汉字表示。用法可根据药品的具体情况,在国家药品监督管理部门公布的该药品非处方药用法用量和适应证范围内描述,用法不能对用药人有其他方面的误导或暗示。需提示患者注意的特殊用法用量应当在注意事项中说明。老年人或儿童等特殊人群的用法用量不得使用"儿童酌减"或"老年人酌减"等表述方法,可在"注意事项"中注明"儿童用量(或老年人用量)应咨询医师或药师"。

(4)中成药非处方药用量按照国家药品监督管理部门公布的该药品非处方药用量书写。数字以阿拉伯数字表示,所有重量或容量单位必须以汉字表示。用法可根据药品的具体情况,在国家药品监督管理部门公布的该药品非处方药用法用量和功能主治范围内描述,用法不能对用药人有其他方面的误导或暗示,需提示用药人注意的特殊用法用量应当在注意事项中说明。

(5)预防用生物制品则标注为"免疫程序和剂量",应当明确接种部位、接种途径(如肌内注射、皮下注射、划痕接种等)。特殊接种途径的应描述接种的方法、全程免疫程序和剂量(包括免疫针次、每次免疫的剂量、时间间隔、加强免疫的时间及剂量)。每次免疫程序因年龄段不同而不同的,应当分别作出规定。冻干制品应当规定复溶量及复溶所用的溶媒。

12. 不良反应

(1)处方药应当实事求是地详细列出该药品不良反应。并按不良反应的严重程度、发生的频率或症状的系统性列出;尚不清楚有无不良反应的,可在该项下以"尚不明确"来表述。

(2)预防用生物制品应包括接种后可能出现的偶然或者一过性反应的描述,以及对于出现的不良反应是否需要特殊处理。

(3)非处方药在本项目下应当实事求是地详细列出该药品已知的或者可能发生的不良反应。并按不良反应的严重程度、发生的频率或症状的系统性列出。国家药品监督管理部门公布的该药品不良反应内容不得删减。同时,标注"不良反应"的定义:不良反应是指合格药品在正常用法用量下出现的与用药目的无关的或者意外的有害反应。

13. 禁忌

(1)处方药应当列出该药品不能应用的各种情况,例如禁止应用该药品的人群、疾病等情况;尚不清楚有无禁忌的,可在该项下以"尚不明确"来表述。

(2)预防用生物制品列出禁止使用或者暂缓使用该制品的各种情况。

(3)非处方药应列出该药品不能应用的各种情况,如禁止应用该药品的人群或疾病等情况。国家药品监督管理部门公布的该药品禁忌内容不得删减。"禁忌"内容应采用加重字体印刷。

14. 注意事项

(1)处方药应当列出使用时必须注意的问题,包括需要慎用的情况(如肝、肾功能的问题),影响药物疗效的因素(如食物、烟、酒),用药过程中需观察的情况(如过敏反应,定期检查血常规、肝功能、肾功能)及用药对于临床检验的影响等。如有药物滥用或者药物依赖性内容,应在该项目下列出。如有与中医理论有关的证候、配伍、妊娠、饮食等注意事项,应在该项下列出。处方中如含有可能引起严重不良反应的成分或辅料,应在该项下列出。注射剂如需进行皮内敏感试验的,应在该项下列出。中药和化学药品组成的复方制剂,必须列出成分中化学药品的相关内容及注意事项。尚不清楚有无注意事项的,可在该项下以"尚不明确"来表述。

(2)非处方药应当列出使用该药必须注意的问题,包括需要慎用的情况(如肝、肾功能的问题),影响药物疗效的因素(如食物、烟、酒等),孕妇、哺乳期妇女、儿童、老年人等特殊人群用药,用药对于临床检验的影响,滥用或药物依赖情况,以及其他保障用药人自我药疗安全用药的有关内容。必须注明"对本品过敏者禁用,过敏体质者慎用""本品性状发生改变时禁止使用""如正在使用其他药品,使用本品前请咨询医师或药师""请将本品放在儿童不能接触的地方"。对于可用于儿童的药品必须注明

"儿童必须在成人监护下使用"。处方中含兴奋剂的品种应注明"运动员应在医师指导下使用"。对于是否适用于孕妇、哺乳期妇女、儿童、老年人等特殊人群尚不明确的,必须注明"应在医师指导下使用"。如有与中医理论有关的证候、配伍、饮食等注意事项,应在该项下列出。中药和化学药品组成的复方制剂,应注明本品含××(化学药品通用名称),并列出成分中化学药品的相关内容及注意事项。国家药品监督管理部门公布的该药品注意事项内容不得删减。"注意事项"内容应采用加重字体印刷。

(3)预防用生物制品应当列出使用的各种注意事项。以特殊接种途径进行免疫的制品,应明确接种途径,如注明"严禁皮下或肌内注射"。使用前检查包装容器、标签、外观、有效期是否符合要求。还包括疫苗包装容器开启时,对制品使用的要求(如需振摇),冻干制品的重溶时间等。疫苗开启后应在规定的时间内使用,以及由于接种该制品而出现的紧急情况的应急处理办法等。减毒活疫苗还需在该项下注明:本品为减毒活疫苗,不推荐在该疾病流行季节使用。

15. 孕妇及哺乳期妇女用药(仅处方药有此项) 该项着重说明该药品对妊娠、分娩及哺乳期母婴的影响,并写明可否应用本品及用药注意事项。未进行该项实验且无可靠参考文献的,应当在该项下予以说明。如中成药未进行该项相关研究,可不列此项。如有该人群用药需注意的内容,应在"注意事项"项下予以说明。

16. 儿童用药(仅处方药有此项) 该项主要包括儿童由于生长发育的关系而对于该药品在药理、毒理或药代动力学方面与成人的差异,并写明可否应用本品及用药注意事项。未进行该项实验且无可靠参考文献的,应当在该项下予以说明。如中成药进行过该项相关研究,应说明儿童患者可否应用该药品。可应用者应说明用药须注意的事项。如未进行该项相关研究,可不列此项。如有该人群用药需注意的内容,应在"注意事项"项下予以说明。

17. "老年用药"(仅处方药有此项) 该项主要包括老年人由于机体各种功能衰退的关系而对于该药品在药理、毒理或药代动力学方面与成人的差异,并写明可否应用本品及用药注意事项。未进行该项实验且无可靠参考文献的,应当在该项下予以说明。如中成药进行过该项相关研究,应对老年患者使用该药品的特殊情况予以说明。包括使用限制、特定监护需要、与老年患者用药相关的危险性,以及其他与用药有关的安全性和有效性的信息。如未进行该项相关研究,可不列此项。如有该人群用药需注意的内容,应在"注意事项"项下予以说明。

18. 药物相互作用

(1)化学药品处方药应列出与该药产生相互作用的药品或者药品类别,并说明相互作用的结果及合并用药的注意事项。未进行该项实验且无可靠参考文献的,应当在该项下予以说明。

(2)中成药处方药如进行过该项相关研究,应详细说明哪些药物与本药品产生相互作用,并说明相互作用的结果。未进行该项相关研究,可不列此项,但注射剂除外,注射剂必须以"尚无本品与其他药物相互作用的信息"来表述。

(3)非处方药应列出与该药产生相互作用的药物及合并用药的注意事项。未进行该项实验且无可靠参考文献的,应当在该项下予以说明。必须注明"如与其他药物同时使用可能会发生药物相互作用,详情请咨询医师或药师"。

19. 药物过量(仅化学药品和治疗用生物制品有此项) 该项应详细列出过量应用该药品可能发生的毒性反应、剂量及处理方法。未进行该项实验且无可靠参考文献的,应当在该项下予以说明。

20. 临床试验(仅处方药有此项)

(1)化学药品:为本品临床试验概述,应当准确、客观地进行描述。内容包括临床试验的给药方法、研究对象、主要观察指标、临床试验的结果(包括不良反应)等。没有进行临床试验的药品不书写该项内容。

(2)中成药:对于2006年7月1日之前批准注册的中药、天然药物,如在申请药品注册时经国家药品监督管理部门批准进行过临床试验,应当描述为"本品于××××年经××批准进行过××例临床试验"。对于2006年7月1日之后批准注册的中药、天然药物,如申请药品注册时,经国家药品监督管理部门批准进行过临床试验的,应描述该药品临床试验的概况,包括研究对象、给药方法、主要观察指标、有效性和安全性结果等。未按规定进行过临床试验的,可不列此项。

21. 药理毒理(仅处方药有此项)

(1)化学药品包括药理作用和毒理研究两部分内容。药理作用为临床药理中药物对人体作用的有关信息,也可列出与临床适应证有关或有助于阐述临床药理作用的体外试验和(或)动物实验的结果。复方制剂的药理作用可以为每一组成成分的药理作用。毒理研究所涉及的内容是指与临床应用相关,有助于判断药物临床安全性的非临床毒理研究结果。应当描述动物种属类型,给药方法(剂量、给药周期、给药途径)和主要毒性表现等重要信息。复方制剂的毒理研究内容应当尽量包括复方给药的毒理研究结果,若无该信息,应当写入单药的相关毒理内容。未进行该项实验且无可靠参考文献的,应当在该项下予以说明。

(2)中成药申请药品注册时,按规定进行过系统相关研究的,应列出药品作用和毒理研究两部分内容。药理作用是指非临床药理试验结果,应分别列出与已明确的临床疗效密切相关的主要药效试验结果。毒理研究是指非临床安全性试验结果,应分别列出主要毒理试验结果。未进行相关研究的,可不列此项。

22. 药代动力学(仅处方药有此项)

(1)化学药品应当包括药物在体内吸收、分布、代谢和排泄的全过程及其主要的药代动力学参数,以及特殊人群的药代动力学参数或特征。说明药物是否通过乳汁分泌、是否通过胎盘屏障及血脑屏障等。应以人体临床试验结果为主,若缺乏人体临床试验结果,可列出非临床试验的结果,并加以说明。未进行该项实验且无可靠参考文献的,应当在该项下予以说明。

(2)中成药应包括药物在体内吸收、分布、代谢和排泄过程以及药代动力学的相关参数,一般应以人体临床试验结果为主,若缺乏人体临床试验结果,可列出非临床试验的结果,并加以说明。未进行相关研究的,可不列此项。

23. 储藏 储藏具体条件的表述方法按《中国药典》要求书写,并注明具体温度。如:阴凉处(不超过 20 ℃)保存。有特殊要求的应注明具体温度。生物制品应当同时注明制品保存和运输的环境条件,特别应明确具体温度。

24. 包装 包装包括直接接触药品的包装材料和容器及包装规格,并按该顺序表述。包装规格一般是指上市销售的最小包装的规格。

25. 有效期 有效期以月为单位表述,可表述为:××个月(×用阿拉伯数字表示)。

26. 执行标准 列出执行的国家药品标准的名称、版本及编号,或名称及版本,或名称及编号。如《中国药典》2020 年版二部、国家药品标准编号,如 WS-10001(HD-0001)-2002。

27. 批准文号 批准文号指国家批准该药品的药品批准文号,进口药品注册证号或者医药产品注册证号。麻醉药品、精神药品、蛋白同化制剂和肽类激素还需注明药品准许证号。

28. 生产企业 国产药品该项内容应当与药品生产许可证载明的内容一致,进口药品应当与提供的政府证明文件一致。并按下列方式列出。

企业名称:

生产地址:

邮政编码:

电话和传真号码:(须标明区号)

注册地址:应当《药品生产许可证》中的注册地址一致。

网址:(如无网址可不写,此项不保留)

如有问题可与生产企业联系

该内容必须标注,并采用加重字体印刷在"生产企业"项后。

知识链接
9-2

二、药品说明书的修改要求

药品生产企业应当主动跟踪药品上市后的安全性、有效性情况,需要对药品说明书进行修改的,应当及时提出申请。根据药品不良反应监测、药品再评价结果等信息,国家药品监督管理局也可以要求药品生产企业修改药品说明书。药品说明书获准修改后,药品生产企业应当将修改的内容立即通知相关药品经营企业、使用单位及其他部门,并按要求及时使用修改后的说明书和标签。药品生产企业未根据药品上市后的安全性、有效性情况及时修改说明书或者未将药品不良反应在说明书中充分说明的,由此引起的不良后果由该生产企业承担。

第五节　药品标签管理

一、药品标签的分类和标示内容

（一）药品标签的定义及分类

药品的标签是指药品包装上印有或者贴有的内容,分为内标签和外标签。药品内标签指直接接触药品的包装的标签,外标签指内标签以外的其他包装的标签。

（二）药品标签标示内容的规定

1. 药品内标签　应当包含药品通用名称、适应证或者功能主治、规格、用法用量、生产日期、产品批号、有效期、生产企业等内容。包装尺寸过小无法全部标明上述内容的,至少应当标注药品通用名称、规格、产品批号、有效期等内容。

2. 药品外标签　应当注明药品通用名称、成分、性状、适应证或者功能主治、规格、用法用量、不良反应、禁忌、注意事项、储藏、生产日期、产品批号、有效期、批准文号、生产企业等内容。适应证或者功能主治、用法用量、不良反应、禁忌、注意事项不能全部注明的,应当标出主要内容并注明"详见说明书"字样。对储藏有特殊要求的药品,应当在标签的醒目位置注明。

3. 用于运输、储藏的包装的标签　至少应当注明药品通用名称、规格、储藏、生产日期、产品批号、有效期、批准文号、生产企业,也可以根据需要注明包装数量、运输注意事项或者其他标记等必要内容。

4. 原料药的标签　应当注明药品名称、储藏、生产日期、产品批号、有效期、执行标准、批准文号、生产企业,同时还需注明包装数量以及运输注意事项等必要内容。

知识链接
9-3

二、同品种药品标签的规定

同一药品生产企业生产的同一药品,药品规格和包装规格均相同的,其标签的内容、格式及颜色必须一致;药品规格或者包装规格不同的,其标签应当明显区别或者规格项明显标注。同一药品生产企业生产的同一药品,分别按处方药与非处方药管理的,两者的包装颜色应当明显区别。儿童和成人用 OTC 药品应分别包装,易于辨认。

三、药品标签上有效期的规定

药品标签中的有效期应当按照年、月、日的顺序标注,年份用四位数字表示,月、日用两位数表示。其具体标注格式为"有效期至××××年××月"或者"有效期至××××年××月××日";也可以用数字和其他符号表示为"有效期至××××.××."或者"有效期至××××/××/××"等。

有效期若标注到日,应当为起算日期对应年月日的前一天,若标注到月,应当为起算月份对应年月的前一个月。

预防用生物制品有效期的标注按照国家药品监督管理局批准的注册标准执行,治疗用生物制品有效期的标注自分装日期计算,其他药品有效期的标注自生产日期计算。如表 9-1 所示。

表 9-1　药品有效期、使用期限及失效时间判断

效期类型	药品标注有效期类型	药品使用期限	药品失效时间
有效期	生产日期 2020 年 12 月,有效期 1 年	2021 年 11 月 30 日前有效	2021 年 12 月 1 日开始失效
	有效期至 2021 年 11 月	2021 年 11 月 30 日前有效	2021 年 12 月 1 日开始失效
失效期	失效期 2021 年 11 月	2021 年 10 月 31 日前有效	2021 年 11 月 1 日开始失效

第六节 药品广告管理

一、药品广告的基本知识

药品广告作为传播药品信息的一种方式,不但起宣传药品、引导消费者正确选择使用药品的作用,而且已经成为药品生产、经营企业促销的一种常用手段。药品广告已成为目前公众获取药品信息,选择药品的主要途径之一。药品广告能为患者提供有关药品的性能、成分、用途、特点以及适应证、作用机制、注意事项等信息,其内容的真实性、科学性有助于患者合理选择药品。但是,广告效应带来的巨额经济利益,使一些企业见利忘义,通过各种方式进行违法药品广告宣传,误导消费者,干扰药品市场秩序,对人民群众的身体健康和用药安全构成了威胁。因此,加强对药品广告的监督管理、规范药品广告的发布,对保障人民群众合理、安全、有效的用药具有重要意义。

(一)药品广告的定义

根据《中华人民共和国广告法》,广告是指商品经营者或者服务提供者通过一定媒介和形式直接或者间接地介绍自己所推销的商品或者所提供的服务的商业广告。药品广告属于广告的一种,是以销售药品为目的的产品广告,它通过实物、文字、绘画、音乐、视频等多种媒体向社会宣传药品,以加强药品生产者和经营者与消费者之间的联系,包括药品名称、药品适应证(功能主治)及与药品有关的其他内容。

(二)药品广告的作用

1. 提供药品信息 药品广告应将有关药品信息,如适应证、作用机制、毒副反应、用法用量、注意事项等传递给医生和患者,帮助专业医疗人员和消费者合理地选择用药。

2. 促进药品销售 随着医药经济的迅速发展,药品品种已越来越多,药品市场的竞争也越来越激烈。药品销售问题,已成为制约药品生产、经营企业进一步发展的瓶颈之一。广告作为一种营销手段,可以提高药品在社会公众中的认知程度,从而保持或扩大药品的市场占有率,促进药品销售,使企业在市场竞争中占据有利地位。

3. 树立企业品牌形象 目前我国医药企业众多,药品仿制盛行,重复生产问题严重,因此市场上的同品种药品特别多,一药多名现象非常普遍,仅已知的阿奇霉素就有约 60 个商品名。因此为了树立品牌形象,企业采用品牌战略,在广告宣传中重视其药品的注册商标或企业名称的宣传,以使自己的产品在众多的同品种药品中独树一帜。

二、药品广告的审查和发布

为加强药品广告管理,保证药品广告的真实性和合法性,《药品管理法》和《中华人民共和国药品管理法实施条例》对药品广告的管理提出了具体的要求。2018 年修正的《中华人民共和国广告法》(简称《广告法》)中也有涉及药品广告的管理规定。2020 年 3 月 1 日起施行的《药品、医疗器械、保健食品、特殊医学用途配方食品广告审查管理暂行办法》(简称《暂行办法》)对药品广告的申请、审查、内容要求和处罚规定进一步细化。

素质拓展

我国药品广告管理发展历史

1959 年,卫生部、化工部和商业部联合发布了《关于未大批生产的药品不登宣传广告的通知》,首次对药品的广告宣传进行规定。

1982 年,国务院发布了《广告管理暂行条例》,对药品广告做了专门规定。

1992年，国家原工商行政管理总局和卫生部联合发布了《药品广告管理办法》。

1995年，国家原工商行政管理总局、卫生部再次发布了《药品广告审查标准》和《药品广告审查办法》，进一步明确了药品广告的申请、审查程序和管理内容。

2000年1月1日起，我国实施处方药和非处方药分类管理制度，为加强对处方药的广告媒体和内容的管理，保证人民用药安全，2001年，原国家食品药品监督管理局先后发布了《关于国家药品监督管理局停止受理药品广告申请的通知》《关于停止在大众媒介发布小容量注射剂药品广告的通知》和《关于加强药品广告审查监督管理工作的通知》等。

2007年，原国家食品药品监督管理局和国家工商行政管理总局再次联合发布了《药品广告审查办法》和《药品广告审查发布标准》。

2018年12月21日，国家市场监督管理总局公布《市场监管总局关于修改〈药品广告审查办法〉等三部规章的决定》（国家市场监督管理总局令第4号），对《药品广告审查办法》作出修改。

2019年，国家市场监督管理总局制定出台《药品、医疗器械、保健食品、特殊医学用途配方食品广告审查管理暂行办法》，自2020年3月1日起施行。

（一）药品广告管理机构

国务院市场监督管理部门主管全国的广告监督管理工作，国务院有关部门在各自的职责范围内负责广告管理相关工作。

国家市场监督管理总局负责组织指导药品、医疗器械、保健食品和特殊医学用途配方食品广告审查工作。

各省、自治区、直辖市市场监督管理部门、药品监督管理部门负责药品、医疗器械、保健食品和特殊医学用途配方食品广告审查，依法可以委托其他行政机关具体实施广告审查。

（二）药品广告发布的内容准则

《暂行办法》中对药品广告的发布内容有如下规定：

药品广告的内容应当以国务院药品监督管理部门核准的说明书为准。药品广告涉及药品名称、药品适应证或者功能主治、药理作用等内容的，不得超出说明书范围。药品广告应当显著标明禁忌、不良反应，处方药广告还应当显著标明"本广告仅供医学药学专业人士阅读"，非处方药广告还应当显著标明非处方药标识（OTC）和"请按药品说明书或者在药师指导下购买和使用"。

医疗器械广告的内容应当以药品监督管理部门批准的注册证书或者备案凭证、注册或者备案的产品说明书内容为准。医疗器械广告涉及医疗器械名称、适用范围、作用机理或者结构及组成等内容的，不得超出注册证书或者备案凭证、注册或者备案的产品说明书范围。推荐给个人自用的医疗器械的广告，应当显著标明"请仔细阅读产品说明书或者在医务人员的指导下购买和使用"。医疗器械产品注册证书中有禁忌内容、注意事项的，广告应当显著标明"禁忌内容或者注意事项详见说明书"。

保健食品广告的内容应当以市场监督管理部门批准的注册证书或者备案凭证、注册或者备案的产品说明书内容为准，不得涉及疾病预防、治疗功能。保健食品广告涉及保健功能、产品功效成分或者标志性成分及含量、适宜人群或者食用量等内容的，不得超出注册证书或者备案凭证、注册或者备案的产品说明书范围。保健食品广告应当显著标明"保健食品不是药物，不能代替药物治疗疾病"，声明本品不能代替药物，并显著标明保健食品标志、适宜人群和不适宜人群。

特殊医学用途配方食品广告的内容应当以国家市场监督管理总局批准的注册证书和产品标签、说明书为准。特殊医学用途配方食品广告涉及产品名称、配方、营养学特征、适用人群等内容的，不得超出注册证书、产品标签、说明书范围。特殊医学用途配方食品广告应当显著标明适用人群、"不适用于非目标人群使用""请在医生或者临床营养师指导下使用"。

药品、医疗器械、保健食品和特殊医学用途配方食品广告应当显著标明广告批准文号。

药品、医疗器械、保健食品和特殊医学用途配方食品广告中应当显著标明的内容,其字体和颜色必须清晰可见、易于辨认,在视频广告中应当持续显示。

(三)药品广告的限制要求

1. 广告不得有下列情形:

(1)使用或者变相使用中华人民共和国的国旗、国歌、国徽,军旗、军歌、军徽。

(2)使用或者变相使用国家机关、国家机关工作人员的名义或者形象。

(3)使用"国家级""最高级""最佳"等用语。

(4)损害国家的尊严或者利益,泄露国家秘密。

(5)妨碍社会安定,损害社会公共利益。

(6)危害人身、财产安全,泄露个人隐私。

(7)妨碍社会公共秩序或者违背社会良好风尚。

(8)含有淫秽、色情、赌博、迷信、恐怖、暴力的内容。

(9)含有民族、种族、宗教、性别歧视的内容。

(10)妨碍环境、自然资源或者文化遗产保护。

(11)法律、行政法规规定禁止的其他情形。

2. 医疗、药品、医疗器械广告不得含有下列内容:

(1)表示功效、安全性的断言或者保证。

(2)说明治愈率或者有效率。

(3)与其他药品、医疗器械的功效和安全性或者其他医疗机构比较。

(4)利用广告代言人作推荐、证明。

(5)法律、行政法规规定禁止的其他内容。

3. 除医疗、药品、医疗器械广告外,禁止其他任何广告涉及疾病治疗功能,并不得使用医疗用语或者易使推销的商品与药品、医疗器械相混淆的用语。

4. 保健食品广告不得含有下列内容:

(1)表示功效、安全性的断言或者保证。

(2)涉及疾病预防、治疗功能。

(3)声称或者暗示广告商品为保障健康所必需。

(4)与药品、其他保健食品进行比较。

(5)利用广告代言人作推荐、证明。

(6)法律、行政法规规定禁止的其他内容。

5. 广播电台、电视台、报刊音像出版单位、互联网信息服务提供者不得以介绍健康、养生知识等形式变相发布医疗、药品、医疗器械、保健食品广告。

6. 药品、医疗器械、保健食品和特殊医学用途配方食品广告不得包含下列情形:

(1)使用或者变相使用国家机关、国家机关工作人员、军队单位或者军队人员的名义或者形象,或者利用军队装备、设施等从事广告宣传。

(2)使用科研单位、学术机构、行业协会或者专家、学者、医师、药师、临床营养师、患者等的名义或者形象作推荐、证明。

(3)违反科学规律,明示或者暗示可以治疗所有疾病、适应所有症状、适应所有人群,或者正常生活和治疗病症所必需等内容。

(4)引起公众对所处健康状况和所患疾病产生不必要的担忧和恐惧,或者使公众误解不使用该产品会患某种疾病或者加重病情的内容。

(5)含有"安全""安全无毒副作用""毒副作用小";明示或者暗示成分为"天然",因而安全性有保证等内容。

(6)含有"热销、抢购、试用""家庭必备、免费治疗、免费赠送"等诱导性内容,"评比、排序、推荐、指定、选用、获奖"等综合性评价内容,"无效退款、保险公司保险"等保证性内容,怂恿消费者任意、过量使用药品、保健食品和特殊医学用途配方食品的内容。

(7)含有医疗机构的名称、地址、联系方式、诊疗项目、诊疗方法以及有关义诊、医疗咨询电话、开设特约门诊等医疗服务的内容。

(8)法律、行政法规规定不得含有的其他内容。

→ 课堂互动

日常生活中,你发现过哪些涉嫌违法的药品广告?它们违反了广告法中的哪些条款?

(四)广告发布媒体的限制

处方药和特殊医学用途配方食品中的特定全营养配方食品广告只能在国务院卫生行政部门和国务院药品监督管理部门共同指定的医学、药学专业刊物上发布。

不得利用处方药或者特定全营养配方食品的名称为各种活动冠名进行广告宣传。不得使用与处方药名称或者特定全营养配方食品名称相同的商标、企业字号在医学、药学专业刊物以外的媒介变相发布广告,也不得利用该商标、企业字号为各种活动冠名进行广告宣传。

特殊医学用途婴儿配方食品广告不得在大众传播媒介或者公共场所发布。

(五)药品广告的审查

1.药品广告的审查对象 凡利用各种媒介或者形式发布的广告含有药品名称、药品适应证(功能主治)或者与药品有关的其他内容的,为药品广告,应按照《药品广告审查办法》进行审查。非处方药仅宣传药品名称(含药品通用名称和药品商品名称)的,或者处方药在指定的医学药学专业刊物上仅宣传药品名称(含药品通用名称和药品商品名称)的,无须审查。

2.药品广告审查机关和监督管理机关

(1)药品广告审查机关:国家市场监督管理总局负责组织指导药品、医疗器械、保健食品和特殊医学用途配方食品广告审查工作。各省、自治区、直辖市市场监督管理部门、药品监督管理部门(简称广告审查机关)负责药品、医疗器械、保健食品和特殊医学用途配方食品广告审查,依法可以委托其他行政机关具体实施广告审查。

(2)药品广告监督管理机关:国务院市场监督管理部门主管全国的广告监督管理工作,国务院有关部门在各自的职责范围内负责广告管理相关工作。县级以上地方市场监督管理部门主管本行政区域的广告监督管理工作,有权对违法广告依法作出处理。

3.药品广告审查规定

(1)药品广告批准文号申请人:药品注册证明文件或者备案凭证持有人及其授权同意的生产、经营企业为广告申请人(简称申请人)。申请人可以委托代理人办理药品广告审查申请。药品广告审查申请应当依法向生产企业或者进口代理人等广告主所在地广告审查机关提出。

(2)药品广告批准文号应提交的材料:申请药品广告批准文号,应当提交《药品广告审查表》,与发布内容一致的样稿(样片、样带),以及以下真实、合法、有效的证明文件。

a.申请人的主体资格相关材料,或者合法有效的登记文件。

b.产品注册证明文件或者备案凭证、注册或者备案的产品标签和说明书,以及生产许可文件。

c.广告中涉及的知识产权相关有效证明材料。

经授权同意作为申请人的生产、经营企业,还应当提交合法的授权文件;委托代理人进行申请的,还应当提交委托书和代理人的主体资格相关材料。

申请人可以到广告审查机关受理窗口提出申请,也可以通过信函、传真、电子邮件或者电子政务平台提交药品、医疗器械、保健食品和特殊医学用途配方食品广告申请。

4.药品广告的审批程序 药品广告审查机关收到药品广告批准文号申请后,对申请材料齐全并符合法定要求的,发给药品广告受理通知书;申请材料不齐全或者不符合法定要求的,应当当场或者在5个工作日内一次告知申请人需要补正的全部内容;逾期不告知的,自收到申请材料之日起即为受理。

药品广告审查机关应当自受理之日起 10 个工作日内，对申请人提交的证明文件的真实性、合法性、有效性进行审查，并依法对广告内容进行审查。对审查合格的药品广告，发给药品广告批准文号；对审查不合格的药品广告，应当作出不予核发药品广告批准文号的决定，书面通知申请人并说明理由，同时告知申请人享有依法申请行政复议或者提起行政诉讼的权利。

对批准的药品广告，药品广告审查机关应当报国家药品监督管理局备案，并将批准的药品广告审查表送同级广告监督管理机关备案。对批准的药品广告，药品监督管理部门应当及时向社会予以公布。公开的信息应当包括广告批准文号、申请人名称、广告发布内容、广告批准文号有效期、广告类别、产品名称、产品注册证明文件或者备案凭证编号等内容。药品广告的审批程序如图 9-2 所示。

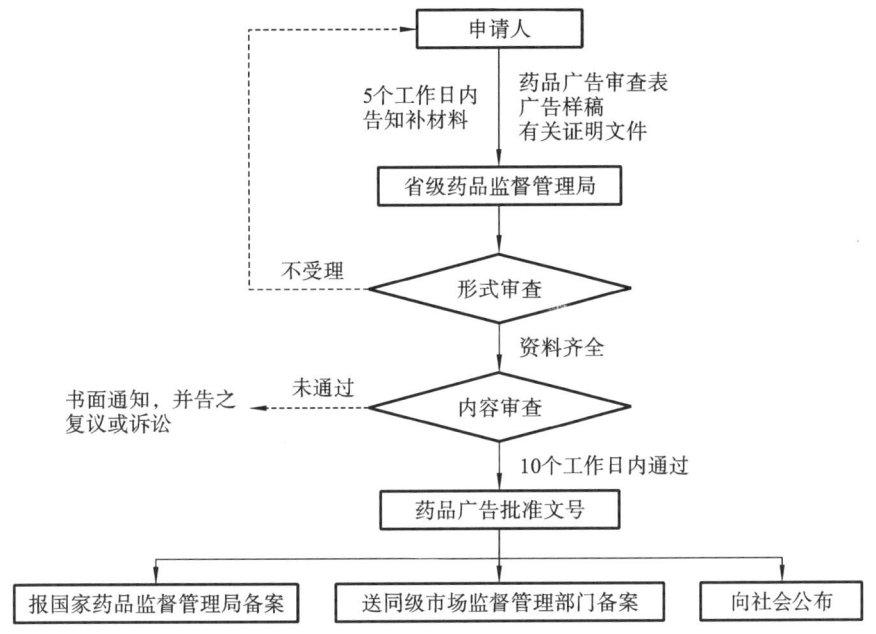

图 9-2　药品广告的审批程序

5. 异地发布广告的申请　在药品生产企业所在地和进口药品代理机构所在地以外的省、自治区、直辖市发布药品广告的（以下简称异地发布药品广告），在发布前应当到发布地药品广告审查机关办理备案。

异地发布药品广告备案应当提交如下材料：①药品广告审查表复印件；②批准的药品说明书复印件；③电视广告和广播广告需提交与通过审查的内容相一致的录音带、光盘或者其他介质载体。

提供规定的材料的复印件，需加盖证件持有单位印章。

三、不得做广告的药品

下列药品、医疗器械、保健食品和特殊医学用途配方食品不得发布广告：

（1）麻醉药品、精神药品、医疗用毒性药品、放射性药品、药品类易制毒化学品，以及戒毒治疗的药品、医疗器械。

（2）军队特需药品、军队医疗机构配制的制剂。

（3）医疗机构配制的制剂。

（4）依法停止或者禁止生产、销售或者使用的药品、医疗器械、保健食品和特殊医学用途配方食品。

（5）法律、行政法规禁止发布广告的情形。

四、药品批准文号管理

（一）药品广告批准文号的格式

药品广告批准文号为"×药广审（视）第 0000000000 号""×药广审（声）第 0000000000 号""×药

广审（文）第 0000000000 号"。其中"×"为各省、自治区、直辖市的简称。10 位数字前 6 位代表审查年月,后 4 位代表广告批准序号。"视""声""文"代表用于广告媒介形式的分类代号。如陕药广审（文）第 2022040027 号,表示陕西省药品监督部门 2022 年 4 月通过审查的文字性的广告,药品广告批准文号序列是陕西省 2022 年审查通过的第 27 号。

（二）药品广告批准文号的有效期

药品广告批准文号有效期为 1 年,到期作废。经批准的药品广告,在发布时不得更改广告内容。药品广告内容需要改动的,应当重新申请药品广告批准文号。

（三）药品批准文号的作废与注销

已经批准的药品广告有下列情形之一的,原审批的药品广告审查机关应当向申请人发出药品广告复审通知书(图 9-3),进行复审。复审期间,该药品广告可以继续发布:

药品广告复审通知书

（　　　）第　　　号

广告申请人:＿＿＿＿＿＿＿＿＿＿＿＿＿＿＿＿＿＿＿＿

广告代办人:＿＿＿＿＿＿＿＿＿＿＿＿＿＿＿＿＿＿＿＿

药品名称:＿＿＿＿＿＿＿＿＿＿＿＿＿＿＿＿＿＿＿＿＿

药品广告批准文号:＿＿＿＿＿＿＿＿＿＿＿＿＿＿＿＿＿

（以下注明复审的理由）

（此处加盖审查机关专用章）

年　　月　　日

备注:本文书一式二份,一份存档备查,一份交广告申请人或广告代办人。

图 9-3　药品广告复审通知书

（1）国家药品监督管理局认为药品广告审查机关批准的药品广告内容不符合规定的。

（2）省级以上广告监督管理机关提出复审建议的。

（3）药品广告审查机关认为应当复审的其他情形。

经复审，认为与法定条件不符的，收回药品广告审查表，原药品广告批准文号作废。

有下列情形之一的，药品广告审查机关应当注销药品广告批准文号：

（1）药品生产许可证、药品经营许可证被吊销的；

（2）药品批准证明文件被撤销、注销的；

（3）国家药品监督管理局或者省、自治区、直辖市药品监督管理部门责令停止生产、销售和使用的药品。

五、药品广告的检查

省、自治区、直辖市人民政府药品监督管理部门应当对其批准的药品广告进行检查，负责本行政区药品广告的审查工作，批准并发给药品广告批准文号；未取得药品广告批准文号的，不得发布。

药品生产许可证、药品经营许可证被吊销的，药品批准证明文件被撤销、注销的，国家药品监督管理局或者省、自治区、直辖市药品监督管理部门责令停止生产、销售和使用的药品，药品广告审查机关应当注销药品广告批准文号。篡改经批准的药品广告内容进行虚假宣传的，由药品监督管理部门责令立即停止该药品广告的发布，撤销该品种药品广告批准文号，一年内不受理该品种的广告审批申请。

对提供虚假材料申请药品广告审批，被药品广告审查机关在受理审查中发现的，一年内不受理该企业该品种的广告审批申请。对提供虚假材料申请药品广告审批，取得药品广告批准文号的，药品广告审查机关在发现后应当撤销该药品广告批准文号，并三年内不受理该企业该品种的广告审批申请。依法被收回、注销或者撤销药品广告批准文号的药品广告，必须立即停止发布；异地药品广告审查机关停止受理该企业该药品广告批准文号的广告备案。异地发布药品广告未向发布地药品广告审查机关备案的，发布地药品广告审查机关发现后，应当责令限期办理备案手续，逾期不改正的，停止该药品品种在发布地的广告发布活动。

六、未经审查发布广告和违法发布广告的处罚

违反《药品、医疗器械、保健食品、特殊医学用途配方食品广告审查管理暂行办法》规定的按《广告法》的相关规定处罚，具体处罚情况如表9-2所示。

表9-2 违反药品广告管理的处罚

处罚情形	处罚措施
未显著、清晰表示广告中应当显著标明内容的	由市场监督管理部门责令停止发布广告，对广告主处十万元以下的罚款
①未经审查发布药品广告的；②广告批准文号已超过有效期，仍继续发布广告的；③未按照审查通过的内容发布药品广告的	由市场监督管理部门责令停止发布广告，责令广告主在相应范围内消除影响，处广告费用一倍以上三倍以下的罚款，广告费用无法计算或者明显偏低的，处十万元以上二十万元以下的罚款；情节严重的，处广告费用三倍以上五倍以下的罚款，广告费用无法计算或者明显偏低的，处二十万元以上一百万元以下的罚款，可以吊销营业执照，并由广告审查机关撤销广告审查批准文件、一年内不受理其广告审查申请

续表

处罚情形	处罚措施
①使用科研单位、学术机构、行业协会或者专家、学者、医师、药师、临床营养师、患者等的名义或者形象作推荐、证明； ②违反科学规律，明示或者暗示可以治疗所有疾病、适应所有症状、适应所有人群，或者正常生活和治疗病症所必需等内容； ③引起公众对所处健康状况和所患疾病产生不必要的担忧和恐惧，或者使公众误解不使用该产品会患某种疾病或者加重病情的内容； ④含有"安全""安全无毒副作用""毒副作用小"；明示或者暗示成分为"天然"，因而安全性有保证等内容	构成虚假广告的，由市场监督管理部门责令停止发布广告，责令广告主在相应范围内消除影响，处广告费用三倍以上五倍以下的罚款，广告费用无法计算或者明显偏低的，处二十万元以上一百万元以下的罚款；两年内有三次以上违法行为或者有其他严重情节的，处广告费用五倍以上十倍以下的罚款，广告费用无法计算或者明显偏低的，处一百万元以上二百万元以下的罚款，可以吊销营业执照，并由广告审查机关撤销广告审查批准文件、一年内不受理其广告审查申请
①含有"热销、抢购、试用""家庭必备、免费治疗、免费赠送"等诱导性内容，"评比、排序、推荐、指定、选用、获奖"等综合性评价内容，"无效退款、保险公司保险"等保证性内容，怂恿消费者任意、过量使用药品、保健食品和特殊医学用途配方食品的内容； ②含有医疗机构的名称、地址、联系方式、诊疗项目、诊疗方法以及有关义诊、医疗咨询电话、开设特约门诊等医疗服务的内容； ③法律、行政法规规定不得含有的其他内容	《广告法》及其他法律法规有规定的，依照相关规定处罚，没有规定的，由县级以上市场监督管理部门责令改正；对负有责任的广告主、广告经营者、广告发布者处以违法所得三倍以下罚款，但最高不超过三万元；没有违法所得的，可处一万元以下罚款
①发布含有禁止广告的药品； ②违反处方药广告的限制规定的	由市场监督管理部门责令停止发布广告，对广告主处二十万元以上一百万元以下的罚款，情节严重的，可以吊销营业执照，由广告审查机关撤销广告审查批准文件、一年内不受理其广告审查申请；对广告经营者、广告发布者，由市场监督管理部门没收广告费用，处二十万元以上一百万元以下的罚款，情节严重的，可以吊销营业执照、吊销广告发布登记证件
隐瞒真实情况或者提供虚假材料申请药品广告审查的	广告审查机关不予受理或者不予批准，予以警告，一年内不受理该申请人的广告审查申请
以欺骗、贿赂等不正当手段取得药品广告批准文号的	广告审查机关予以撤销，处十万元以上二十万元以下的罚款，三年内不受理该申请人的广告审查申请

市场监督管理部门对违反《暂行办法》规定的行为作出行政处罚决定后，应当依法通过国家企业信用信息公示系统向社会公示。

第七节　互联网药品信息服务管理

互联网作为信息革命的产物，发展迅猛，日益完善，已经成为人们日常生活中重要的信息来源，利用互联网发布药品信息和广告成为众多药品生产商和销售商的宣传新途径。采用互联网发布药品广告可跨越时空和地域限制，受众数量巨大，宣传范围广；各类网站可根据受众的特征，选择性地投放专业性更强的广告，广告效果大幅提升；互联网药品广告成本低，硬件、制作和维护网页的费用低，且药品广告内容改动起来极其方便,这使得系统维护的成本明显低于传统媒体广告。但也正是由于互联网具有信息繁杂、虚拟化、变动性大等特征,一些违法网站散播药品信息和广告的行为也更加隐蔽,现有的技术监管手段难以实施全面监测,监管部门更难捕捉到违法痕迹。为了加强药品监督管理,规范互联网药品信息服务活动,保证互联网药品信息的真实、准确,根据《中华人民共和国药品管理法》《互联网信息服务管理办法》,有关部门制定、颁布、实施《互联网药品信息服务管理办法》,对互联网药品信息进行规范化管理。

一、提供互联网药品信息服务的基本要求

(一)互联网药品信息服务的定义

互联网药品信息服务是指通过互联网向上网用户提供药品(含医疗器械)信息的服务活动。互联网药品信息服务分经营性和非经营性两类。经营性互联网药品信息服务是指通过互联网向上网用户有偿提供药品信息等服务的活动。非经营性互联网药品信息服务是指通过互联网向上网用户无偿提供公开的、共享性药品信息等服务的活动。

(二)互联网药品信息服务的申请

1. 互联网药品信息服务的申请条件

(1)互联网药品信息服务的提供者应当为依法设立的企事业单位或者其他组织。

(2)具有与开展互联网药品信息服务活动相适应的专业人员、设施及相关制度。

(3)有两名以上熟悉药品(含医疗器械)管理法律、法规和药品(含医疗器械)专业知识,或者依法经资格认定的药品(含医疗器械)技术人员。

2. 互联网药品信息服务资格的审批机关 拟提供互联网药品信息服务的网站,应当在向国务院信息产业主管部门或者省级电信管理机构申请办理经营许可证或者办理备案手续之前,按照属地监督管理的原则,向该网站主办单位所在地省、自治区、直辖市药品监督管理部门提出申请,经审核同意后取得提供互联网药品信息服务的资格。

3. 互联网药品信息服务的申请资料

(1)企业营业执照复印件。

(2)网站域名注册的相关证书或者证明文件。从事互联网药品信息服务网站的中文名称,除与主办单位名称相同的以外,不得以"中国""中华""全国"等冠名;除取得药品招标代理机构资格证书的单位开办的网站外,其他提供互联网药品信息服务的网站名称中不得出现"电子商务""药品招商""药品招标"等内容。

(3)网站栏目设置说明(申请经营性互联网药品信息服务的网站需提供收费栏目及收费方式的说明)。

(4)网站对历史发布信息进行备份和查阅的相关管理制度及执行情况说明。

(5)药品监督管理部门在线浏览网站上所有栏目、内容的方法及操作说明。

(6)药品及医疗器械相关专业技术人员学历证明或者专业技术资格证书复印件、网站负责人身份证复印件及简历。

(7)健全的网络与信息安全保障措施,包括网站安全保障措施、信息安全保密管理制度、用户信息安全管理制度。

(8)保证药品信息来源合法、真实、安全的管理措施、情况说明及相关证明。

4. 互联网药品信息服务的审批程序 提供互联网药品信息服务的申请应当以一个网站为基本单元。申请提供互联网药品信息服务,应当填写国家药品监督管理局统一制发的互联网药品信息服务申请表,向网站主办单位所在地省、自治区、直辖市药品监督管理部门提出申请,同时提交上述相关申请材料。

省、自治区、直辖市药品监督管理部门在收到申请材料之日起5日内作出受理与否的决定,受理的,发给受理通知书;不受理的,书面通知申请人并说明理由,同时告知申请人享有依法申请行政复议

或者提起行政诉讼的权利。对于申请材料不规范、不完整的，省、自治区、直辖市药品监督管理部门自申请之日起5日内一次性告知申请人需要补正的全部内容；逾期不告知的，自收到材料之日起即为受理。

省、自治区、直辖市药品监督管理部门自受理之日起20日内对申请提供互联网药品信息服务的材料进行审核，并作出同意或者不同意的决定。同意的，由省、自治区、直辖市药品监督管理部门核发互联网药品信息服务资格证书，同时报国家药品监督管理局备案并发布公告；不同意的，应当书面通知申请人并说明理由，同时告知申请人享有依法申请行政复议或者提起行政诉讼的权利（图9-4）。

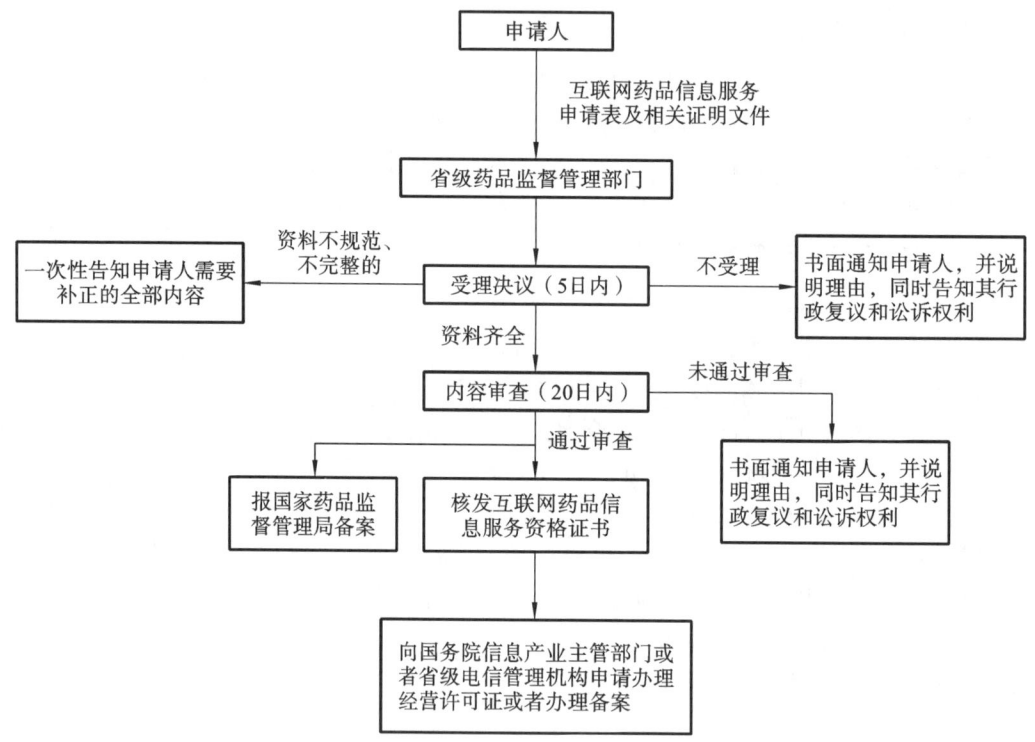

图9-4 互联网药品信息服务的审批程序

（三）互联网药品信息服务资格证书的管理

互联网药品信息服务资格证书的格式由国家食品药品监督管理总局（现并至国家市场监督管理总局）统一制定。提供互联网药品信息服务的网站，应当在其网站主页显著位置标注互联网药品信息服务资格证书的证书编号。

互联网药品信息服务资格证书有效期为5年。有效期届满，需要继续提供互联网药品信息服务的，持证单位应当在有效期届满前6个月内，向原发证机关申请换发互联网药品信息服务资格证书。原发证机关进行审核后，认为符合条件的，予以换发新证；认为不符合条件的，发给不予换发新证的通知并说明理由，原互联网药品信息服务资格证书由原发证机关收回并公告注销。

省、自治区、直辖市药品监督管理部门根据申请人的申请，应当在互联网药品信息服务资格证书有效期届满前作出是否准予其换证的决定。逾期未作出决定的，视为准予换证。

互联网药品信息服务资格证书可以根据互联网药品信息服务提供者的书面申请，由原发证机关收回，原发证机关应当报国家药品监督管理局备案并发布公告。被收回互联网药品信息服务资格证书的网站不得继续从事互联网药品信息服务。

互联网药品信息服务提供者变更下列事项之一的，应当向原发证机关申请办理变更手续，填写互联网药品信息服务项目变更申请表，同时提供下列相关证明文件：互联网药品信息服务资格证书中审核批准的项目（互联网药品信息服务提供者单位名称、网站名称、IP地址等）；互联网药品信息服务提供者的基本项目（地址、法定代表人、企业负责人等）；网站提供互联网药品信息服务的基本情况（服务方式、服务项目等)。

省、自治区、直辖市药品监督管理部门自受理变更申请之日起 20 个工作日内作出是否同意变更的审核决定。同意变更的,将变更结果予以公告并报国家药品监督管理局备案;不同意变更的,以书面形式通知申请人并说明理由。

二、互联网药品信息服务监督管理

(一)实施监督管理的部门

国家药品监督管理局对全国提供互联网药品信息服务活动的网站实施监督管理。

省、自治区、直辖市药品监督管理部门对本行政区域内提供互联网药品信息服务活动的网站实施监督管理。

(二)互联网药品信息登载要求

提供互联网药品信息服务的网站所登载的药品信息必须科学、准确,必须符合国家的法律、法规和国家有关药品、医疗器械管理的规定。不得发布麻醉药品、精神药品、医疗用毒性药品、放射性药品、戒毒药品和医疗机构制剂的产品信息。

提供互联网药品信息服务的网站发布的药品(含医疗器械)广告,必须经过药品监督管理部门审查批准并注明广告审查批准文号。

(三)法律责任

未取得或者超出有效期使用互联网药品信息服务资格证书从事互联网药品信息服务的,由国家药品监督管理局或者省、自治区、直辖市药品监督管理部门给予警告,并责令其停止从事互联网药品信息服务;情节严重的,移送相关部门,依照有关法律、法规给予处罚。

提供互联网药品信息服务的网站不在其网站主页的显著位置标注互联网药品信息服务资格证书的证书编号的,国家药品监督管理局或者省、自治区、直辖市药品监督管理部门给予警告,责令限期改正;在限定期限内拒不改正的,对提供非经营性互联网药品信息服务的网站处以 500 元以下罚款,对提供经营性互联网药品信息服务的网站处以 5000 元以上 1 万元以下罚款。

互联网药品信息服务提供者有下列情形之一的,由国家药品监督管理局或者省、自治区、直辖市药品监督管理部门给予警告,责令限期改正;情节严重的,对提供非经营性互联网药品信息服务的网站处以 1000 元以下罚款,对提供经营性互联网药品信息服务的网站处以 1 万元以上 3 万元以下罚款;构成犯罪的,移送司法部门追究刑事责任。

(1)已经获得互联网药品信息服务资格证书,但提供的药品信息直接撮合药品网上交易的。

(2)已经获得互联网药品信息服务资格证书,但超出审核同意的范围提供互联网药品信息服务的。

(3)提供不真实互联网药品信息服务并造成不良社会影响的。

(4)擅自变更互联网药品信息服务项目的。

互联网药品信息服务提供者在其业务活动中,违法使用互联网药品信息服务资格证书的,由国家药品监督管理局或者省、自治区、直辖市药品监督管理部门依照有关法律、法规的规定处罚。省、自治区、直辖市药品监督管理部门违法对互联网药品信息服务申请作出审核批准的,原发证机关应当撤销原批准的互联网药品信息服务资格证书,由此给申请人的合法权益造成损害的,由原发证机关依照《中华人民共和国国家赔偿法》的规定给予赔偿;对直接负责的主管人员和其他直接责任人员,由其所在单位或者上级机关依法给予行政处分。

> **本章小结**

本章介绍了药品安全信息、药品品种档案管理、药品包装管理、药品说明书管理、药品标签管理、药品广告管理和互联网药品信息服务管理。主要内容如下:

1.药品信息包括两个方面：一是有关药品特征、特性和变化方面的信息；二是有关药品活动方面的信息。药品安全信息公开应当遵循全面、及时、准确、客观、公正的原则。

2.各级食品和药品监督管理部门负责收集以下信用信息：基础信息、行政许可信息、监督检查信息、产品检验抽验信息、行政处罚信息、表彰信息、奖励信息，按照国家统一部署，以数据标准化和应用标准化为原则，构建全国统一的食品药品安全信用信息数据库，并实现与相关部门信息系统互联互通。

3.药品品种档案是指每一个上市药品所建立的，包括药品处方、原辅料包材、质量标准、说明书、上市后安全性信息、生产工艺变化等信息的原始数据库。

4.药品包装按其在流通领域中的作用可分为内包装和外包装两大类。内包装是指直接接触药品的包装，药品内包装以外的其他包装称为外包装，按包装层次可分为中包装和大包装。

5.药品说明书是指药品生产企业印制并提供的，包含药品安全性、有效性的重要科学数据和结论的，用以指导临床正确使用药品的技术性资料。

6.药品说明书按照是否为处方药分为处方药药品说明书和非处方药药品说明书，按照药品分类可分为中药、天然药物说明书，化学药品和治疗用生物制品说明书，预防用生物制品说明书和放射性药品说明书。不同种类的说明书在格式和内容上有一定差异。

7.药品标签是指药品包装上印有或者贴有的内容，分为内标签和外标签。药品内标签指直接接触药品的包装的标签，外标签指内包装以外的其他包装的标签。

8.同一药品生产企业生产的同一药品，药品规格和包装规格均相同的，其标签的内容、格式及颜色必须一致；药品规格或者包装规格不同的，其标签应当明显区别或者规格项明显标注。

9.药品标签中的有效期应当按照年、月、日的顺序标注，年份用四位数字表示，月、日用两位数字表示。

10.药品广告的作用：提供药品信息，促进药品销售，树立企业品牌形象。

11.药品广告的内容应当以国务院药品监督管理部门核准的说明书为准。药品广告涉及药品名称、药品适应证或者功能主治、药理作用等内容的，不得超出说明书范围。

12.凡利用各种媒介或者形式发布的药品广告，须按照《药品广告审查办法》进行审查。非处方药仅宣传药品名称（含通用名称和商品名称）的，或者处方药在指定的医学药学专业刊物上仅宣传药品名称（含通用名称和商品名称）的，无须审查。

13.麻醉药品、精神药品、医疗用毒性药品、放射性药品、药品类易制毒化学品，以及戒毒治疗的药品、医疗器械；军队特需药品、军队医疗机构配制的制剂；医疗机构配制的制剂；依法停止或者禁止生产、销售或者使用的药品、医疗器械、保健食品和特殊医学用途配方食品不得发布广告。

14.互联网药品信息服务分经营性和非经营性两类。经营性互联网药品信息服务是指通过互联网向上网用户有偿提供药品信息等服务的活动。非经营性互联网药品信息服务是指通过互联网向上网用户无偿提供公开的、共享性药品信息等服务的活动。

15.拟提供互联网药品信息服务的网站，应当在向国务院信息产业主管部门或者省级电信管理机构申请办理经营许可证或者办理备案手续之前，按照属地监督管理的原则，向该网站主办单位所在地省、自治区、直辖市药品监督管理部门提出申请，经审核同意后取得提供互联网药品信息服务的资格。

16.提供互联网药品信息服务的网站所登载的药品信息必须科学、准确，必须符合国家的法律、法规和国家有关药品、医疗器械管理的规定。不得发布麻醉药品、精神药品、医疗用毒性药品、放射性药品、戒毒药品和医疗机构制剂的产品信息。

➡️ **药师及执业药师考点**

1.药品信息的管理；

2.药品包装的要求；

3.药品说明书的格式、内容及书写要求；

4.药品广告的审查和发布；

5.药品批准文号的管理；

6.互联网药品信息服务的申请及监督管理。

→ **目标检测**

目标检测答案

一、单项选择题

1.下列关于药品标签和包装的说法，不正确的是（ ）。

A.药品的标签应当以说明书为依据，其内容不得超出说明书的范围

B.药品标签上不得印有暗示疗效、误导使用的文字和标识

C.药品包装上可印有宣传产品的文字和标识

D.药品标签上应有指导安全、合理用药的文字和资料

2.根据《药品广告审查发布标准》，下列药品禁止发布广告的是（ ）。

A.哌替啶　　　　　B.六味地黄丸　　　　C.阿奇霉素　　　　D.维 C 银翘片

3.下列药品广告所含有的内容，符合规定的是（ ）。

A.含有医学专家推荐内容的　　　　　B.含有"家庭必备"内容的

C.含有"保险公司保险"等保证内容的　　　　D.含有宣传和引导合理用药的

4.根据《药品广告审查办法》，下列需按药品广告进行审查的是（ ）。

A.非处方药仅宣传药品通用名称和生产企业的

B.非处方药仅宣传药品商品名称的

C.处方药在指定的医学药学专业刊物上仅宣传药品通用名称的

D.处方药在指定的医学药学专业刊物上仅宣传药品商品名称的

5.药品广告批准文号有效期为（ ）。

A.3 年　　　　　B.2 年　　　　　C.1 年　　　　　D.5 年

6.《中华人民共和国药品管理法》规定，直接接触药品的包装容器和材料，必须符合（ ）。

A.卫生要求　　　　　B.药用要求　　　　　C.化学纯度要求　　　　D.无菌要求

7.药品包装上商品名称的字体以单字面积计不得大于通用名称所用字体的（ ）。

A.1/2　　　　　B.1/3　　　　　C.1/4　　　　　D.1 倍

8.有效期若标注到日，应当为起算日期对应年月日的（ ）。

A.后一天　　　　　B.前一天　　　　　C.前一个月　　　　　D.后一个月

9.药品信息的特征，不包括（ ）。

A.无限性　　　　　B.科幻性　　　　　C.虚假性　　　　　D.时效性和动态性

10.药品广告的审查批准机构是（ ）。

A.国家药品监督管理局　　　　　B.省级医疗保障局

C.省级市场监督管理局　　　　　D.省级卫生健康委员会

11.说明书中【药品名称】项下列出顺序正确的是（ ）。

A.通用名称、汉语拼音、商品名称、英文名称

B.通用名称、商品名称、英文名称、汉语拼音

C.通用名称、商品名称、汉语拼音、英文名称

D.通用名称、英文名称、商品名称、汉语拼音

12.下列药品有效期标注格式，错误的是（ ）

A.有效期至××××年××月　　　　　B.有效期至××××.××.

C.有效期至××××/××/××　　　　　D.有效期至××/××/××××

13. 下列不属于药品内标签必须标注的内容是（　　　）。

　　A. 药品通用名称　　　　B. 批准文号　　　　C. 产品批号　　　　D. 有效期

14. 下列不属于化学药品和生物制品说明书主要内容的是（　　　）。

　　A. 药品名称　　　　　　B. 功能主治　　　　C. 用法用量　　　　D. 不良反应

15. 下列关于标注药品商品名称的规定,正确的是（　　　）。

　　A. 药品通用名称的字体和颜色不得比药品商品名称更突出和显著

　　B. 不得选用草书、篆书等不易识别字体

　　C. 药品商品名称不得与通用名称同行书写

　　D. 药品商品名称的字体以单字面积计不得大于通用名称所用字体的四分之一

16. 中药饮片包装标签无须注明的内容是（　　　）。

　　A. 品名　　　　　　　　B. 产地　　　　　　C. 有效期　　　　　D. 生产日期

17. 提供互联网药品信息服务的网站,应当在其网站主页显著位置标注"互联网药品信息服务资格证书"的（　　　）。

　　A. 有效期　　　　　B. 证书编号　　　　C. 申请时间　　　　D. 生产日期

二、多项选择题

1. 在说明书中应当列出所用的全部辅料名称的是（　　　）。

　　A. 药品处方中含有可能引起严重不良反应的成分或者辅料的

　　B. 中成药

　　C. 注射剂

　　D. 非处方药

　　E. 新药

2. 药品广告中必须标明药品的（　　　）。

　　A. 通用名称　　　　　　　　　B. 忠告语　　　　　　　　　C. 药品广告批准文号

　　D. 药品生产批准文号　　　　　E. 药品批号

3.《互联网药品信息服务管理办法》规定,提供互联网药品信息服务的网站不得发布的产品信息有（　　　）。

　　A. 血液制品　　　　　　　　　B. 麻醉药品　　　　　　　　C. 戒毒药品

　　D. 医疗机构制剂　　　　　　　E. 中药材

4. 下列论述符合《互联网药品交易服务审批暂行规定》的有（　　　）。

　　A. 互联网药品交易服务机构的验收标准由国家药品监督管理局统一制定

　　B. 向个人消费者提供互联网药品交易服务的企业只能在网上销售本企业经营的非处方药

　　C. 向个人消费者提供互联网药品交易服务的企业不得向其他企业或者医疗机构销售药品

　　D. 参与互联网药品交易的医疗机构能购买药品,也能直接向患者销售非处方药

　　E. 通过自身网站与本企业成员之外的其他企业进行互联网药品交易的药品生产企业和药品批发企业只能交易本企业生产或者本企业经营的药品

5. 药品信息收集的方法包括（　　　）。

　　A. 关注国家药事法规、政策　　　B. 利用文献检索　　　　　　C. 查阅专业期刊

　　D. 参加药学实践　　　　　　　　E. 参与学术活动

6. 药品内标签因包装尺寸过小,至少应当标注的内容有（　　　）。

　　A. 药品通用名称　　　　　　　　B. 药品商品名称　　　　　　C. 规格

　　D. 产品批号　　　　　　　　　　E. 有效期

7. 下列药品中,不得发布广告的是（　　　）。

　　A. 新药　　　　　　　　　　　　B. 处方药　　　　　　　　　C. 非处方药

　　D. 毒性药品　　　　　　　　　　E. 医院制剂

8.药品的标签或说明书上,应注明的内容有( )。

A.批准文号

B.广告审查批准文号

C.不良反应、禁忌和注意

D.注册商标图案

E.有效期、生产日期、产品批号

9.一般药品在说明书【注意事项】项中应包括的内容有( )。

A.需要慎用的情况

B.影响药物疗效的因素

C.用药过程中需观察的情况

D.用药对临床检验的影响

E.禁止应用该药品的疾病情况

10.必须在药品标签上印有规定标识的药品有( )。

A.麻醉药品　　　　　　　　　B.精神药品　　　　　　　　　C.毒性药品

D.放射性药品　　　　　　　　E.非处方药品

11.若某药品有效期是 2019 年 8 月,则在药品包装标签上,有效期的正确标注方式可以是( )。

A.有效期至 2019.8.31

B.有效期至 2019.08

C.有效期至 2019 年 8 月

D.有效期至 2019～08

E.有效期至 2019～08～30

12.药品外标签应当注明药品的( )。

A.通用名称　　　　　　　　　B.适应证或者功能主治　　　　C.规格

D.用法用量　　　　　　　　　E.批准文号及生产企业

13.原料药标签必须标识的内容包括( )。

A.运输注意事项　　　　　　　B.适应证或者功能主治　　　　C.储藏

D.执行标准　　　　　　　　　E.批准文号及生产企业

实训项目　药品标签、说明书和包装实例分析讨论

【实训目的】

通过对药品标签、说明书和包装的实例进行分析讨论,熟悉药品标签、说明书和包装按照规定必须印有的内容、格式和要求,加深学生对药品标签、说明书和包装管理的法律法规的理解,并能应用相关法律法规判断其是否符合规定要求。

【实训内容】

收集中成药、化学药品和抗生素等常用药品的标签、说明书和包装。对照相关法律法规,对存在的问题进行分析讨论,在此基础上撰写分析报告。

【实训步骤】

1.提前收集《中华人民共和国药品管理法》《药品说明书和标签管理规定》以及其他相关法规对药品标签、说明书的要求,并上网查阅相关文章。

2.每 5 人为一个小组,每个小组收集 5 种中成药、化学药品和抗生素等常用药品的标签、说明书和包装。

3.依据相关法律法规,对药品的标签、说明书和包装上印有的内容、格式和要求进行比较、分析,找出存在的问题。

4.每组指定学生发言,全班进行讨论。

5.写出比较、分析情况的讨论结果,完成分析报告。

【实训评价】

根据提交的分析报告质量以及各小组的发言,教师对学生的实训效果作出评价。

(赵　曼)

药品经营管理

本章
PPT

学习目标

知识目标

1. 掌握　药品经营企业的开办条件与许可;GSP的主要内容。
2. 熟悉　药品经营许可证的管理规定;药品经营行为管理。
3. 了解　药品经营管理的概念、药品追溯制度;网络药品的经营管理。

能力目标

能够分析药品经营条件、经营行为对药品质量、合理用药及群众用药安全性、有效性所产生的影响;树立按规范经营药品的观念。

素质目标

能在学习过程中认真履行药学经营人员的职责和义务,做好药品经营工作;加强个人职业道德品质修养,为将来成为一名优秀的药品经营管理人员打下基础。

案例导学

　　"购药达到一定金额,可以获赠洗衣粉、大米、色拉油。"这是××路上一家药店促销海报的内容。近日,"买一送一""买药送礼品""润肠通便,买就送卫生纸"等促销标语醒目地贴在这家药店墙上。其促销海报这样介绍促销活动规则:当日购药,满800元赠电磁炉一台;满100元赠30元的药物……市民张大爷告诉记者,该药店的促销活动已经搞了一段时间了。"开始的时候,大家大包小包地来采购药品,就像赶集一样,"张大爷说,"为了凑够钱数获得赠品,把一些不是急用的药也买回了家。"

　　记者注意到,来药店买药的大多是老年人。几位已经选购了一些药品的老年人,为了凑足可以领赠品的金额,正商量着多买几盒某品牌的常用药。

　　讨论:1.该药店在销售药品时采用附赠药品或礼品的销售方式是否合法?

　　　　2.该药店进行药品促销的目的是什么?

　　　　3.该行为对消费者的危害是什么?

　　　　4.我国加强药品管理立法的原因是什么?

　　药品生产企业生产的药品,最终要供应给患者,目前主要是通过独立的药品经营企业来实现的。药品经营质量管理是保证药品使用安全的前提。

第一节　药品经营管理概述

一、药品经营管理的概念

药品经营是以药品上市许可持有人为核心,通过对药品信息流、物流、资金流的有效控制,将药品或药品物流服务提供给药品供应链中各个环节的参与方,并完成药品信息化追溯的过程。

药品经营活动包括药品采购、储存、运输、销售及售后服务等具体活动。药品经营活动具有一般商品经营活动的共性,但由于药品与公众生命健康、人身安全直接相关,属于一类特殊的商品,因此国家对药品经营活动实施更为严格的监督管理,制定法律、法规和标准对药品经营行为和质量控制过程进行规范和引导。《中华人民共和国药品管理法》(以下简称《药品管理法》)对药品经营活动及其监督管理作出严格的规定。为加强药品经营环节监管,规范药品经营活动,国家药品监督管理局制定并发布了《药品经营许可证管理办法》(原国家食品药品监督管理局令第6号)和《药品流通监督管理办法》(原国家食品药品监督管理局令第26号),对药品经营许可、监督检查、药品流通行为及其监管作出规定,确保经营环节药品质量安全。

二、药品经营方式、类别及范围

根据《药品管理法》,国家对药品经营实施许可制度,在中华人民共和国境内除药品上市许可持有人自行批发药品外,经营药品必须依法持有药品经营许可证。

(一)药品经营方式

药品经营方式分为药品批发和药品零售,划分依据是药品销售对象,与药品具体销售数量多少无关。

1.药品批发　药品批发是指将药品销售给具有购进药品资质的药品上市许可持有人、药品生产企业、药品经营企业和药品使用单位的药品经营方式。

2.药品零售　药品零售是指将药品直接销售给个人消费者的药品经营方式。

(二)药品经营类别

药品经营类别是药品零售企业药品经营许可证载明事项之一,具体分为处方药、甲类非处方药、乙类非处方药。进行药品零售许可审批时,药品监督管理部门应当先核定药品经营类别,并在经营范围中予以明确。

(三)药品经营范围

药品经营范围包括麻醉药品、精神药品、医疗用毒性药品、生物制品、中药材、中药饮片、中成药、化学原料药及其制剂、抗生素原料药及其制剂、生化药品。其中,麻醉药品、精神药品、医疗用毒性药品等经营范围的核定,按照国家有关规定执行;经营冷藏、冷冻药品或者蛋白同化制剂、肽类激素的,还应当在药品经营许可证经营范围项下予以明确。

第二节　药品经营许可管理

一、药品批发企业开办条件与许可

(一)药品批发企业(含药品零售连锁企业总部)开办条件

从事药品批发活动,应当具备以下条件:

(1)企业质量负责人具有大学本科以上学历,质量负责人、质量管理部门负责人应当是执业药师;企业法定代表人、主要负责人、质量负责人、质量管理部门负责人无《药品管理法》规定的禁止从事药品经营活动的情形。

（2）具有能够保证药品储存质量、与所经营品种和规模相适应的仓库，仓库中配备适合药品储存的专用货架和设施设备。其中，药品批发企业设置的仓库还应当具备实现药品入库、传送、分拣、上架、出库等操作的现代物流设施设备。

（3）具有独立的计算机管理信息系统，能覆盖企业药品经营和质量控制全过程，并实现药品信息化追溯。

（4）具有与所经营药品相适应的质量管理机构和人员。

（5）具有保证药品质量的规章制度，并符合《药品经营质量管理规范》的要求。

（二）药品批发企业的许可

开办药品批发企业（含药品零售连锁企业总部）的，应当向省、自治区、直辖市药品监督管理部门申请，经审批同意，依法获取药品经营许可证后，方可开展相应药品经营活动。

二、药品零售企业开办条件与许可

（一）药品零售企业（含药品零售连锁企业门店）的开办条件

从事药品零售活动，应当具备以下条件：

（1）经营处方药、甲类非处方药的，应当按规定配备执业药师或者其他依法经过资格认定的药学技术人员；经营乙类非处方药的，应当根据省、自治区、直辖市药品监督管理部门的规定配备药学技术人员；企业法定代表人、主要负责人、质量负责人无《药品管理法》规定的禁止从事药品经营活动的情形。

（2）具有与所经营药品相适应的营业场所、设备、计算机系统、陈列（仓储）设施设备及卫生环境；在超市等其他场所从事药品零售活动的，应当具有独立的经营区域。

（3）具有独立的计算机管理信息系统，能覆盖企业药品经营和质量控制全过程，并实现药品信息化追溯。

（4）具有保证药品质量的规章制度，并符合《药品经营质量管理规范》的要求。

（二）药品零售企业的许可

开办药品零售企业（含药品零售连锁企业门店）的，应当向县级以上药品监督管理部门申请，经审批同意，依法获取药品经营许可证后，方可开展相应药品经营活动。

三、鼓励药品零售连锁的措施

多年来，国务院和有关部委局下发了一系列文件鼓励药品零售连锁发展，如《国务院关于印发医药卫生体制改革近期重点实施方案（2009—2011年）的通知》（国发〔2009〕12号）、《国务院办公厅关于进一步改革完善药品生产流通使用政策的若干意见》（国办发〔2017〕13号）、《商务部、食品药品监管局关于加强药品流通行业管理的通知》（商秩发〔2009〕571号）、商务部《全国药品流通行业发展规划（2016—2020年）》（商秩发〔2016〕486号）等。具体措施主要如下。

（1）允许药品零售连锁企业委托符合《药品经营质量管理规范》的企业向企业所属门店配送药品，药品零售连锁企业可不再设立仓库。

（2）鼓励"互联网＋药品流通"模式，允许药品零售连锁企业采取"网订店取""网订店送"方式销售药品。

（3）推进基层医疗机构与连锁药店的合作，鼓励连锁药店在社区健康服务、老年患者康复、慢性病患者健康管理等方面做出尝试，发挥其服务专业、管理规范的优势和全方位满足人民群众不同用药与健康需求的社会职能。

（4）鼓励药品零售连锁企业在乡镇、村镇设店，支持其进入农村市场。

《药品管理法》第五十三条明确指出：国家鼓励、引导药品零售连锁经营。《麻醉药品和精神药品管理条例》规定，只有经过审批的药品零售连锁企业定点门店可经营第二类精神药品。

四、药品经营许可证管理规定

药品经营许可证分为正本和副本,有效期为 5 年。药品经营许可证样式由国家药品监督管理局统一制定。药品经营许可证电子证书与纸质证书具有同等法律效力。禁止伪造、变造、出租、出借、买卖药品经营许可证。

药品经营许可证应当载明许可证编号、企业名称、社会信用代码、注册地址、法定代表人、主要负责人、质量负责人、仓库地址、经营范围、经营方式、发证机关、发证日期、有效期限等内容。其中,企业名称、社会信用代码、法定代表人等项目应当与市场监督管理部门核发的营业执照中载明的相关内容一致。

五、药品经营许可证核发、变更、换发、遗失补办和注销

(一)药品经营许可证核发(图 10-1)

1. 申报材料　开办药品经营企业,应当依管理权限向企业所在地省、自治区、直辖市药品监督管理部门提交申报材料。申报材料包括如下内容:药品经营许可证申请表;企业法人营业执照(可联网核查);企业组织机构情况;企业法定代表人、主要负责人、质量负责人、质量管理部门负责人学历证明复印件及个人简历;执业药师或者药学技术人员资格证书(证明文件)及聘书或者任命文件;拟经营药品的范围;企业质量管理体系文件及陈列、仓储的设施设备目录;拟设营业场所、设施设备、仓储地址及周边卫生环境等情况,仓库平面布置图及房屋产权或使用权证明。申请企业应当对其申请材料全部内容的真实性负责。

2. 许可受理　药品监督管理部门收到药品经营许可证申请后,应当根据申请人具体情况及时作出处理。申请事项不属于本部门职权范围的,应当即时作出不予受理的决定,发给不予受理通知书,并告知申请人向有关部门申请;申请材料存在可以当场更正错误的,应当允许申请人当场更正;申请材料不齐或者不符合法定形式的,应当当场或者在 5 个工作日内发给申请人补正材料通知书,一次性告知需要补正的全部内容;逾期不告知的,自收到申请材料之日起即为受理;申请事项属于本部门职权范围,材料齐全,符合法定形式,或者申请人按要求提交全部补正材料的,发给申请人受理通知书。受理通知书注明的日期为受理日期。

3. 审核批准　药品监督管理部门自受理申请之日起 30 个工作日内,对申请材料进行审查,并依据检查细则组织现场检查。经材料审查和现场检查,符合条件的,予以批准,并自批准决定作出之日起 5 个工作日内核发药品经营许可证;不符合条件的,应当书面通知申请人并说明理由,同时告知申请人依法享有申请行政复议或提起行政诉讼的权利。药品经营许可证核发许可期间必要的技术审查、现场检查、企业整改等的时间,不计入审批时限。

4. 信息公开　受理许可的药品监督管理部门应当在其网站和办公场所公示申请药品经营许可证所需要的条件、程序、期限、需要提交的全部材料目录和申请表、示范文本等。省、自治区、直辖市药品监督管理部门颁发药品经营许可证的有关信息应当予以公开,公众有权查阅。

5. 陈述申辩与听证　在药品监督管理部门审查药品经营许可证申请过程中,申请人和利害关系人可以对直接关系其重大利益的事项提出书面意见进行陈述和申辩。药品监督管理部门应当听取申请人、利害关系人的陈述和申辩。依法应当听证的,按照法律规定举行听证。

《国家药监局关于当前药品经营监督管理有关事宜的通告》(2020 年第 23 号)规定,新开办药品经营企业申请核发药品经营许可证的,药品监督管理部门可将筹建和验收程序合并执行。根据《国务院办公厅关于印发全国深化"放管服"改革优化营商环境电视电话会议重点任务分工方案的通知》(国办发〔2020〕43 号),在全国范围内对申请开办只经营乙类非处方药的药品零售企业的审批实行告知承诺制,推动取消药品零售企业筹建审批,督促地方清理对开办药品零售企业的间距限制等不合理条件,并同步加强事中事后监管。

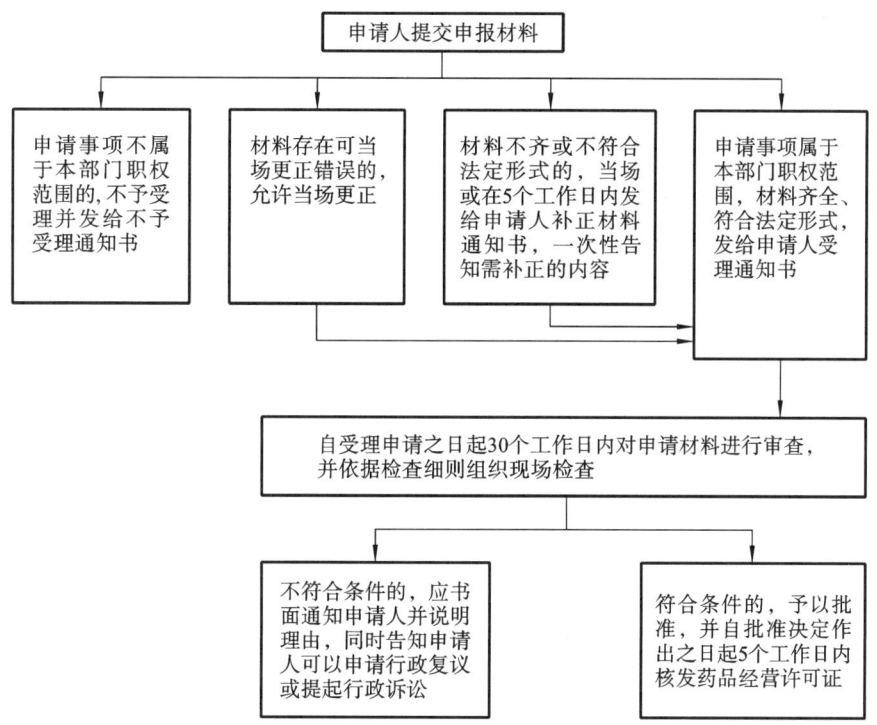

图 10-1 药品经营许可证核发流程

（二）药品经营许可证变更

1. 变更分类 药品经营许可证变更分为许可事项变更和登记事项变更。许可事项变更是指注册地址、质量负责人、经营方式、经营范围、仓库地址（包括增减仓库）的变更。登记事项变更是指企业名称、社会信用代码、法定代表人、主要负责人等事项的变更。

2. 许可事项变更 药品经营企业变更许可事项的，应当向原发证机关提交药品经营许可证变更申请及相关材料。原发证机关应当自受理企业变更申请之日起 15 个工作日内作出准予变更或不予变更的决定。需现场检查的，原发证机关依据检查细则相关内容组织现场检查。现场检查、企业整改的时间，不计入审批时限。未经批准，企业不得擅自变更许可事项。药品经营企业如未经原发证机关许可，擅自变更药品经营许可证经营方式、经营范围、仓库地址（包括增加仓库）、注册地址的，依照《药品管理法》第一百一十五条给予处罚。

3. 登记事项变更 药品经营企业变更登记事项的，应当在市场监督管理部门核准变更后 30 日内，向原发证机关提交药品经营许可证变更申请。原发证机关应当自受理企业变更申请之日起 15 个工作日内为其办理变更手续。

企业分立、合并、改变经营方式、跨原管辖地迁移，按照新开办药品经营企业重新办理药品经营许可证。

药品零售连锁企业收购、兼并其他药品零售企业时，如实际经营地址、经营范围未发生变化，可按变更药品经营许可证办理。

（三）药品经营许可证换发

药品经营企业持有的药品经营许可证有效期届满、需要继续经营药品的，应当在有效期届满前 6 个月，向原发证机关申请换发药品经营许可证。

原发证机关按照《药品经营许可证管理办法》关于申请办理药品经营许可证的程序和要求进行审查，在药品经营许可证有效期届满前作出是否准予其换证的决定。符合规定准予换证的，收回原证，换发新证；不符合规定的，作出不予换证的书面决定，并说明理由，同时告知申请人依法享有申请行政复议或者提起行政诉讼的权利；逾期未作出决定的，视为同意换证，并予补办相应手续。

(四)药品经营许可证遗失补办

药品经营许可证遗失的,药品经营企业应当立即向原发证机关申请补发。原发证机关按照原核准事项在10个工作日内补发药品经营许可证。

(五)药品经营许可证注销

药品经营企业有下列情形之一的,药品经营许可证由原发证机关注销,并予以公告:申请人主动申请注销药品经营许可证的;药品经营许可证有效期届满未申请换证的;药品经营企业终止经营药品的;药品经营许可证被依法撤销或吊销的;营业执照被依法吊销或注销的;法律、法规规定的应当注销行政许可的其他情形。

药品经营许可证核发、变更、换发、补发、吊销、撤销、注销等信息办理情况,药品监督管理部门应当在办理工作完成后10个工作日内在信息系统中更新,并予以公开。对依法收回、作废的药品经营许可证,发证机关应当建档保存5年。

第三节 《药品经营质量管理规范》

药品经营过程中的质量管理,是药品生产质量管理的延伸,也是药品使用质量管理的前提和保证。在我国,药品经营企业建立和实施质量保证体系的依据和操作原则是《药品经营质量管理规范》(Good Supply Practice,GSP)。《药品管理法》第五十三条规定,从事药品经营活动,应当遵守《药品经营质量管理规范》,建立健全药品经营质量管理体系,保证药品经营全过程持续符合法定要求。GSP是药品经营管理和质量控制的基本准则,其目的是通过药品流通的全过程质量管理,规范药品经营行为,保障人体用药安全、有效。

现行的GSP吸收了国外药品流通管理的先进经验,促进我国药品经营质量管理与国际药品流通质量管理的逐步接轨。如吸收了供应链管理观念,增加了计算机信息化管理、仓储温湿度自动监测、药品冷链管理等管理要求,引入了质量风险管理、体系内审、设备验证等新的管理理念和方法。

一、GSP 概述

(一)GSP 的概念

《药品经营质量管理规范》(Good Supply Practice,GSP)意思为"良好的供应规范"。

GSP是针对药品流通过程中的计划采购、药品运输、购进验收、储存、销售及售后服务等环节制定的保证药品符合质量标准的一整套质量管理体系。GSP是药品经营管理和质量控制的基本准则,是企业应当在药品采购、储存、销售、运输等环节采取的有效质量控制措施,其核心是通过严格的管理制度来约束企业的行为,对药品经营全过程进行全面、全员、全过程质量控制,保证向用户提供优质的药品。

(二)GSP 的适用范围

GSP的适用范围是中华人民共和国境内经营药品的专营或者兼营企业。药品经营企业应当严格执行GSP,在药品采购、储存、销售、运输等环节采取有效的质量控制措施,确保药品质量。药品生产企业销售药品、药品流通过程中其他涉及储存与运输药品的,也应当符合GSP相关要求。

(三)GSP 的特点

1. 基础性 GSP是药品经营质量管理的法定最低要求,它不是最严格的、最好的或是企业根本无法达到的高要求、高标准,而是保证药品经营质量的最低标准。任何一个国家的GSP都不能把只有少数企业做得到的一种标准作为全国所有企业的强制性要求。当然企业也可以在超越GSP的基础上进行经营,制订自身的企业标准。

2. 原则性 GSP的条款是原则性条款,仅指明了要求达到的目标,而没有列出如何达到这些目标的方法,企业要根据自身经营的实际情况依照 GSP 严格执行。至于如何达到这些要求,企业可以自主选择,根据不同的经营范围和经营方式而采取相应的方法。

3. 时效性 GSP 的制定要密切联系经营企业的实际,而经营企业的实际质量水平又与国家的医药科技水平和经济发展水平相适应,也就是说,GSP 具有鲜明的时效性,需要根据实际情况进行定期或不定期的修改或补充。

(四)GSP 的框架

GSP 正文共 4 章。其基本框架如下:

第一章"总则",阐明了 GSP 制定的依据和目的、适用对象、适用范围及药品经营企业经营行为的基本原则。

第二章"药品批发的质量管理",主要包括质量管理体系、组织机构与质量管理职责、人员与培训、质量管理体系文件、设施与设备、校准与验证、计算机系统、采购、收货与验收、储存与养护、销售、出库、运输与配送、售后管理内容。

第三章"药品零售的质量管理",主要包括质量管理与职责、人员管理、文件、设施与设备、采购与验收、陈列与储存、销售管理、售后管理内容。

第四章"附则",包括符合药品零售连锁企业、批发企业、零售企业的规定,规范术语含义,其他组织经营药品的管理主体等内容。

(五)实施 GSP 的意义

实施 GSP 对提高药品经营企业质量管理水平,规范企业药品经营行为,净化药品流通市场,加强药品监督管理部门监管,保证药品质量,保障人体用药安全,促进医药事业的健康发展都有极其重要而深远的意义。

1. 规范企业药品经营行为,提高药品经营企业质量管理水平 药品经营企业通过实施 GSP,建立健全药品经营质量管理制度并有相应工作记录,明确各个岗位责权,责任到人,层层落实,便于经营者管理。做得好的,有据可查,按规定给予奖励;做得不好的,有记录在案,按规定予以处罚。这样,通过规范企业每个岗位员工的工作行为,不断提高各个岗位工作质量,从而规范企业药品经营行为,提高药品经营企业质量管理水平。

2. 净化药品流通市场,加强药品监督管理部门监管 实施 GSP,企业在药品的购进、储运和销售等环节实行严格质量把关。现行版《药品管理法》第五十七条规定:药品经营企业购销药品,应当有真实、完整的购销记录。同时,现行版《药品管理法》第一百三十条规定:违反本法规定,药品经营企业购销药品未按照规定进行记录,零售药品未正确说明用法、用量等事项,或者未按照规定调配处方的,责令改正,给予警告;情节严重的,吊销药品经营许可证。实施 GSP,企业备有真实完整的药品购销记录,有据可查,具有可追溯性,这有利于药品监督管理部门从源头上打击假劣药品,保护合法药品生产经营者的权益,保障人体用药安全,维护人民身体健康和用药的合法权益。

3. 有利于参与国际竞争 随着全球经济日趋一体化,我国医药市场的进一步开放和大量外资企业的进入,我国医药市场的竞争愈发激烈。我国政府在《药品管理法》中规定,药品经营企业必须实施GSP,这为企业进入药品流通领域设定了一个严格的标准,提高了经营药品的要求和难度。这样,可以促进企业提高药品经营质量管理水平,推动药品经营企业向规模化、集约化方向发展,有利于迅速提高医药行业的整体素质。所以,依法强制实施 GSP 对于应对外资企业进入药品分销服务带来的挑战,具有非常重要的意义。

二、GSP 基本内容

为加强药品经营质量管理,保证人们用药安全、有效,依据《药品管理法》等有关法律、法规,原国家食品药品监督管理总局于 2016 年 7 月 20 日颁布《药品经营质量管理规范》,共计四章一百八十四条,自发布之日起施行。

本规范是药品经营管理和质量控制的基本准则。药品经营企业应当坚持诚实守信,依法经营;禁止任何虚假、欺骗行为;应当在药品采购、储存、销售、运输等环节采取有效的质量控制措施,确保药品质量。

(一)质量管理体系

药品批发、零售企业应当依据有关法律法规及本规范的要求建立质量管理体系,确定质量方针,制订质量管理体系文件,开展质量策划、质量控制、质量保证、质量改进和质量风险管理等活动。质量方针文件应当明确企业总的质量目标和要求,并贯彻到药品经营活动的全过程;质量管理体系应当与其经营范围和规模相适应,包括组织机构、人员、设施设备、质量管理体系文件及相应的计算机系统等。

知识链接
10-1

企业应当定期和在质量管理体系关键要素发生重大变化时,组织开展内审;对内审的情况进行分析,依据分析结论制订相应的质量管理体系改进措施,不断提高质量控制水平,保证质量管理体系持续有效运行;采用前瞻或者回顾的方式,对药品流通过程中的质量风险进行评估、控制、沟通和审核;对药品供货单位、购货单位的质量管理体系进行评价,确认其质量保证能力和质量信誉,必要时进行实地考察;全员参与质量管理。各部门、各岗位人员应当正确理解并履行职责,承担相应质量责任。

(二)组织机构与质量管理职责

药品经营企业应设立与其经营活动和质量管理相适应的组织机构或者岗位,明确规定其职责、权限及相互关系,药品批发企业应设置质量管理部门,药品零售企业应设置质量管理部门或者配备质量管理员,有效开展质量管理工作,质量管理部门的职责不得由其他部门及人员履行。

(三)质量管理体系文件

药品经营企业制订的质量管理体系文件的内容应符合现行药品管理法律法规、政策文件的规定,围绕企业质量方针和质量目标来建立,覆盖质量管理的所有要求。文件包括质量管理制度、部门及岗位职责、操作规程、档案、报告、记录和凭证等。文件的起草、修订、审核、批准、分发、保管,以及修改、撤销、替换、销毁等应当按照文件管理操作规程进行,并保存相关记录。此外,文件应当定期审核、修订,使用的文件应当为现行有效的文本,已废止或者已失效的文件除留档备查外,不得在工作现场出现。

(四)人员与培训

药品经营企业应在建立保证质量管理体系有效运行的机构的基础上,配备符合相应岗位资质要求的人员,并通过培训等方式不断提高员工素质。

1. 人员要求　企业从事药品经营和质量管理工作的人员,应当符合有关法律法规及本规范规定的资格要求,不得有相关法律法规禁止从业的情形。

药品批发企业负责人是药品质量的主要责任人,全面负责企业日常管理,负责提供必要的条件,保证质量管理部门和质量管理人员有效履行职责,确保企业实现质量目标,并按照 GSP 要求经营药品;应具有大专以上学历或者中级以上专业技术职称,经过基本的药学专业知识培训,熟悉有关药品管理的法律法规及 GSP。质量负责人应当由高层管理人员担任,全面负责药品质量管理工作,独立履行职责,在企业内部对药品质量管理具有裁决权。药品批发企业从事与质量相关工作的人员应符合的相应资质要求见表 10-1。

表 10-1　药品批发企业相关岗位人员资质要求

岗位资质	学历/专业	职称/资格	经历	要求	岗位作用
企业负责人	大专以上	中级以上	—	具备其一	药品质量的主要负责人
质量负责人	本科以上	执业药师	3 年以上药品经营质量管理工作经历	具备全部	对药品质量管理具有裁决权
质量管理部门负责人	—	执业药师	3 年以上药品经营质量管理工作经历	具备全部	独立解决经营过程中的质量问题

续表

岗位资质	学历/专业	职称/资格	经历	要求	岗位作用
质量管理工作人员	药学中专或药学相关专业大专以上	药学初级以上	—	具备其一	质量管理工作
采购人员	药学或相关专业中专以上	—	—	—	采购
验收、养护人员	药学或相关专业中专以上	药学初级以上	—	具备其一	验收、养护
销售、储存人员	高中以上	—	—	—	销售、储存
中药材、中药饮片验收人员	中药学专业中专以上	中药学中级以上	—	具备其一	中药材验收
中药材、中药饮片养护人员	中药学专业中专以上	中药学初级以上	—	具备其一	中药材养护
疫苗质量管理和验收人员	预防医学、药学、微生物学或者医学等专业本科以上	中级以上	3 年以上从事疫苗管理或者技术工作经历	具备全部	疫苗管理与验收

药品零售企业法定代表人或者企业负责人应当具备执业药师资格，相关人员要求见表 10-2。

表 10-2 药品零售企业相关岗位人员要求

岗位	人员资质
法定代表人或者企业负责人	执业药师
质量管理、验收、采购人员	具有药学或者医学、生物、化学等相关专业学历或者具有药学专业技术职称
中药饮片质量管理、验收、采购人员	具有中药学中专以上学历或者具有中药学专业初级以上专业技术职称
营业员	具有高中以上文化程度或者符合省级药品监督管理部门规定的条件
中药饮片调剂人员	中药学中专以上学历或者具备中药调剂员资格

2. 培训要求 药品批发和零售企业应当对各岗位人员进行与其职责和工作内容相关的岗前培训和继续培训，以符合 GSP 的要求。培训内容应当包括相关法律法规、药品专业知识及技能、质量管理制度、职责及岗位操作规程等。企业应当按照培训管理制度制订年度培训计划并开展培训，使相关人员能正确理解并履行职责。培训工作应当做好记录并建立档案。从事特殊管理药品和冷藏冷冻药品的储存、运输等工作的人员，应当接受相关法律法规和专业知识培训并经考核合格后才可上岗。

知识链接
10-2

3. 人员健康要求 GSP 对人员健康进行了具体规定。企业应当对直接接触药品岗位的人员进行岗前健康检查及年度健康检查，并建立健康档案。患有传染病或者其他可能污染药品的疾病的人员，不得从事直接接触药品的工作。身体条件不符合相应岗位特定要求的，不得从事相关工作。

（五）设施与设备

1. 药品批发企业设施与设备 药品批发企业应当具有与其药品经营范围、经营规模相适应的经营场所和库房。库房的选址、设计、布局、建造、改造和维护应当符合药品储存的要求，防止药品的污染、交叉污染、混淆和差错。药品储存作业区、辅助作业区应当与办公区和生活区隔开一定距离或者有隔离措施。药品批发企业经营场所和库房的功能和要求见表 10-3。

表 10-3　药品批发企业经营场所和库房的功能和要求

类别	功能	要求
经营场所	进行经营业务洽谈、样品展示、信息传输、相关处理的场所	与其药品经营范围、经营规模相适应
库房	用来储存、保管、养护药品和有关物资的场所	①库房内、外环境整洁,无污染源,库区地面硬化或者绿化; ②库房内墙、顶光洁,地面平整,门窗结构严密; ③库房有可靠的安全防护措施,能够对无关人员的进出实行可控管理,防止药品被盗、替换或者混入假药; ④有防止室外装卸、搬运、接收、发运等作业受异常天气影响的措施

库房应配备相应的设备,经营冷藏、冷冻药品的,应当配备相应设施与设备(表 10-4)。

经营中药材、中药饮片的,应当有专用的库房和养护工作场所,直接收购地产中药材的应当设置中药样品室(柜)。运输药品应当使用封闭式货物运输工具。运输冷藏、冷冻药品的冷藏车及车载冷藏箱、保温箱应当符合药品运输过程中对温度控制的要求。冷藏车具有自动调控温度、显示温度、存储和读取温度监测数据的功能;冷藏箱及保温箱具有外部显示和采集箱体内温度数据的功能。储存、运输设施与设备的定期检查、清洁和维护应当由专人负责,并建立记录和档案。

表 10-4　药品批发企业应配备的设施与设备

类别	应配备的设施与设备
库房应配备的设施与设备	①药品与地面之间有效隔离的设备; ②避光、通风、防潮、防虫、防鼠等设备; ③有效调控温湿度设备及室内、外空气交换设备; ④自动监测、记录库房温湿度的设备; ⑤符合储存作业要求的照明设备; ⑥用于零货拣选、拼箱发货操作及复核的作业区域和设备; ⑦包装物料的存放场所; ⑧验收、发货、退货的专用场所; ⑨不合格药品存放专用场所; ⑩经营特殊管理的药品应有符合国家规定的储存设施
经营冷藏、冷冻药品的企业应配备的设备	①与其经营规模和品种相适应的冷库,经营疫苗的企业应当配备两个以上独立冷库; ②用于冷库温度自动监测、显示、记录、调控、报警的设备; ③冷库制冷设备的备用发电机组或双回路供电系统; ④对有特殊低温要求的药品,应当配备符合其储存要求的设施设备; ⑤冷藏车及车载冷藏箱或保温箱等设备

2. 药品零售企业设施与设备　药品零售企业营业场所和仓库的要求与设备见表 10-5。

表 10-5　药品零售企业营业场所和仓库的要求与设备

类别	要求	应配备的设备
营业场所	应当与其药品经营范围、经营规模相适应,并与药品储存区、办公区、生活辅助区及其他区域分开。 应当具有相应设施或者采取其他有效措施,避免药品受室外环境的影响,并做到宽敞、明亮、整洁、卫生	①货架和柜台; ②监测、调控温度的设备; ③经营中药饮片的,有存放中药饮片和进行处方调配的设备; ④经营冷藏药品的,有专用冷藏设备; ⑤经营第二类精神药品、毒性中药品种和罂粟壳的,有符合安全规定的专用存放设备; ⑥药品拆零销售所需的调配工具、包装用品

续表

类别	要求	应配备的设备
库房	内墙、顶光洁,地面平整,门窗结构严密;有可靠的安全防护、防盗等措施	①药品与地面之间有效隔离的设备; ②避光、通风、防潮、防虫、防鼠等设备; ③有效监测和调控温湿度的设备; ④符合储存作业要求的照明设备; ⑤验收专用场所; ⑥不合格药品存放专用场所; ⑦经营冷藏药品的,有与其经营品种及经营规模相适应的专用设备

3. 库房区域设置 应按照药品的质量管理状态要求,将仓库划分为待验库(区)、合格品库(区)、发货库(区)、不合格品库(区)、退货库(区)及中药饮片零货称取库(区)。各库(区)色标区别划分如下:退货库(区)为黄色;发货库(区)为绿色;不合格品库(区)为红色。恒温库划分为冷库(2~10 ℃)、阴凉库(0~20 ℃)、常温库(10~30 ℃)。各类型仓库的相对湿度应保持在35%~75%。

4. 特殊品种库房 经营特殊管理药品以及有某些品种的药品,按照GSP的要求应有符合国家规定的储存设施(表10-6)。

表 10-6 特殊品种库房要求

品种	库房要求	保管要求
疫苗	两个及以上独立冷库	应有两个及以上独立冷库,总容积为80 m³以上。应有2辆以上冷藏车
麻醉药品、一类精神药品	特殊管理药品专库	专人负责管理,建立专用账册,入库双人验收,出库双人复核
二类精神药品	专库或专柜	实行专人管理,建立专用账册
蛋白同化制剂、肽类激素	专库或专柜	实行专人管理,有专门的验收、检查、保管、销售和出入库登记制度和记录
中药材、中药饮片	专库存放	中药材、中药饮片应分开;有专用的中药材、中药饮片养护工作场所,养护场所可以共用
直接收购中药材	中药样品室或柜	设有40 m²以上,收集的中药样品应标明品名、常用名、产地、收集时间,并与所收购中药材、中药饮片相匹配

(六)校准与验证

企业应当按照国家有关规定,对计量器具、温湿度监测设备等定期进行校准或者检定;对冷库、储运温湿度监测系统以及冷藏运输等设施与设备进行使用前验证、定期验证及停用时间超过规定时限时验证;根据相关验证管理制度,形成验证控制文件,包括验证方案、报告、评价、偏差处理和预防措施等。验证应当按照预先确定和批准的方案实施,验证报告应当经过审核和批准,验证文件应当存档。企业应当根据验证确定的参数及条件,正确、合理使用相关设施与设备。

(七)计算机系统

药品批发、零售企业应当建立符合经营全过程管理及质量控制要求的计算机系统,实现药品质量可追溯,并满足药品电子监管的实施条件。

企业计算机系统应当符合以下要求:①有支持系统正常运行的服务器和终端机;②有安全、稳定的网络环境,有固定接入互联网的方式和安全可靠的信息平台;③有实现部门之间、岗位之间信息传输和数据共享的局域网;④有药品经营业务票据生成、打印和管理功能;⑤有符合本规范要求及企业管理实际需要的应用软件和相关数据库。

各类数据的录入、修改、保存等操作应当符合授权范围、操作规程和管理制度的要求，保证数据原始真实、准确、安全和可追溯。计算机系统运行中涉及企业经营和管理的数据应当采用安全、可靠的方式储存并按日备份，备份数据应当存放在安全场所，记录的数据应保存5年。

（八）采购

1. 药品批发和零售企业的采购活动要求 应确定供货单位的合法资格，确定所购入药品的合法性，核实供货单位销售人员的合法资格，与供货单位签订质量保证协议。

2. 首营审核 采购中涉及的首营企业、首营品种，采购部门应当填写相关申请表格，经过质量管理部门和企业质量负责人的审核批准。必要时应当组织实地考察，对供货单位质量管理体系进行评价。

3. 供货单位销售人员资料和质量保证协议

（1）GSP对供货单位销售人员资料留存内容如下：

①加盖供货单位公章原印章的销售人员身份证复印件；

②加盖供货单位公章原印章和法定代表人印章或者签名的授权书，授权书应当载明被授权人姓名、身份证号码，以及授权销售的品种、地域、期限；

③供货单位及供货品种相关资料。

（2）GSP对质量保证协议内容要求如下：

①明确双方质量责任；

②供货单位应当提供符合规定的资料且对其真实性、有效性负责；

③供货单位应当按照国家规定开具发票；

④药品质量符合药品标准等有关要求；

⑤药品包装、标签、说明书符合有关规定；

⑥药品运输的质量保证及责任；

⑦质量保证协议的有效期限。

4. 票据管理 采购药品时，企业应当向供货单位索取发票。发票应当列明药品的通用名称、规格、单位、数量、单价、金额等；不能全部列明的，应当附销售货物或者提供应税劳务清单，并加盖供货单位发票专用章原印章、注明税票号码。发票上的购、销单位名称及金额、品名应当与付款流向及金额、品名一致，并与财务账目内容相对应。发票按有关规定保存。

5. 采购记录 采购药品应当建立采购记录。采购记录应当有药品的通用名称、剂型、规格、生产厂商、供货单位、数量、价格、购货日期等内容，采购中药材、中药饮片的还应当标明产地。发生灾情、疫情、突发事件或者临床紧急救治等特殊情况，以及其他符合国家有关规定的情形时，企业可采用直调方式购销药品，将已采购的药品不入本企业仓库，直接从供货单位发送到购货单位，并建立专门的采购记录，保证有效的质量跟踪和追溯。

（九）收货与验收

1. 收货要求 企业应当按照规定的程序和要求对到货药品逐批进行收货、验收，防止不合格药品入库。药品到货时，收货人员应当核实运输方式是否符合要求，并对照随货同行单（票）和采购记录核对药品，做到票、账、货相符。随货同行单（票）应当包括供货单位、生产厂商，药品的通用名称、剂型、规格、批号、数量、收货单位、收货地址、发货日期等内容，并加盖供货单位药品出库专用章原印章。冷藏、冷冻药品到货时，应当对其运输方式及运输过程的温度记录、运输时间等质量控制状况进行重点检查并记录。不符合温度要求的应当拒收。收货人员对符合收货要求的药品，应当按品种特性要求存放于相应的待验库（区），或者设置状态标志，通知验收。冷藏、冷冻药品应当存放在冷库内待验。

2. 验收要求

（1）验收药品应当按照药品批号查验同批号的检验报告书。供货单位为批发企业的，检验报告书应当加盖其质量管理专用章原印章。检验报告书的传递和保存可以采用电子数据形式，但应当保证其合法性和有效性。待验药品的抽样原则、验收内容及验收记录内容详见表10-7。

表 10-7　药品经营企业药品验收相关事项具体要求

相关事项	具体要求
抽样原则	①同一批号的药品应当至少检查一个最小包装,但生产企业有特殊质量控制要求或者打开最小包装可能影响药品质量的,可不打开最小包装;同一批号药品整件数量在 2 件及以下的,应全部抽样;整件数量在 2～50 件的,至少抽样 3 件;整件数量在 50 件以上的,每增加 50 件至少增加抽样 1 件。不足 50 件的按 50 件计。开箱检查应从每整件的上、中、下不同位置随机抽样至最小包装,每整件药品中至少抽取 3 个最小包装。 ②破损、污染、渗液、封条损坏等包装异常以及零货、拼箱的,应当开箱检查至最小包装。 ③外包装及封签完整的原料药、实施批签发管理的生物制品,可不开箱检查
验收内容	抽样药品的外观、包装、标签、说明书以及相关的证明文件
验收记录内容	药品的通用名称、剂型、规格、批准文号、批号、生产日期、有效期、生产厂商、供货单位、到货数量、到货日期、验收合格数量、验收结果等。验收人员应当在验收记录上签署姓名和验收日期
中药材验收记录内容	品名、产地、供货单位、到货数量、验收合格数量
中药饮片验收记录内容	品名、规格、批号、产地、生产日期、生产厂商、供货单位、到货数量、验收合格数量等,实施批准文号管理的中药饮片还应当记录批准文号

（2）对实施电子监管的药品,企业应当按规定进行药品电子监管码扫码,并及时将数据上传至中国药品电子监管网。企业对未按规定加印或者加贴药品电子监管码,或者监管码的印刷不符合规定要求的,应当拒收。监管码信息与药品包装信息不符的,应当及时向供货单位查询,未得到确认之前不得入库,必要时向当地药品监督管理部门报告。

（3）企业应当建立库存记录,验收合格的药品应当及时入库登记;验收不合格的,不得入库,并由质量管理部门处理。

（4）企业进行药品直调的,可委托购货单位进行药品验收。购货单位应当严格按照本规范的要求验收药品和进行药品电子监管码的扫码与数据上传,并建立专门的直调药品验收记录。验收当日应当将验收记录的相关信息传递给直调企业。

（十）储存与养护

1. 储存　药品经营企业应当根据药品的质量特性对药品进行合理储存,并符合以下要求。

（1）按包装标示的温度要求储存药品,包装上没有标示具体温度的,按照《中华人民共和国药典》规定的储藏要求进行储存:常温库 10～30 ℃,阴凉库 0～20 ℃,冷库 2～10 ℃。

（2）储存药品相对湿度为 35%～75%。

（3）在人工作业的库房储存药品,按质量状态实行色标管理。合格药品为绿色,不合格药品为红色,待确定药品为黄色。

（4）储存药品应当按照要求采取避光、遮光、通风、防潮、防虫、防鼠等措施。

（5）搬运和堆码药品应当严格按照外包装标示要求规范操作,堆码高度符合包装图示要求,避免损坏药品包装。

（6）药品按批号堆码,不同批号的药品不得混垛,垛间距不小于 5 cm,与库房内墙、顶、温度调控设备及管道等设施间距不小于 30 cm,与地面间距不小于 10 cm。

（7）药品与非药品、外用药与其他药品分开存放,中药材和中药饮片分库存放。

（8）特殊管理的药品应当按照国家有关规定储存。

（9）拆除外包装的零货药品应当集中存放。

（10）储存药品的货架、托盘等设施与设备应当保持清洁,无破损和杂物堆放。

(11)未经批准的人员不得进入储存作业区,储存作业区内的人员不得有影响药品质量和安全的行为。

(12)药品储存作业区内不得存放与储存管理无关的物品。

2. 养护　药品养护人员应当根据库房条件、外部环境、药品质量特性等对药品进行养护,主要内容如下。

(1)指导和督促储存人员对药品进行合理储存与作业。

(2)检查并改善储存条件、防护措施、卫生环境。

(3)对库房温湿度进行有效监测、调控。

(4)按照养护计划对库存药品的外观、包装等质量状况进行检查,并建立养护记录;对储存条件有特殊要求的或者有效期较短的品种应当进行重点养护。

(5)发现有问题的药品应当及时在计算机系统中锁定和记录,并通知质量管理部门处理。

(6)对中药材和中药饮片应当按其特性采取有效方法进行养护并记录,所采取的养护方法不得对药品造成污染。

(7)定期汇总、分析养护信息。

3. 其他规定　企业应当采用计算机系统对库存药品的有效期进行自动跟踪和控制,采取近效期预警及超过有效期自动锁定等措施,防止销售过期药品。药品因破损而导致液体、气体、粉末泄漏时,应当迅速采取安全处理措施,防止对储存环境和其他药品造成污染。

对质量可疑的药品应当立即采取停售措施,并在计算机系统中锁定,同时报质量管理部门确认。对存在质量问题的药品应当采取措施:①存放于标志明显的专用场所,并有效隔离,不得销售;②怀疑为假药的,及时报告药品监督管理部门;③属于特殊管理的药品,按照国家有关规定处理;④不合格药品的处理过程应当有完整的手续和记录;⑤对不合格药品应当查明并分析原因,及时采取预防措施。

(十一)药品陈列

药品零售企业应当对营业场所温度进行监测和调控,以使营业场所的温度符合常温要求;并定期进行卫生检查,保持环境整洁。存放、陈列药品的设备应当保持清洁卫生,不得放置与销售活动无关的物品,并采取防虫、防鼠等措施,防止药品污染。药品的陈列应当符合以下要求。

(1)按剂型、用途以及储存要求分类陈列,并设醒目标志,类别标签字迹清晰、放置准确。

(2)药品放置于货架(柜),摆放整齐有序,避免阳光直射。

(3)处方药、非处方药分区陈列,并有处方药、非处方药专用标识。

(4)处方药不得采用开架自选的方式陈列和销售。

(5)外用药与其他药品应分开摆放。

(6)拆零销售的药品集中存放于拆零专柜或者专区。

(7)第二类精神药品、毒性中药品种和罂粟壳不得陈列。

(8)冷藏药品放在冷藏设备中,按规定对温度进行监测和记录,并保证冷藏设备温度符合要求。

(9)中药饮片柜斗谱的书写应当正名正字;装斗前应当复核,防止错斗、串斗;应当定期清斗,防止饮片生虫、发霉、变质;不同批号的饮片装斗前应当清斗并记录。

(10)经营非药品应当设置专区,与药品区域明显隔开,并有醒目标志。

为了保证药品质量,企业应当定期对陈列、存放的药品进行检查,重点检查拆零药品和易变质、近效期、摆放时间较长的药品以及中药饮片。发现有质量疑问的药品应当及时撤柜,停止销售,由质量管理人员确认和处理,并保留相关记录。企业应当对药品的有效期进行跟踪管理,防止近效期药品售出后可能发生的过期使用情况。

(十二)药品出库、运输与配送

1. 药品出库　药品出库复核应当建立记录,包括购货单位,药品的通用名称、剂型、规格、数量、批号、有效期、生产厂商、出库日期、质量状况和复核人员等内容。特殊管理药品出库应当按照有关规定进行复核。药品拼箱发货的代用包装箱应当有醒目的拼箱标志。对实施电子监管的药品,应当在出库时进行扫码和数据上传。

GSP 规定药品出库时应当对销售记录进行复核。

(1)不得出库,且应报告质量管理部门处理的情况如下:

①药品包装出现破损、污染、封口不牢、衬垫不实、封条损坏等问题;

②包装内有异常响动或者液体渗漏;

③标签脱落、字迹模糊不清或者标识内容与实物不符;

④药品已超过有效期;

⑤其他异常情况。

(2)冷藏、冷冻药品的装箱、装车等作业,应当由专人负责并符合要求。

①车载冷藏箱或者保温箱在使用前应当达到相应的温度要求;

②应当在冷藏环境下完成冷藏、冷冻药品的装箱、封箱工作;

③装车前应当检查冷藏车辆的启动、运行状态,达到规定温度后方可装车;

④启运时应当做好运输记录,内容包括运输工具和启运时间等。

2. 药品运输与配送 企业应当按照质量管理制度的要求,严格执行运输操作规程,并采取有效措施保证运输过程中的药品质量与安全。运输药品时,应当根据药品的包装、质量特性并针对车况、道路、天气等因素,选用适宜的运输工具,采取相应措施防止出现破损、污染等问题。发运药品时,应当检查运输工具,发现运输条件不符合规定的,不得发运。运输药品过程中,运输工具应当保持密闭。企业应当严格按照外包装标示的要求搬运、装卸药品。

企业应当根据药品的温度控制要求,在运输过程中采取必要的保温或者冷藏、冷冻措施。运输过程中,药品不得直接接触冰袋、冰排等蓄冷剂,以防止其对药品质量造成影响。在冷藏、冷冻药品运输途中,应当实时监测并记录冷藏车、冷藏箱或者保温箱内的温度。企业应当制订冷藏、冷冻药品运输应急预案,对运输途中可能发生的设备故障、异常天气、交通拥堵等突发事件,能够采取相应的应对措施。

企业委托其他单位运输药品的,应当对承运方运输药品的质量保障能力进行评估,索取运输车辆的相关资料,符合本规范运输设施设备条件和要求的方可委托。企业委托运输药品应当与承运方签订运输协议,明确药品质量责任、遵守运输操作规程和在途时限等内容。企业委托运输药品应当有记录,实现运输过程的质量追溯。记录至少包括发货时间、发货地址、收货单位、收货地址、货单号、药品件数、运输方式、委托经办人、承运单位,采用车辆运输的还应当载明车牌号,并留存驾驶人员的驾驶证复印件。记录应当至少保存 5 年。

已装车的药品应当及时发运并尽快送达。委托运输的,企业应当要求并监督承运方严格履行委托运输协议,防止因在途时间过长影响药品质量。企业应当采取运输安全管理措施,防止在运输过程中发生药品盗抢、遗失、调换等事故。特殊管理药品的运输应当符合国家有关规定。

(十三)药品销售与售后管理

1. 药品销售 药品批发企业应当将药品销售给合法的购货单位,并对购货单位的证明文件、采购人员及提货人员的身份证明进行核实,保证药品销售流向真实、合法。企业应当严格审核购货单位的生产范围、经营范围或者诊疗范围,并按照相应的范围销售药品。

药品零售企业应当在营业场所的显著位置悬挂药品经营许可证、营业执照、执业药师注册证等。营业人员应当佩戴有照片、姓名、岗位等内容的工作牌,是执业药师和药学技术人员的,工作牌上还应当标明执业资格或者药学专业技术职称。在岗执业的执业药师应当挂牌明示。销售药品应当符合以下要求。

(1)处方经执业药师审核后方可调配;对处方所列药品不得擅自更改或者代用,对有配伍禁忌或者超剂量的处方,应当拒绝调配,但经处方医师更正或者重新签字确认的,可以调配;调配处方后经过核对方可销售。

（2）处方审核、调配、核对人员应当在处方上签字或者盖章，并按照有关规定保存处方或者其复印件。

（3）销售近效期药品应当向顾客告知有效期。

（4）销售中药饮片应做到剂量准确，并告知煎服方法及注意事项；提供中药饮片代煎服务的，应当符合国家有关规定。

（5）非本企业在职人员不得在营业场所内从事药品销售相关活动。

（6）对实施电子监管的药品，在售出时，应当进行扫码和数据上传。

药品批发企业和零售企业关于药品销售的其他要求见表10-8。

表 10-8　药品批发企业和零售企业关于药品销售的其他要求

项目	药品批发企业	药品零售企业
销售对象	合法的购货单位	个人消费者
票据要求	开具发票	开具销售凭证
记录要求	销售记录	销售记录
特殊管理药品	销售特殊管理药品和国家有专门管理要求的药品，应当严格执行国家有关规定	

2. 药品售后管理　除药品质量原因外，药品一经售出，不得退换。企业应当在营业场所公布药品监督管理部门的监督电话，设置顾客意见簿，及时处理顾客对药品质量的投诉。企业应当按照国家有关药品不良反应报告制度的规定，收集、报告药品不良反应信息。发现已售出药品有严重质量问题的，应当及时采取措施追回药品并做好记录，同时向药品监督管理部门报告。企业应当协助药品生产企业履行召回义务，控制和收回存在安全隐患的药品，并建立药品召回记录。

（十四）附则

附则明确了GSP中一些用语的含义，规定了GSP的施行时间。

（1）在职：与企业确定劳动关系的在册人员。

（2）在岗：相关岗位人员在工作时间内在规定的岗位履行职责。

（3）首营企业：采购药品时，与本企业首次发生供需关系的药品生产或者经营企业。

（4）首营品种：本企业首次采购的药品。

（5）原印章：企业在购销活动中，为证明企业身份在相关文件或者凭证上加盖的企业公章、发票专用章、质量管理专用章、药品出库专用章的原始印记，不能是印刷、影印、复印等复制后的印记。

（6）待验：对到货、销后退回的药品采用有效的方式进行隔离或者区分，在入库前等待质量验收的状态。

（7）零货：拆除了用于运输、储藏包装的药品。

（8）拼箱发货：将零货药品集中拼装至同一包装箱内发货的方式。

（9）拆零销售：将最小包装拆分销售的方式。

（10）国家有专门管理要求的药品：国家对蛋白同化制剂、肽类激素、含特殊药品复方制剂等品种实施特殊监管措施的药品。

附则指出，药品批发和零售企业必须按照本规范实施，互联网销售药品的质量管理规定由国家食品药品监督管理总局（现国家市场监督管理总局）另行制定。

第四节　药品经营行为管理

药品上市许可持有人不仅仅是一个符合GMP的"药品生产企业"，其药品经营行为应当严格执行GSP。《药品管理法》规定，药品上市许可持有人对药品经营活动承担总体责任，其他从事药品购进、销售、储存、运输等经营活动的企业和个人依法承担相应的责任。药品上市许可持有人、药品经营企业法定代表人和主要负责人对药品经营活动全面负责,并应当熟悉药品经营监管的法律法规。药品上市许可持有人、药品经营企业应当加强对药品采购、销售人员的管理,对其进行法律法规和专业知识培训,并对其药品经营行为承担法律责任。

一、药品上市许可持有人的经营行为管理要求

药品上市许可持有人是指取得药品注册证书的企业或药品研制机构等。药品上市许可持有人销售药品应当建立药品质量保证体系,落实药品经营全过程质量管理责任。药品存在质量问题或者其他安全隐患的,药品上市许可持有人应当立即停止销售,及时采取召回等风险控制措施,并督促药品经营企业和药品使用单位等予以配合。在中药饮片经营活动中,中药饮片生产企业履行药品上市许可持有人的相关义务。

1. 药品上市许可持有人药品销售行为 药品上市许可持有人可以自行销售其取得药品注册证书的药品,也可以委托药品经营企业销售。药品上市许可持有人自行批发药品时,无须申领药品经营许可证,但需具备《药品经营质量管理规范》规定开办药品批发企业的条件(储存、运输药品设施与设备除外),销售药品行为应严格执行 GSP。药品上市许可持有人委托销售的,应当委托符合条件的药品经营企业销售。药品上市许可持有人应当与受托方签订委托协议,约定药品质量责任等内容,并对受托方进行监督。接受药品上市许可持有人委托销售的药品经营企业,其经营范围应当涵盖所受托经营的药品品种。受托药品经营企业不得再次委托销售。药品上市许可持有人开展委托销售活动前,应当向其所在地省、自治区、直辖市药品监督管理部门备案。

根据《国家药监局关于当前药品经营监督管理有关事宜的通告》(2020 年第 23 号),凡依据《关于药品上市许可持有人试点工作药品生产流通有关事宜的批复》(国药监函〔2018〕25 号)有关规定,在 2019 年 12 月 1 日前,药品上市许可持有人与受托药品生产企业已签订委托销售合同,在合同期间内受托药品生产企业可继续销售药品,合同到期后不得继续委托药品生产企业销售药品(原则上,药品上市许可持有人委托药品生产企业销售药品不得超过 2022 年 12 月 31 日)。2019 年 12 月 1 日后,药品上市许可持有人不得再与受托药品生产企业签订委托销售合同,擅自签订合同委托受托药品生产企业销售的,责令限期整改;逾期不改的,依据《药品管理法》第一百一十五条进行处罚。

药品上市许可持有人应当严格审核药品购进单位资质,按照其药品生产范围、经营范围或诊疗范围向其销售药品。销售药品时,药品上市许可持有人向购进单位提供以下资料:

①药品上市许可持有人证明文件和营业执照的复印件;②所销售药品批准证明文件和检验报告书的复印件;③派出销售人员授权书复印件;④标明供货单位名称、药品通用名称、药品上市许可持有人、生产企业、产品批号、产品规格、销售数量、销售价格、销售日期等内容的凭证;⑤代理境外药品上市许可持有人职能的进口代理商销售进口药品的,按照国家有关规定提供相关证明文件。上述资料均应当加盖本企业公章,通过网络核查、电子签章等方式确认的电子版具有同等法律效力。

药品上市许可持有人零售药品时,应当具备 GSP 规定开办药品零售企业的条件,并依法取得药品经营许可证,零售药品行为严格执行 GSP。

2. 禁止类行为 药品上市许可持有人从事药品经营活动应当遵循"诚实守信、依法经营"的原则,禁止以任何弄虚作假的手段骗取药品经营资格。药品上市许可持有人不得为他人违法经营药品提供场所、资质证明文件、票据等条件;不得购进假劣原料药品(含假劣中药材、中药饮片)用于药品生产;不得生产、销售假劣药品(包括以销售为目的的储存、运输、宣传展示等行为),或将非药品冒充药品进行宣传、销售;中药饮片生产企业不得以中药材及初加工产品冒充中药饮片销售,非法加工中药饮片;不得向无合法购药资质的单位或者个人销售药品,尤其是知道或者应当知道他人从事无证经营仍为其提供药品;不得委托非药品经营企业销售药品或委托不符合 GSP 的企业储存、运输药品;不得虚构药品销售流向,篡改计算机系统、温湿度监测系统数据,隐瞒真实药品的购销存记录、票据、凭证、数据等,致使药品的购销存记录不完整、不真实,经营行为无法追溯;不得在证、票、账、货、款不能相互对应一致时销售药品;不得有药品未入库,设立账外账,药品未纳入企业质量体系管理,使用银行个人账户进行业务往来等情形;不得将麻醉药品、精神药品和含特殊药品复方制剂流入非法渠道,或者进行现

金交易；不得在核准地址以外的场所，或委托不符合 GSP 条件的企业储存药品；不得违反规定对药品进行储存、运输及进行温湿度监测；不得在未取得药品经营许可证的情况下擅自从事药品零售；不得以展销会、博览会、交易会、订货会、产品宣传会等方式现货销售药品或赠送药品；不得超出诊疗范围向医疗机构销售药品；不得不经药品零售连锁企业总部，直接向药品零售连锁企业门店销售药品；不得向药品零售企业销售禁止零售的药品；不得向非连锁药品零售企业销售第二类精神药品；不得销售药品不开具发票。

药品上市许可持有人可授权医药代表从事学术推广、技术咨询等活动，但不得要求其承担药品销售任务。

疫苗上市许可持有人不得向除疾病预防控制机构外的其他任何单位或个人销售疫苗。

二、药品批发企业的经营行为管理要求

药品批发企业是指依法持有药品经营许可证，从事将从药品上市许可持有人、药品批发企业处购进的药品，销售给药品上市许可持有人、药品生产企业、药品零售连锁企业总部、药品零售企业或药品使用单位等药品批发活动的专营或兼营企业。

1. 药品批发企业药品经营活动　药品批发企业购进药品，应当建立并执行进货检查验收制度，索取、查验、留存 GSP 规定的供货企业及其授权委托销售人员有关证件资料、销售凭证（保存至超过药品有效期 1 年，且不得少于 5 年），在验明药品合格证明和其他标识等证明药品合法性材料后方可购进、销售；不符合规定的，不得购进和销售。

药品批发企业应当严格审核药品购货单位资质，按照其药品生产范围、经营范围或诊疗范围向其销售药品。销售药品时，药品批发企业向购进单位提供以下资料：①药品上市许可持有人证明文件（或药品生产许可证、药品经营许可证）和营业执照的复印件；②所销售药品批准证明文件和检验报告书的复印件；③企业派出销售人员授权书复印件；④标明供货单位名称、药品通用名称、药品上市许可持有人、生产企业、产品批号、产品规格、销售数量、销售价格、销售日期等内容的凭证；⑤销售进口药品的，按照国家有关规定提供相关证明文件。上述资料均应当加盖本企业公章，通过网络核查、电子签章等方式确认的电子版具有同等法律效力。

药品批发企业从事药品购进、储存、运输、销售等药品经营活动应当持续符合 GSP 的要求。

2. 禁止类行为　药品批发企业在从事药品经营活动中，应当遵循"诚实守信、依法经营"的原则，禁止以任何弄虚作假的手段骗取药品经营许可证，尤其是禁止采用聘用"挂证"执业药师骗取药品经营许可证的恶劣行径。药品批发企业不得违法回收或参与非法回收药品，销售回收药品；不得为他人违法经营药品提供场所、资质证明文件、票据等条件；不得接受药品上市许可持有人委托销售后，再次委托销售；不得从非药品上市许可持有人、非药品批发企业等单位或个人处购进药品；不得向无合法购药资质的单位或者个人销售药品，尤其是知道或者应当知道他人从事无证经营仍为其提供药品；不得购进、销售假劣药品（包括以销售为目的的储存、运输、宣传展示等行为），或将非药品冒充药品进行宣传、销售；不得以中药材及初加工产品冒充中药饮片销售，非法加工中药饮片；不得委托不符合 GSP 的企业储存、运输药品；不得伪造药品采购来源，虚构药品销售流向，篡改计算机系统、温湿度监测系统数据，隐瞒真实药品购销存记录、票据、凭证、数据等，致使药品购销存记录不完整、不真实，经营行为无法追溯；不得在证、票、账、货、款不能相互对应一致时购销药品；不得有药品未入库，设立账外账，药品未纳入企业质量体系管理，使用银行个人账户进行业务往来等情形；不得将麻醉药品、精神药品和含特殊药品复方制剂流入非法渠道，或者进行现金交易；不得购进、销售医疗机构制剂；不得在核准地址以外的场所储存药品；不得违反规定对药品进行储存、运输及进行温湿度监测；不得擅自改变药品经营许可证许可事项、登记事项；不得以展销会、博览会、交易会、订货会、产品宣传会等方式现货销售药品或赠送药品；不得超出诊疗范围向医疗机构销售药品；不得不经药品零售连锁企业总部，直接向药品零售连锁企业门店销售药品；不得向药品零售企业销售禁止零售的药品；不得向非连锁药品零售企业销售第二类精神药品；不得销售药品不开具发票。

三、药品零售连锁企业总部的经营行为管理要求

药品零售连锁企业是指使用统一商号的若干零售门店,在同一药品零售连锁企业总部的管理下,采取统一采购、统一质量管理、统一配送、统一计算机系统、统一票据管理、统一药学服务标准,采购与销售分离,实行规模化管理的药品经营企业组织形式。药品零售连锁企业一般由总部、配送中心和若干零售门店构成。总部是药品零售连锁企业开展药品经营活动的管理核心,负责制订统一的质量管理制度并确保整个药品零售连锁企业执行到位,并对所属零售门店的经营活动履行管理责任;配送中心是药品零售连锁企业的物流机构,承担将总部购进的药品配送至相关零售门店的职责;零售门店是药品零售连锁企业的基础,承担日常药品零售业务,并向个人消费者直接提供药学服务。

1. 药品零售连锁企业总部药品经营活动 药品零售连锁企业总部应当对所属零售门店建立统一的质量管理体系,在计算机系统、采购配送、票据管理、药学服务等方面统一管理。药品零售连锁企业总部的经营活动,应当执行药品批发企业管理的相关要求。

(1)统一采购:药品零售连锁企业总部负责对购进药品、供货单位及其销售人员的合法资质进行审核,并统一采购药品。

(2)统一质量管理:药品零售连锁企业总部负责设立与经营实际相适应的组织机构或岗位,明确规定其职责、权限及相互关系,制订质量管理体系文件,指导、监督质量管理体系文件的执行,开展质量策划、质量控制、质量保证、质量改进和质量风险管理等活动,并对门店的经营行为和质量管理负责。

(3)统一配送:门店应当通过计算机系统向总部提出要货计划,由总部统一进行配送;总部也可根据计算机系统中门店药品库存和销售情况,下达配货指令,直接向门店配送药品。药品配送过程应当符合 GSP 有关要求。

(4)统一计算机系统:药品零售连锁企业总部建立的计算机系统应当能够对其总部和门店实施统一管理。计算机系统除符合 GSP 及其附录的要求外,还应当符合以下要求:实现总部与门店间的信息传输、数据共享等功能,数据应当做到双向、实时、自动传输;不得支持门店自行采购药品的操作;不得支持门店自行解除由总部做出的质量控制和药品锁定指令;不支持门店间信息显示和业务往来。

药品零售连锁企业总部质量管理部门负责计算机系统操作权限的审核、控制及质量管理基础数据库的建立、维护及更新。基础数据库应当符合 GSP 及其附录规定的相关要求,还应当包括门店名称、门店验收人员、门店经营范围及品种等内容。基础数据与对应的门店及所配送药品的合法性、有效性相关联,与门店的经营范围及品种相对应,由系统进行自动跟踪、识别与控制。门店使用的质量管理基础数据库应当由总部统一进行维护。

(5)统一票据管理:药品零售连锁企业总部应当统一门店销售凭证式样。门店销售药品时,应当通过计算机系统自动生成注明各门店名称的销售票据。

(6)统一药学服务标准:药品零售连锁企业总部应当制订并督促执行统一的药学服务标准,并负责统一培训和药学服务管理,各门店应当按照标准开展药学服务。

2. 禁止类行为 药品零售连锁企业在从事药品经营活动中,应当遵循"诚实守信、依法经营"的原则,禁止以任何弄虚作假的手段骗取药品经营许可证,尤其是禁止采用聘用"挂证"执业药师骗取药品经营许可证的恶劣行径。药品零售连锁企业不得违法回收或参与非法回收药品,销售回收药品;不得以"远程审方"等方式代替国家对执业药师的配备要求;不得为他人违法经营药品提供场所、资质证明文件、票据等条件;不得从非药品上市许可持有人、药品批发企业等单位或个人处购进药品;不得向无合法购药资质的单位或者个人销售药品,尤其是知道或者应当知道他人从事无证经营仍为其提供药品;不得购进、销售假劣药品(包括以销售为目的的储存、运输、宣传展示等行为),或将非药品冒充药品进行宣传、销售;不得以中药材及初加工产品冒充中药饮片销售,非法加工中药饮片;不得委托不符合 GSP 的企业储存、运输药品;不得伪造药品采购来源,虚构药品销售流向,篡改计算机系统、温湿度监测系统数据,隐瞒真实药品购销存记录、票据、凭证、数据等,致使药品购销存记录不完整、不真实,经营行为无法追溯;不得在证、票、账、货、款不能相互对应一致时购进药品;不得有药品未入库,设立

账外账,药品未纳入企业质量体系管理,使用银行个人账户进行业务往来等情形;不得将第二类精神药品和含特殊药品复方制剂流入非法渠道,或者采用现金采购;不得购进、销售医疗机构制剂;不得在核准地址以外的场所储存药品;不得违反规定对药品进行储存、运输及进行温湿度监测;不得擅自改变药品经营许可证许可事项、登记事项;不得以展销会、博览会、交易会、订货会、产品宣传会等方式现货销售药品或赠送药品;总部应当确保连锁门店各岗位人员有效执行总部下发的质量管理体系文件,不得从非本药品零售连锁企业总部外的其他任何渠道获取药品;未经本药品零售连锁企业总部批准,门店之间不得擅自调剂药品;药品零售连锁企业总部、配送中心不得向本药品零售连锁企业门店外的其他单位提供药品;不得直接向个人销售药品。

四、药品零售企业的经营行为管理要求

药品零售企业是指依法持有药品经营许可证,从事将从药品上市许可持有人、药品批发企业处购进的药品,直接销售给个人消费者的专营或兼营企业。药品零售企业开展药品经营活动应当持续符合 GSP 的要求。

1. 药品购销要求　药品零售企业应当从合法渠道购进药品,购进药品时应当索取供货单位销售发票,做到票、账、货、款一致方可购进。药品零售企业销售药品时,应当开具标明药品通用名称、药品上市许可持有人、生产企业、产品批号、产品规格、销售数量、销售价格、销售日期等内容的凭证。药品零售企业零售药品应当准确无误,正确说明用法、用量和注意事项,并遵守国家处方药与非处方药分类管理制度。

2. 药学技术人员配备要求　经营处方药、甲类非处方药的药品零售企业应当按照规定配备执业药师或者其他依法经过资格认定的药学技术人员,负责药品管理、处方审核和调配、指导合理用药以及不良反应信息收集与报告等工作。药品零售企业营业时间内,执业药师或者其他依法经过资格认定的药学技术人员应当在职在岗;未经执业药师审核处方,不得销售处方药。

3. 药学服务要求　药品零售企业应当按照 GSP 的要求,以促进人体健康为中心,开展药学服务活动,实现服务的规范化、科学化、人性化,以满足个人消费者合理用药需求。

(1)药学服务人员向个人消费者提供用药咨询、处方审核、调配、核对、用药指导、药品不良反应信息收集、跟踪随访等药学服务,向个人消费者提供安全、有效、经济、合理的药品。

(2)药品零售企业应当按照国家有关规定,配备执业药师或其他依法经过资格认定的药学技术人员,从事药学服务活动。药学服务人员数量应当与企业经营范围、经营规模、药学服务需求相适应。

(3)药品零售企业应当设置专门的药学服务区,并有明显标识。药学服务环境应当明亮、整洁、卫生,并有利于保护患者隐私。

(4)可以配置必要的药学服务设施与设备,为个人消费者提供健康便民服务,可通过专用电话、互联网等方式为个人消费者提供用药咨询、售后投诉等药学服务。

(5)企业负责人是药学服务质量的主要责任人,应当负责为药学服务人员提供必要的条件,保证药学服务人员有效履行职责,满足个人消费者合理用药需求;企业质量管理人员应当负责指导并监督药学服务工作,保证药学服务质量能够满足个人消费者需求;药学服务人员应当接受相关法律法规、药品知识、药学服务管理制度、服务流程、服务标准、服务承诺、服务技能等内容的岗前培训,并每年接受继续教育培训,确保能正确理解并履行药学服务职责。

(6)药学服务人员应当身体健康,服务用语文明礼貌,并遵守以下要求:诚实守信,具有良好的职业伦理道德;尊重个人消费者隐私,对消费者个人资料和信息保密;不向个人消费者推荐或诱导其购买与其表述病症无关的药品;不诱导个人消费者购买超出治疗需求数量的药品;不进行不科学的宣传、虚假宣传、夸大宣传,欺骗误导个人消费者;不故意对可能出现的用药风险做不恰当的表述或虚假承诺;对于病因不明或用药后可能掩盖病情、延误治疗或加重病情的,应当向个人消费者提出寻求医师诊断、治疗的建议;不出现其他法律法规禁止的情形。

(7)药学服务人员应当为个人消费者提供个性化用药指导服务,充分告知个人消费者药品的适应证或功能主治、用法用量、不良反应、禁忌、注意事项、有效期、储藏要求等信息,帮助个人消费者正确

选择、使用药品。不得将非药品以药品名义向个人消费者介绍和推荐;根据药品说明书,结合个人消费者表述的疾病症状、用药过敏史等情况,可向个人消费者合理推荐非处方药;对近效期药品,应当提醒个人消费者使用期限;对光、温度敏感的药品,应当提醒个人消费者储藏要求;为消费者提供其他应当提供的用药指导服务。

(8)销售特殊管理药品和国家有专门管理要求的药品时,药学服务人员应当严格执行国家有关规定,防止药品被套购、滥用和致使药害事件发生。销售第二类精神药品时,药学服务人员应当确认个人消费者为成年人,不确定时可查验个人消费者身份证信息,不得向未成年人销售第二类精神药品;销售含特殊药品复方制剂时,药学服务人员应当按规定数量销售,登记个人消费者身份证信息。发现超过正常医疗需求,大量、多次购买的情况,应当立即向所在地药品监督管理部门报告;销售含兴奋剂类药品时,药学服务人员应当核实药品说明书和标签中"运动员慎用"标注情况,并告知个人消费者"运动员慎用"。

(9)销售中药饮片时,执业药师(中药学)或中药学技术人员应当审核处方药物相反、相畏、禁忌、剂量等内容,做到调配正确、剂量准确,使用洁净、卫生的包装,并告知个人消费者煎煮器具要求,指导个人消费者中药饮片的先煎、后下、烊化等煎服方法;销售毒性中药品种时,中药学服务人员应当做到剂量准确,不得超出规定的剂量。

(10)用药对象为儿童、老人、孕妇、哺乳期妇女及过敏体质、肝肾功能不全和慢性疾病患者等人群的,药学服务人员应当进行重点关注,防止用药意外发生。必要时,对个人消费者用药情况进行跟踪随访,提供后续药学服务,指导个人消费者健康生活。

(11)药品零售企业应当在营业场所内开展合理用药、安全用药的科普宣传,向个人消费者提供疾病科普宣传、健康常识、用药常识、疾病预防和保健知识,引导个人消费者科学、合理使用药品。

(12)药品零售企业应当安排专职或兼职人员收集、传递药学服务信息,定期对药学服务开展情况进行分析、交流和评价,查找药学服务存在的不足,制订有效的纠正预防措施,持续改进药学服务质量和管理水平,自觉维护个人消费者的合法权益。

(13)鼓励药品零售企业在对驻店药学服务人员开展"面对面"药学服务基础上,通过网络或计算机智能辅助系统向个人消费者提供优质的药学服务。

4. 禁止类行为 药品零售企业(含药品零售连锁企业门店)在从事药品经营活动中,应当遵循"诚实守信、依法经营"的原则,禁止以任何弄虚作假的手段骗取药品经营许可证,尤其是禁止采用聘用"挂证"执业药师骗取药品经营许可证的恶劣行径。药品零售企业不得违法回收或参与非法回收药品,销售回收药品;不得以"远程审方"等方式代替国家对执业药师的配备要求;不得从非法渠道购进药品,药品零售连锁企业门店不得从非本药品零售连锁企业总部外的其他任何渠道获取药品;不得购进、销售医疗机构制剂;不得购进销售假劣药品(包括以销售为目的的储存、陈列、运输、宣传展示等行为),或将非药品冒充药品进行宣传、销售;不得以中药材及初加工产品冒充中药饮片销售,非法加工中药饮片;不得销售处方中未注明"生用"的毒性中药品种;不得单味零售罂粟壳;不得出租、出借柜台等为他人非法经营提供便利;不得销售国家明令禁止零售的药品;非定点药品零售企业不得销售第二类精神药品;不得违反规定销售含特殊药品复方制剂(超经营方式、超数量、超频次等),导致含特殊药品复方制剂流入非法渠道;不得销售米非司酮(含仅用于紧急避孕或用于治疗子宫肌瘤的米非司酮制剂)等具有终止妊娠作用的药品;不得未经许可擅自改变药品经营许可证许可事项、登记事项;不得向除个人消费者以外的其他单位销售药品;不得购进药品不索取发票(含应税劳务清单)及随货同行单,或虽索取发票等票据,但相关信息(单位、品名、规格、批号、金额、付款流向等)与实际不符;不得违反药品的储藏要求储存、陈列药品;不得违反国家处方药与非处方药分类管理有关规定销售药品;不得以买药品赠药品等方式向个人消费者销售处方药或甲类非处方药;非本企业在职人员不得在营业场所内从事药学服务活动;不得采取任何手段,诱导个人消费者超出治疗需求购买药品。

药品零售企业应当严格按照国家有关广告管理的规定,进行药品广告宣传,不得在营业场所擅自发布未经批准、与批准内容不一致或以非药品冒充药品的违法广告,不得发布虚假广告,不得进行虚假宣传。企业开展过期失效药品回收服务的,应当做到专册登记、专柜存放,防止丢失和误用,对回收的药品按照不合格药品定期进行处理和记录,禁止转交个人处理。

五、涉药储运行为的管理要求

根据 GSP,药品流通过程中,凡涉及药品储存、运输的行为应当符合 GSP 的有关要求。药品上市许可持有人、药品生产企业、药品经营企业委托储存运输药品的,应当委托符合 GSP 的企业实施药品储存运输活动,并对受托方的质量保证能力和风险控制能力进行评估,将受托方的储存运输行为纳入己方的质量管理体系,与其签订委托协议,约定双方药品质量责任,委托储存、运输操作规程等内容,并对受托方进行监督,确保受托方储存、运输药品持续符合 GSP 的相关要求。

1. 储存、运输的资质要求　接受委托储存、运输药品的企业应当符合 GSP 中药品批发企业储存、运输有关条款要求,并具备以下条件:物流操作设施、设备符合药品现代物流要求;具有符合资质的人员,建立相应的药品质量管理体系文件,包括收货、验收、入库、储存、养护、出库、运输等操作规程;有与委托方实现数据对接可互操作的计算机系统,对药品储存、运输信息进行记录并可追溯,为委托方药品追溯制度的实施、药品召回或追回提供支持;符合药品现代物流要求及与经营规模相适应的药品储存场所和运输设施设备,保证药品储存、运输质量安全。

2. 涉药储存、运输的义务　接受委托储存、运输药品的企业应当按照 GSP 的要求开展药品储存、运输活动,按照委托协议履行义务,并承担相应的法律责任和合同责任。受托方发现药品存在重大质量问题的,应当立即向委托方和所在地省、自治区、直辖市药品监督管理部门报告,并主动采取风险控制措施。受托方发现委托方存在违法违规行为的,应当立即向所在地省、自治区、直辖市药品监督管理部门报告,并主动采取风险控制措施。

3. 违法违规储存、运输药品的法律责任　接受委托储存、运输药品的企业应当熟悉《药品管理法》、GSP 等药品流通监管法律法规、技术规范。接受委托储存、运输药品的企业知道或应当知道承运、承储的产品系假劣药品或未取得药品批准证明文件生产、进口的药品,使用采取欺骗手段取得的药品批准证明文件生产、进口的药品,使用未经审评、审批的原料药生产的药品,应当检验而未经检验即销售的药品,国家药品监督管理局禁止使用的药品,依然为委托方提供储存、运输服务等便利条件的,没收全部储存、运输收入,并处违法收入 1 倍以上 5 倍以下的罚款;情节严重的,并处违法收入 5 倍以上 15 倍以下的罚款;违法收入不足 5 万元的,按 5 万元计算。接受委托储存、运输药品的企业不得违反规定擅自开展受托储存、运输涉及药品的产品推广、销售活动(包括代收销售货款等行为)。

4. 涉及疫苗储存、运输的特别规定　根据《疫苗储存和运输管理规范》(2017 年版),疫苗生产企业(疫苗上市许可持有人)、疫苗配送企业、疫苗仓储企业的疫苗储存、运输管理应当遵守 GSP 的要求。同时,接受疫苗委托储存、运输的企业不得再次委托储存、运输疫苗;不得将疫苗与非药品混库储存或混车、混箱运输;与其他药品混库储存或混车、混箱运输时,应当采取有效措施,防止交叉污染与发生混淆。

六、药品经营监督管理与监督检查

1. 药品经营监督管理　各级药品监督管理部门实施药品经营监督管理的职责划分如下。

(1)国家药品监督管理局负责制定 GSP 及其现场检查指导原则,指导全国药品经营监督管理工作。

(2)省、自治区、直辖市药品监督管理部门依据《药品管理法》、GSP 及其现场检查指导原则制定检查细则,承担本行政区域内药品批发企业、药品零售连锁企业总部、药品网络交易第三方平台的监督管理以及药品上市许可持有人(包括中药饮片生产企业)批发(包括委托销售)、网络药品批发的监督管理工作,并负责指导市、县的药品经营监督管理工作。

(3)设区的市级人民政府、县(区)级人民政府承担药品监督管理职责的部门(以下简称市县级药品监督管理部门)依职责负责本行政区域内药品零售(包括药品上市许可持有人零售和药品网络零售)的监督管理工作。

2. 药品经营监督检查

(1)药品经营监督检查分类与方式：药品经营监督检查包括许可检查、常规检查、有因检查和其他检查；按照药品监督检查相关规定，可采取飞行检查、延伸检查、委托检查、联合检查等方式。

(2)药品经营监督检查计划：药品监督管理部门应当根据风险研判和评估情况，制订年度监督检查计划并开展监督检查。监督检查计划包括检查范围、内容、方式、重点、要求、时限和承担检查的机构等。年度检查计划应当报上一级负责药品监督管理的部门备案。上一年度新开办的药品经营企业应当纳入本年度的监督检查计划，对其实施GSP情况进行检查。

(3)药品经营监督检查频次：药品监督管理部门实施药品经营监督检查频次应当根据相关企业经营或涉及药品质量管理的风险确定。对药品上市许可持有人、药品经营企业实施GSP情况在一个许可周期内至少监督检查1次；对其中经营麻醉药品和第一类精神药品、药品类易制毒化学品的药品上市许可持有人、药品批发企业，经营第二类精神药品或医疗用毒性药品的药品上市许可持有人、药品经营企业，承担疫苗储存、运输的企业，以及屡次违反药品经营监督管理法律法规或技术规范的企业等，应当加大对其实施GSP情况检查频次。

(4)监督管理跨区域实施：对于药品上市许可持有人、药品经营企业跨省委托销售、储存、运输的，由委托方所在地省、自治区、直辖市药品监督管理部门负责监督管理，受托方所在地省、自治区、直辖市药品监督管理部门予以配合。委托方、受托方所在地省、自治区、直辖市药品监督管理部门应当加强信息沟通，及时将报告管理和监督检查情况通报对方。

(5)检查结果处置：在监督检查过程中发现质量可疑的药品，药品监督管理部门应当根据药品监督抽样检验管理规定实施现场抽样。药品经营监督检查依据GSP现场检查指导原则的检查项目缺陷设定、确定药品经营活动存在的风险等级。根据监督检查情况，有证据证明可能存在药品安全隐患的，药品监督管理部门应当依法采取发布告诫信、启动责任约谈、责令限期整改、责令暂停药品销售和使用、责令召回或者追回等风险防控措施；有证据证明企业存在严重违反GSP行为的，药品监督管理部门应当对涉事企业依法立案、从严查处；有证据证明构成犯罪的，依法追究涉事企业和有关人员的刑事责任。

(6)任何单位和个人不得以任何理由逃避、拒绝药品监督管理部门实施药品经营监督检查。

第五节　网络药品经营管理

药品网络经营是指通过网络（含移动互联网等）从事药品经营相关活动的行为。通过网络销售的药品，应当依法取得药品注册证书（未实施审批管理的中药饮片除外）。药品网络销售的主体应当是取得互联网药品信息服务资格证书的药品上市许可持有人、药品经营企业。药品网络经营相关行为应符合GSP有关要求。

《食品药品监管总局关于加强互联网药品销售管理的通知》（食药监药化监〔2013〕223号）规定，不得通过互联网向个人消费者销售含麻黄碱类复方制剂；在药品交易网站相关页面展示处方药信息的，必须标示特定"提示语"。国家药品监督管理部门通过以下措施加强事中事后监管：制定相关管理规定，要求属地药品监督管理部门将平台网站纳入监督检查范围，明确通过平台从事活动的必须是取得药品生产、经营许可证的企业和医疗机构，落实平台的主体责任；建立网上售药监测机制，畅通投诉举报渠道，建立"黑名单"制度；加大监督检查力度，加强互联网售药监管，严厉查处网上非法售药行为。

《药品管理法》规定，药品上市许可持有人、药品经营企业通过网络销售药品，应当遵守《药品管理法》中药品经营的有关规定；具体管理办法由国家药品监督管理局会同国务院卫生健康主管部门等制定；疫苗、血液制品、麻醉药品、精神药品、医疗用毒性药品、放射性药品、药品类易制毒化学品等国家实行特殊管理的药品不得在网上销售。同时，《药品管理法》规定，网络药品交易第三方平台提供者应当按照国家药品监督管理局的规定，向所在地省、自治区、直辖市药品监督管理部门备案。

一、网络药品交易服务的类型

1. 企业对企业模式(Business to Business, B-to-B) B-to-B 是指药品上市许可持有人、药品批发企业通过自建网站(含移动应用程序等),通过网络采购药品或将药品销售给其他药品上市许可持有人、药品生产企业、药品经营企业和药品使用单位,以及药品零售企业、医疗机构通过网络向药品上市许可持有人、药品批发企业采购药品的网络药品交易服务模式。

2. 企业对个人消费者模式(Business-to-Customer, B-to-C) B-to-C 是指药品零售企业通过自建网站,向个人消费者销售药品及提供相关药学服务,并按照 GSP 要求配送至个人消费者的网络药品交易服务模式。

3. 药品网络交易第三方平台模式 此模式是指药品网络交易第三方平台提供者通过网络系统,为在药品网络交易活动中的购销双方提供网络药品交易服务的模式。

4. 线上与线下联动模式(Online to Off-line, O-to-O)

(1)"网订店取":个人消费者通过网络下单购买药品,赴就近的药品零售企业经营场所获取药品和相关药学服务。

(2)"网订店送":个人消费者通过网络下单购买药品,由药品零售企业的执业药师或其他药学技术人员按照 GSP 配送药品的要求,将购买的药品送递至个人消费者,并当面向其提供相关药学服务。

国家鼓励药品零售企业向个人消费者提供"网订店取""网订店送"模式的网络药品交易服务。

二、网络销售药品的条件

(1)药品网络销售者应当是取得互联网药品信息服务资格证书的药品上市许可持有人、药品经营企业。其他企业、机构及个人不得从事药品网络销售,法律法规另有规定的除外。药品网络销售范围不得超出企业药品经营方式、药品经营许可范围。药品网络销售者为药品上市许可持有人、药品批发企业的,不得向个人消费者销售药品。

销售对象为个人消费者的,不得通过网络展示和销售含麻黄碱类复方制剂等国家有专门管理要求的药品。

(2)药品网络销售者除符合国家药品监督管理以及网络交易管理的法律、法规、规章要求外,还应当具备下列条件:①有企业管理实际需要的应用软件、网络安全措施和相关数据库,能够满足业务开展要求;②有药品网络销售安全管理制度,可实现药品销售全程追溯、核查;③有保障药品质量与安全的配送管理制度;④有投诉举报处理、消费者权益保护制度;⑤有网上药品不良反应(事件)监测报告制度;⑥依法持有互联网药品信息服务资格证书。

销售对象为个人消费者的,还应当建立在线药学服务制度,配备执业药师,指导合理用药。

(3)药品网络销售者应当在网站首页或者经营活动的主页面醒目位置清晰展示相关资质证明文件、备案凭证和企业联系方式,并将展示的证书信息链接至国家药品监督管理局网站对应的数据查询页面。证书发生变更的,应当及时更新网站展示信息。

销售对象为个人消费者的,还应当展示执业药师注册证。

三、药品网络交易第三方平台的主体资格和备案制度

1. 主体资格 药品网络交易第三方平台提供者是指领取营业执照并提供药品网络交易平台服务的企业法人。药品网络交易第三方平台提供者除符合国家药品监督管理以及网络交易管理的法律、法规、规章要求外,还应当具备下列条件:具备企业法人资格;有企业管理实际需要的应用软件、网络安全措施和相关数据库,能够满足业务开展要求;具有保证药品质量安全的制度;建立的药品网络交易第三方平台具有网上查询、生成订单、网上支付、配送管理等交易服务功能;具有药品质量管理机构,配备两名以上执业药师承担药品质量管理工作;具有交易和咨询记录保存、投诉管理和争议解决制度、药品不良反应(事件)信息收集制度。

为向个人消费者售药提供交易服务的第三方平台还应当具备在线药学服务、消费者评价等功能。

2. 备案制度 药品网络交易第三方平台提供者应当将企业名称、法定代表人、社会信用代码、网站名称或者网络客户端应用程序名、网络域名等信息向省、自治区、直辖市药品监督管理部门备案，取得备案凭证，并自觉接受平台注册地所在省、自治区、直辖市药品监督管理部门的监督管理。

四、药品网络交易第三方平台的义务和监督管理

1. 义务 药品网络交易第三方平台提供者应当依法对申请入驻经营的药品上市许可持有人、药品经营企业的资质等进行审核，保证其符合法定要求，并按照法定要求对发生在平台的药品经营行为进行管理。如发现进入平台经营的药品上市许可持有人、药品经营企业有违反《药品管理法》等药品经营管理法规文件规定的行为，药品网络交易第三方平台提供者应当及时制止并立即报告所在地县级药品监督管理部门；发现严重违法行为的，应当立即停止为其提供网络交易服务平台。

2. 监督管理 药品网络交易服务平台要自觉接受平台注册地所在省、自治区、直辖市药品监督管理部门的监督管理。2017 年 11 月，原国家食品药品监督管理总局办公厅发布《总局办公厅关于加强互联网药品医疗器械交易监管工作的通知》（食药监办法〔2017〕144 号），要求各地按属地原则将药品网络交易服务平台提供者纳入省、自治区、直辖市药品监督管理部门日常监督检查范围，监督平台企业落实入驻审查、产品检查、交易数据保存、配合检查等义务和责任，及时处理违法违规行为。

知识链接
10-3

第六节 药品追溯制度

药品追溯是指通过记录和标识，正向追踪和逆向溯源药品的生产、流通和使用情况，获取药品全生命周期追溯信息的活动。药品信息化追溯体系是指药品上市许可持有人、生产企业、经营企业、使用单位、监管部门和社会参与方等，通过信息化手段，对药品生产、流通、使用等各环节的信息进行追踪、溯源的有机整体。药品信息化追溯体系参与方主要包括药品上市许可持有人、生产企业、经营企业、使用单位、监管部门和社会参与方等。各参与方应按照有关法规和标准，履行共建药品信息化追溯体系的责任和义务。药品信息化追溯体系基本构成包含药品追溯系统、药品追溯协同服务平台和药品追溯监管系统，由药品信息化追溯体系参与方分别负责，共同建设。

《药品管理法》第十二条规定："国家建立健全药品追溯制度。国务院药品监督管理部门应当制定统一的药品追溯标准和规范，推进药品追溯信息互通互享，实现药品可追溯。"第三十六条规定："药品上市许可持有人、药品生产企业、药品经营企业和医疗机构应当建立并实施药品追溯制度，按照规定提供追溯信息，保证药品可追溯。"

《疫苗管理法》第十条规定："国家实行疫苗全程电子追溯制度。国务院药品监督管理部门会同国务院卫生健康主管部门制定统一的疫苗追溯标准和规范，建立全国疫苗电子追溯协同平台，整合疫苗生产、流通和预防接种全过程追溯信息，实现疫苗可追溯。疫苗上市许可持有人应当建立疫苗电子追溯系统，与全国疫苗电子追溯协同平台相衔接，实现生产、流通和预防接种全过程最小包装单位疫苗可追溯、可核查。疾病预防控制机构、接种单位应当依法如实记录疫苗流通、预防接种等情况，并按照规定向全国疫苗电子追溯协同平台提供追溯信息。"

一、药品信息化追溯体系建设的目标

药品上市许可持有人、生产企业、经营企业、使用单位通过信息化手段建立药品追溯系统，及时准确记录、保存药品追溯数据，形成互联互通药品追溯数据链，实现药品生产、流通和使用全过程来源可查、去向可追；有效防范非法药品进入合法渠道；确保发生质量安全风险的药品可召回、责任可追究。

二、药品信息化追溯体系建设的基本原则

《国家药监局关于药品信息化追溯体系建设的指导意见》（国药监药管〔2018〕35 号）中，药品信息化追溯体系建设的基本原则包括以下几点。

1. 药品上市许可持有人、生产企业、经营企业、使用单位各负其责 药品上市许可持有人、生产企业、经营企业、使用单位是药品质量安全的责任主体,负有追溯义务。药品上市许可持有人和生产企业承担药品追溯系统建设的主要责任,药品经营企业和使用单位应当配合药品上市许可持有人和生产企业,建成完整药品追溯系统,履行各自追溯责任。

2. 药品监督管理部门监督指导 药品监督管理部门根据有关法规与技术标准,监督药品上市许可持有人、生产企业、经营企业、使用单位建立药品追溯系统,指导行业协会在药品信息化追溯体系建设中发挥积极作用。

3. 分类分步实施 充分考虑药品上市许可持有人、生产企业、经营企业、使用单位的数量、规模和管理水平,以及行业发展实际,坚持企业建立的原则,逐步有序推进。

4. 各方统筹协调 按照属地管理原则,药品监督管理部门要在地方政府统一领导下,注重同市场监管、工信、商务、卫生健康、医保等部门统筹协调、密切合作,促进药品信息化追溯体系协同管理、资源共享。

三、药品信息化追溯体系建设要求

国家药品监督管理局组织编制的《药品信息化追溯体系建设导则》(国家药品监督管理局 2019 年第 32 号公告)规定了药品信息化追溯体系建设基本要求和药品信息化追溯体系各参与方基本要求。该导则适用于药品上市许可持有人、生产企业、经营企业(包括批发企业和零售企业)、使用单位、发码机构及监管部门等追溯参与方协同建设药品信息化追溯体系。

1. 构成及其功能要求 药品信息化追溯体系应包含药品追溯系统、药品追溯协同服务平台(以下简称协同平台)和药品追溯监管系统。

药品追溯系统应包含药品在生产、流通及使用等全过程的追溯信息,并具有对追溯信息进行采集、存储和共享的功能,可分为企业自建追溯系统和第三方机构提供的追溯系统两大类。

协同平台应包含追溯协同模块和监管协同模块,追溯协同模块服务企业和消费者,监管协同模块服务监管工作。应可提供准确的药品品种及企业基本信息、药品追溯码编码规则的备案和管理服务,以及不同药品追溯系统的地址服务,辅助实现不同药品追溯系统互联互通。

药品追溯监管系统包括国家和各省药品追溯监管系统,根据各自监管需求采集数据,监控药品流向,应包含追溯数据获取、数据统计、数据分析、智能预警、召回管理、信息发布等功能。

药品追溯系统、协同平台、药品追溯监管系统之间的数据交换应符合国家药品监督管理局制定的数据交换相关技术标准。

2. 参与方构成及基本要求

(1)参与方构成:药品信息化追溯体系参与方主要包括药品上市许可持有人、生产企业、经营企业、使用单位、监管部门和社会参与方。

(2)参与方基本要求。

①总体要求:药品上市许可持有人和生产企业承担药品追溯系统建设的主要责任,可以自建药品追溯系统,也可以采用第三方技术机构提供的药品追溯系统。药品经营企业和药品使用单位应配合药品上市许可持有人和生产企业建设追溯系统,并将相应追溯信息上传到追溯系统。

药品上市许可持有人、生产企业、经营企业和使用单位应当按照《药品记录与数据管理要求(试行)》(国家药品监督管理局 2020 年第 74 号公告)和相关质量管理规范要求对相关活动进行记录,记录应当真实、准确、完整、防篡改和可追溯,并应按照监管要求,向监管部门提供相关数据,追溯数据字段应符合追溯基本数据集相关技术标准的规定。药品追溯数据记录和凭证保存期限应不少于五年。

②药品上市许可持有人和生产企业:应根据《药品追溯码编码要求》对其生产药品的各级销售包装单元赋码,并做好各级销售包装单元药品追溯码之间的关联。在赋码前,应向协同平台进行备案,服从协同平台统筹,保证药品追溯码的唯一性。备案内容主要包括药品追溯码发码机构基本信息、编码规则、药品标识码及其相关信息(生产企业、药品通用名称、剂型、制剂规格、包装规格及该药品对应的药品追溯系统服务地址等)。

在销售药品时,应向下游企业或医疗机构提供相关追溯信息,以便下游企业或医疗机构验证反馈;应能及时、准确获得所生产药品的流通、使用等全过程信息,并应按照监管要求,向监管部门提供相关数据;应通过药品追溯系统为消费者提供药品追溯信息查询,查询内容应符合《药品追溯消费者查询基本数据集》相关标准要求。

③药品经营企业:药品批发企业在采购药品时,应向上游企业索取相关追溯信息,在药品验收时进行核对,并将核对信息反馈给上游企业;在销售药品时,应向下游企业或使用单位提供相关追溯信息。

药品零售企业在采购药品时,应向上游企业索取相关追溯信息,在药品验收时进行核对,并将核对信息反馈给上游企业;在销售药品时,应保存销售记录明细,并及时更新售出药品的状态。

④药品使用单位:药品使用单位在采购药品时,应向上游企业索取相关追溯信息,在药品验收时进行核对,并将核对信息反馈给上游企业;在销售药品时,应保存销售记录明细,并及时更新售出药品的状态。

⑤药品监督管理部门:国务院药品监督管理部门应建设协同平台,提供准确的药品品种及企业基本信息、药品追溯码编码规则的备案和管理服务以及不同药品追溯系统的地址服务,为药品追溯系统互联互通提供支持。

国家级和省级药品监督管理部门应建设药品追溯监管系统,根据各自监管需求采集其行政区域内药品追溯相关数据,充分发挥追溯数据在日常监管、风险防控、产品召回、应急处置等监管工作中的作用。

⑥社会参与方:信息技术企业、行业组织等可作为第三方,按照有关法规和标准提供药品追溯专业服务。有关发码机构应有明确的编码规则,并协助药品上市许可持有人和生产企业将其基本信息、编码规则、药品标识码及相关信息向协同平台备案,确保药品追溯码的唯一性。

四、药品追溯码编码要求

药品追溯码是指用于唯一标识药品各级销售包装单元的代码,由一列数字、字母和(或)符号组成。

药品追溯码应关联药品上市许可持有人名称、药品生产企业名称、药品通用名称、药品批准文号、药品本位码、剂型、制剂规格、包装规格、生产日期、药品生产批号、有效期和单品序列号等信息;代码长度应为 20 个字符,前 7 位为药品标识码或符合 ISO 相关国际标准(如 ISO/IEC15459 系列标准)的编码规则。

五、疫苗信息化追溯体系建设要求

1. 建立疫苗信息化追溯系统 上市许可持有人承担疫苗信息化追溯系统建设的主要责任,按照"一物一码、物码同追"的原则建立疫苗信息化追溯系统,并与协同平台相衔接;要对所生产疫苗进行赋码,提供疫苗各级包装单元生产、流通追溯数据,实现疫苗追溯信息可查询。上市许可持有人可以自建也可通过第三方技术机构建立疫苗信息化追溯系统。疫苗信息化追溯系统应当满足有关标准规范,满足公众查询需求。

进口疫苗上市许可持有人可委托进口疫苗代理企业履行上述责任。

疫苗配送单位应当按照疫苗储存、运输管理相关要求,在完成疫苗配送业务的同时,根据合同约定向委托方提供相关追溯数据。

2. 社会参与方提供技术服务 信息技术企业、行业组织等单位可作为第三方技术机构,提供疫苗信息化追溯专业服务。相关发码机构应有明确的编码规则,并协助疫苗上市许可持有人将其基本信息、编码规则、疫苗标识等相关信息向协同平台备案,确保疫苗追溯码的唯一性和准确性。

> **本章小结**

本章介绍了药品经营管理的概念,药品经营的方式、类别与范围,药品经营许可管理,《药品经营质量管理规范》(GSP)的定义与基本内容,药品经营行为管理,网络药品经营管理与药品追溯制度。主要内容如下。

1. 药品经营是以药品上市许可持有人为核心,通过对药品信息流、物流、资金流的有效控制,将药品或药品物流服务提供给药品供应链中各个环节的参与方,并完成药品信息化追溯的过程。

2. 药品经营方式分为药品批发和药品零售;药品经营类别是药品零售企业药品经营许可证载明事项之一,具体分为处方药、甲类非处方药、乙类非处方药;药品经营范围包括麻醉药品、精神药品、医疗用毒性药品、生物制品、中药材、中药饮片、中成药、化学原料药及其制剂、抗生素原料药及其制剂、生化药品。

3. 开办药品经营企业应具备的条件:具有依法经过资格认定的药学技术人员,具有与所经营的药品相适应的营业场所、设备、仓储设施、卫生环境、计算机信息系统,具有与所经营药品相适应的质量管理机构或人员,具有保证药品质量的规章制度。

4. 国家鼓励药品零售连锁的措施有允许药品零售连锁企业委托符合 GSP 的企业配送药品,鼓励"互联网+药品流通"模式,推进基层医疗机构与连锁药店的合作,鼓励药品零售连锁企业进入农村市场。

5. 药品经营许可证分为正本和副本,有效期为 5 年,电子证书与纸质证书具有同等法律效力。药品经营许可证登载事项发生变更的,由原发证机关在副本上记录变更的内容和时间,并按变更后的内容重新核发药品经营许可证正本,收回原药品经营许可证正本。新核发的药品经营许可证证号、有效期不变。

6. 药品经营许可证可以申请核发、变更、换发、遗失补办、注销。

7. 《药品经营质量管理规范》(Good Supply Practice,GSP)意思为"良好的供应规范"。GSP 是针对药品流通过程中的计划采购、药品运输、购进验收、储存、销售及售后服务等环节制定的保证药品符合质量标准的一整套质量管理体系。

8. GSP 分为总则、药品批发的质量管理、药品零售的质量管理和附则四章内容。

9. GSP 的主要内容包括质量管理体系,组织机构与质量管理职责,质量管理体系文件,人员与培训,设施与设备,校准与验证,计算机系统,采购,收货与验收,储存与养护,药品陈列,药品出库、运输与配送,药品销售与售后管理,附则。

10. 药品经营行为管理包括药品上市许可持有人的经营行为管理要求、药品批发企业的经营行为管理要求、药品零售连锁企业总部的经营行为管理要求、药品零售企业的经营行为管理要求、涉药储运行为的管理要求、药品经营监督管理与监督检查。

11. 网络药品交易服务的类型分为企业对企业模式、企业对个人消费者模式、药品网络交易第三方平台模式、线上与线下联动模式。

12. 药品追溯是指通过记录和标识,正向追踪和逆向溯源药品的生产、流通和使用情况,获取药品全生命周期追溯信息的活动。

13. 药品信息化追溯体系是指药品上市许可持有人、生产企业、经营企业、使用单位、监管部门和社会参与方等,通过信息化手段,对药品生产、流通、使用等各环节的信息进行追踪、溯源的有机整体。

药师及执业药师考点

1. 药品经营许可证管理;

2. 《药品经营质量管理规范》;

3. 药品经营行为管理;

4. 网络药品经营管理;

5. 药品追溯。

→ 目标检测

目标检测答案

一、单项选择题

1.下列不属于药品经营类别的是( )。

A.处方药 　　　　B.甲类非处方药 　　　　C.乙类非处方药 　　　　D.中药饮片

2.药品经营企业持有的药品经营许可证有效期届满,应当在有效期届满前( ),向原发证机关申请换发。

A.3 个月 　　　　B.6 个月 　　　　C.12 个月 　　　　D.9 个月

3.药品批发企业负责人的资质要求是( )。

A.具有大专以上学历或中级以上专业技术职称

B.具有本科以上学历和执业药师资格

C.具有执业药师资格和 3 年以上质量管理工作经历

D.从事药学或中药学专业工作满 1 年

4.药品零售企业处方审核人员的资质要求是( )。

A.具有药学或相关专业大专以上学历 　　　　B.具有药学中级以上技术职称

C.具备执业药师资格 　　　　D.具有药学或相关专业本科以上学历

5.药品上市许可持有人是指( )。

A.取得药品注册证书的企业或药品研制机构　　B.药品批发企业

C.药品零售企业 　　　　D.涉药储运企业

6.对药品上市许可持有人、药品经营企业实施 GSP 情况在一个许可周期内至少监督检查( )。

A.1 次 　　　　B.2 次 　　　　C.3 次 　　　　D.5 次

7.( )不得在网上出售。

A.普通感冒药 　　　　B.普通妇科用药 　　　　C.防护口罩 　　　　D.乙肝疫苗

8.网络药品交易服务类型中 B-to-C 指的是( )。

A.企业对企业模式 　　　　B.企业对个人消费者模式

C.药品网络交易第三方平台模式 　　　　D.线上与线下联动模式

9.《药品经营质量管理规范》(2016 年版)分为( )。

A.十一章 七十五条 　　　　B.四章 一百八十四条

C.四章 一百三十八条 　　　　D.十章 一百零六条

10.药品整件数量在 2～50 件的,至少抽样( )。

A.1 件 　　　　B.2 件 　　　　C.3 件 　　　　D.5 件

11.企业委托运输药品应有记录,记录应当至少保存( )。

A.1 年 　　　　B.2 年 　　　　C.3 年 　　　　D.5 年

12.药品入库和出库必须执行( )。

A.检查制度 　　　　B.验收制度 　　　　C.监督制度 　　　　D.有关规定

13.根据《药品经营质量管理规范》,下列关于药品经营企业人工作业库房的药品储存和养护的说法,错误的是( )。

A.待销售出库的药品,应按色标管理要求标示为绿色

B.储存药品按批号堆码,不同批号的药品不得混垛

C.对直接接触药品最小包装破损的药品应进行隔离并按色标管理要求标示为黄色

D.储存药品库房的相对湿度应控制在 35％～75％

14.《麻醉药品和精神药品管理条例》中规定,只有经过审批的药品零售连锁企业定点门店方可经

营（   ）。

  A.麻醉药品   B.疫苗   C.医疗用毒性药品 D.第二类精神药品

15.药品追溯数据记录和凭证保存期限应不少于（   ）。

  A.1年   B.2年   C.3年   D.5年

二、多项选择题

1.药品经营类别具体分为（   ）。

  A.处方药   B.甲类非处方药   C.乙类非处方药

  D.第一类精神药品   E.疫苗

2.药品经营范围包括（   ）。

  A.麻醉药品   B.精神药品   C.生物制品

  D.化学药物   E.化学药品

3.以下属于国家鼓励药品零售连锁的措施有（   ）。

  A.允许药品零售连锁企业委托符合GSP的企业向企业所属门店配送药品

  B.鼓励"互联网＋药品流通"模式

  C.推进基层医疗机构与连锁药店的合作

  D.鼓励药品零售企业进入农村市场

  E.鼓励药品零售连锁企业合并

4.下列属于药品经营许可证许可事项变更的是（   ）。

  A.注册地址变更   B.质量负责人变更   C.经营范围变更

  D.企业名称变更   E.仓库地址变更

5.下列属于药品经营许可证注销情形的有（   ）。

  A.申请人主动申请注销药品经营许可证

  B.药品经营许可证有效期届满未申请换证的

  C.药品经营企业终止经营药品的

  D.药品经营许可证被依法撤销或吊销的

  E.营业执照被依法吊销或注销的

6.药品批发企业购进药品时（   ）。

  A.质量为首

  B.对首营企业应进行包括资格和质量保证能力的审核

  C.企业对首营品种应进行合法性和质量基本情况的审核

  D.购进药品合法企业所生产或经营的药品，具有法定的质量标准

  E.中药材应标明性状

7.《药品经营质量管理规范》对零售企业陈列的要求有（   ）。

  A.药品与非药品应分开陈列

  B.内服药与外用药应分开陈列

  C.处方药与非处方药应分开陈列

  D.危险品应专柜陈列

  E.易串味药品与一般药品应分开陈列

8.根据《药品经营许可证管理办法》，省级药品监督管理部门负责本辖区药品批发企业药品经营许可证的（   ）。

  A.发证   B.认证   C.换证

  D.变更   E.监督管理

9.（   ）不得在网上销售。

  A.疫苗   B.血液制品   C.精神药品

D. 放射性药品　　　　　　　　　E. 药品类易制毒化学品

10. 药品信息化追溯体系参与方包括(　　)。

A. 药品上市许可持有人　　　B. 生产企业　　　　　　　C. 经营企业

D. 使用单位　　　　　　　　　E. 监管部门和社会参与方

实训项目　药品零售企业药品陈列情况调研

【实训目的】

通过对药品零售企业药品陈列情况的调研,熟悉《药品经营质量管理规范》(2016年版)对药品陈列和摆放的具体要求,使学生加深理解课堂教学的内容。

【实训内容】

学生根据教师布置的任务,以小组为单位通过检索相关网站,查阅相关书籍、杂志及报纸等方式收集所需信息,做成PPT。以《药品经营质量管理规范》为依据,随机选择本市3家药品零售企业,对药品陈列情况进行调研,并对调研结果进行总结和分析。

【实训步骤】

1. 分组调研:将全班学生分成若干组,每组5人。组长领导开展调研,收集资料。

2. 撰写报告:各组将调研情况写成调研报告,字数不少于2000字。

3. 课堂讨论:将调研报告制作成PPT,各组推选一名同学现场陈述。其他小组同学可以提问,由陈述小组成员解答。

【实训评价】

任课教师根据各组PPT、调研报告和现场陈述等情况进行评价、总结。

内容	药品零售企业药品陈列情况调研PPT	调研报告	现场陈述
分值	30	30	40

(司　展)

医疗机构的药事管理

学习目标

知识目标

1.掌握　医疗机构药事管理相关部门和职责;医疗机构处方和处方调配管理。

2.熟悉　医疗机构药品储存和养护管理;医疗机构制剂管理;静脉用药集中调配程序。

3.了解　医疗机构药品配备和采购管理;临床药学管理。

能力目标

能够运用处方管理知识,正确进行处方调配和用药指导;能够运用所学知识,正确处理医疗机构药品使用过程中遇到的实际问题。

素质目标

能在学习过程中认真履行药学专业技术人员的职责和义务,做好药品质量管理、处方调剂、用药指导、临床药学等药学工作,树立"以患者为中心,保障患者安全用药"的职业素养。

案 例 导 学

国家统计局《中华人民共和国 2020 年国民经济和社会发展统计公报》数据显示,截至2020 年底,全国共有医疗卫生机构 102.3 万个,其中医院 3.5 万个,在医院中有公立医院1.2万个,民营医院 2.4 万个;基层医疗卫生机构 97.1 万个,其中乡镇卫生院 3.6 万个,社区卫生服务中心(站)3.5 万个,门诊部(所)29.0 万个,村卫生室 61.0 万个。

讨论:1.医疗机构的分类有哪些?

2.医疗机构药师的职责是什么?

第一节　医疗机构药事管理概述

一、医疗机构的概念及类别

医疗机构是以救死扶伤、防病治病、保障人们健康为宗旨,从事疾病诊断、治疗活动的社会组织。《医疗机构管理条例》和《医疗机构管理条例实施细则》所称医疗机构,是指依据《医疗机构管理条例》和《医疗机构管理条例实施细则》,经登记取得医疗机构执业许可证的机构。

医疗机构的主要类别如下:

(1)综合医院、中医医院、中西医结合医院、民族医医院、专科医院、康复医院；

(2)妇幼保健院、妇幼保健计划生育服务中心；

(3)社区卫生服务中心、社区卫生服务站；

(4)中心卫生院、乡(镇)卫生院、街道卫生院；

(5)疗养院；

(6)综合门诊部、专科门诊部、中医门诊部、中西医结合门诊部、民族医门诊部；

(7)诊所、中医诊所、民族医诊所、卫生所、医务室、卫生保健所、卫生站；

(8)村卫生室(所)；

(9)急救中心、急救站；

(10)临床检验中心；

(11)专科疾病防治院、专科疾病防治所、专科疾病防治站；

(12)护理院、护理站；

(13)医学检验实验室、病理诊断中心、医学影像诊断中心、血液透析中心、安宁疗护中心；

(14)其他诊疗机构。

截至 2021 年末，全国共有医疗卫生机构 103.1 万个，其中医院 3.7 万个，在医院中有公立医院 1.2 万个，民营医院 2.5 万个；基层医疗卫生机构 97.7 万个，其中乡镇卫生院 3.5 万个，社区卫生服务中心(站)3.6 万个，门诊部(所)30.7 万个，村卫生室 59.9 万个；专业公共卫生机构 1.3 万个，其中疾病预防控制中心 3380 个，卫生监督所(中心)2790 个。卫生技术人员 1123 万人，其中执业医师和执业助理医师 427 万人，注册护士 502 万人。医疗卫生机构床位 957 万张，其中医院 748 万张，乡镇卫生院 144 万张。

二、医疗机构药事管理的含义

2011 年 1 月 30 日，原中华人民共和国卫生部、国家中医药管理局、原总后勤部卫生部联合颁发的《医疗机构药事管理规定》明确指出："医疗机构药事管理，是指医疗机构以病人为中心，以临床药学为基础，对临床用药全过程进行有效的组织实施与管理，促进临床科学、合理用药的药学技术服务和相关的药品管理工作。"

国家卫生健康委员会(简称卫健委)、国家中医药管理局负责全国医疗机构药事管理工作的监督管理。县级以上地方卫生行政部门、中医药行政管理部门负责本行政区域内医疗机构药事管理工作的监督管理。军队卫生行政部门负责军队医疗机构药事管理工作的监督管理。

第二节 医疗机构的药事组织

医疗机构药事管理和药学工作是医疗工作的重要组成部分。医疗机构应当根据《医疗机构药事管理规定》设置药事管理组织和药学部门。

一、药事管理与药物治疗学委员会

(一)药事管理与药物治疗学委员会(组)设置

二级以上医院应当设立药事管理与药物治疗学委员会；其他医疗机构应当成立药事管理与药物治疗学组。药事管理与药物治疗学委员会(组)应当建立健全相应工作制度，日常工作由药学部门负责。

(二)药事管理与药物治疗学委员会(组)成员

二级以上医院药事管理与药物治疗学委员会委员由具有高级技术职务任职资格的药学、临床医学、护理和医院感染管理、医疗行政管理等人员组成。其他医疗机构药事管理与药物治疗学组的成员由药学、医务、护理、医院感染、临床科室等部门负责人和具有药师、医师以上专业技术职务任职资格人员组成。

医疗机构负责人任药事管理与药物治疗学委员会(组)主任委员,药学和医务部门负责人任药事管理与药物治疗学委员会(组)副主任委员。

(三)药事管理与药物治疗学委员会(组)职责

药事管理与药物治疗学委员会(组)的职责如下。

(1)贯彻执行医疗卫生及药事管理等有关法律、法规、规章。审核、制订本机构药事管理和药学工作规章制度,并监督实施。

(2)制订本机构药品处方集和基本用药供应目录。

(3)推动药物治疗相关临床诊疗指南和药物临床应用指导原则的制订与实施,监测、评估本机构药物使用情况,提出干预和改进措施,指导临床合理用药。

(4)分析、评估用药风险和药品不良反应、药品损害事件,并提供咨询与指导。

(5)建立药品遴选制度,审核本机构临床科室申请的新购入药品,调整药品品种或者供应企业,申报医院制剂等事宜。

(6)监督、指导麻醉药品、精神药品、医疗用毒性药品及放射性药品的临床使用与规范化管理。

(7)对医务人员进行有关药事管理法律法规、规章制度和合理用药知识教育培训。

(8)向公众宣传安全用药知识。

二、药学部门

(一)药学部门设置

医疗机构应当根据本机构功能、任务、规模设置相应的药学部门,配备和提供与药学部门工作任务相适应的专业技术人员、设备和设施。

三级医院设置药学部,并可根据实际情况设置二级科室;二级医院设置药剂科;其他医疗机构设置药房。

(二)药学部门任务

药学部门具体负责药品管理、药学专业技术服务和药事管理工作,开展以患者为中心,以合理用药为核心的临床药学工作,组织药师参与临床药物治疗,提供药学专业技术服务。药学部门应当建立健全相应工作制度、操作规程和工作记录,并组织实施。

由于医院的规模、性质和任务不同,医院药学部门的任务也不完全一致。基本任务如下。

(1)根据医院医疗、预防、教学、科研、保健的需要,做好药品的采购、保管、供应、管理工作。

(2)严格遵守操作规程,及时、准确地调配处方或摆药发药。

(3)有条件的医院可配制临床常用、疗效确切而市场无供应的制剂。

(4)加强药品质量管理、建立健全药品监控和质量检验制度,保证临床用药安全有效。

(5)积极开展临床药学工作,做好用药咨询、处方分析、药品不良反应监测等工作,逐步推行临床药师制度。

(6)运用药物经济学的方法对医院药品资源利用状况、药品使用状况进行研究评估。

(7)围绕合理用药和新药开发开展药效学、药动学、新剂型、安全性等药学研究。

(8)承担医药院校学生教学、实习及药学人员进修任务,组织开展药学专业技术人员规范化培训教育和药学继续教育,提高其总体素质。

(9)组织药品法律法规在医院的实施,并对落实、执行、检查情况实行监督检查。

我国综合性医院药学部门内设机构的组织结构图见图 11-1,各医院可以参照此图设置必需的部门。

(三)药学部门负责人任职条件

二级以上医院药学部门负责人应当具有高等学校药学专业或者临床药学专业本科以上学历,及本专业高级技术职务任职资格;除诊所、卫生所、医务室、卫生保健所、卫生站以外的其他医疗机构药

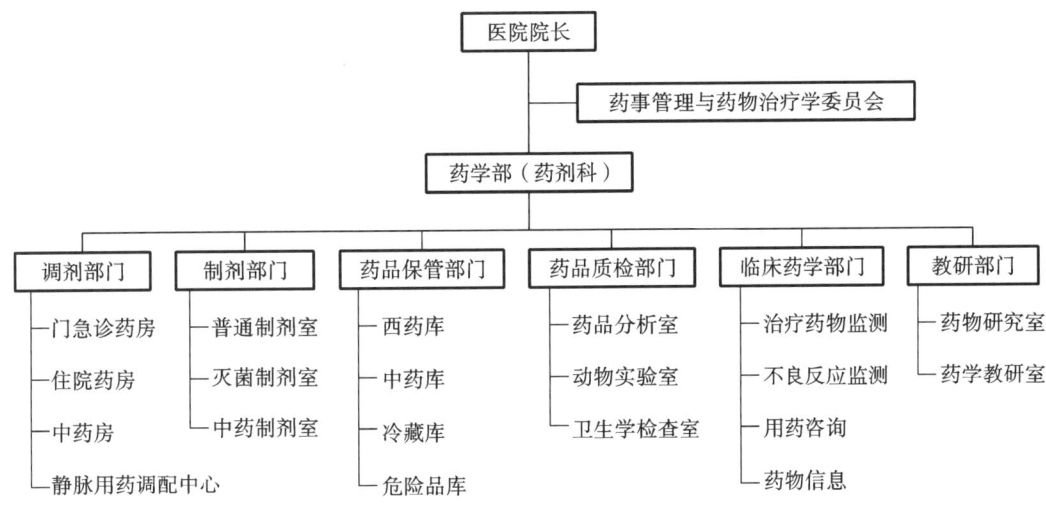

图 11-1　我国综合性医院药学部门内设机构的组织结构图

学部门负责人应当具有高等学校药学专业专科以上或者中等学校药学专业学历,及药师以上专业技术职务任职资格。

(四)药学专业技术人员

医疗机构应当配备依法经过资格认定的药师或者其他药学专业技术人员,负责本单位的药品管理、处方审核和调配、合理用药指导等工作。非药学专业技术人员不得直接从事药剂技术工作。

医疗机构药学专业技术人员按照有关规定取得相应的药学专业技术职务任职资格。医疗机构药学专业技术人员不得少于本机构卫生专业技术人员的8%。建立静脉用药调配中心(室)的医疗机构应当根据实际需要另行增加药学专业技术人员数量。

医疗机构应当根据本机构性质、任务、规模配备适当数量临床药师,二级综合医院药剂科的药学人员中具有高等医药院校临床药学专业或者药学专业全日制本科以上学历的,应当不低于医学专业技术人员总数的20%。三级医院临床药师不少于5名,二级医院临床药师不少于3名。临床药师应当具有高等学校临床药学专业或者药学专业本科以上学历,并应当经过规范化培训。

医疗机构直接接触药品的药学人员,应当每年进行健康检查。患有传染病或者其他可能污染药品的疾病的,不得从事直接接触药品的工作。

医疗机构应当加强对药学专业技术人员的培养、考核和管理,制订培训计划,组织药学专业技术人员参加毕业后规范化培训和继续医学教育,将完成培训及取得继续医学教育学分情况作为药学专业技术人员考核、晋升专业技术职务任职资格和专业岗位聘任的条件之一。

(五)医疗机构药师工作职责

(1)负责药品采购供应、处方或者用药医嘱审核、药品调剂、静脉用药集中调配和医院制剂配制,指导病房(区)护士请领、使用与管理药品。

(2)参与临床药物治疗,进行个体化药物治疗方案的设计与实施,开展药学查房,为患者提供药学专业技术服务。

(3)参加查房、会诊、病例讨论和疑难、危重患者的医疗救治,协同医师做好药物使用遴选,对临床药物治疗提出意见或调整建议,与医师共同对药物治疗负责。

(4)开展抗菌药物临床应用监测,实施处方点评与超常预警,促进药物合理使用。

(5)开展药品质量监测,药品严重不良反应和药品损害的收集、整理、报告等工作。

(6)掌握与临床用药相关的药物信息,提供用药信息与药学咨询服务,向公众宣传合理用药知识。

(7)结合临床药物治疗实践,进行药学临床应用研究;开展药物利用评价和药物临床应用研究;参与新药临床试验和新药上市后安全性与有效性监测。

(8)其他与医院药学相关的专业技术工作。

第三节 医疗机构药品质量管理

一、医疗机构药品质量管理的概念和目标

(一)医疗机构药品质量管理的概念

医疗机构药品质量管理是指对医疗机构医疗、科研所需药品的准入、采购、储存、分配、使用和评价等方面的管理。从管理对象来分,医疗机构药品质量管理包括一般医疗用药品管理,特殊管理药品、科研用药品,特别是研究中新药的管理,中药材(中药饮片)的管理。从管理类型来分,医疗机构药品管理分为质量管理和经济管理。

(二)医疗机构药品质量管理的目标

(1)保障医疗机构医疗、科研所需药品的供应,并保证准确无误。

(2)贯彻国家药事相关法规,保证所供应的药品质量合格、安全、有效。

(3)符合国家医疗卫生政策和医疗机构的经济、财政管理制度,贯彻减轻患者和国家负担的原则。

二、药品配备、购进渠道和采购管理

(一)医疗机构药品配备

国家发改委、原卫生部等九部委于 2009 年 8 月 18 日发布了《关于建立国家基本药物制度的实施意见》,这标志着我国建立国家基本药物制度工作正式实施。基本药物是适应基本医疗卫生需求,剂型适宜,价格合理,能够保障供应,公众可公平获得的药品。

国家基本药物目录是医疗机构配备、使用药品的依据。《关于印发国家基本药物目录管理办法的通知》(国卫药政发〔2015〕52 号)规定:政府举办的基层医疗卫生机构全部配备和使用基本药物,其他各类医疗机构也都必须按规定使用基本药物。

《国务院办公厅关于完善国家基本药物制度的意见》(国办发〔2018〕88 号)指出:国家基本药物制度是药品供应保障体系的基础,是医疗卫生领域基本公共服务的重要内容。强调各级医疗机构全面配备、优先使用基本药物。

国家卫健委、国家中医药局联合印发的《关于进一步加强公立医疗机构基本药物配备使用管理的通知》(国卫药政发〔2019〕1 号)指出:要落实基本药物全面配备,确保基本药物主导地位,国家基本药物目录是各级医疗卫生机构配备、使用药品的依据,基本药物配备、使用是实施国家基本药物制度的核心环节;促进上下级医疗机构用药衔接,鼓励各地以市或具为单位,规范统一辖区内公立医疗机构用药的品种、剂型、规格,指导公立医疗机构全面配备基本药物,实现用药协调联动。

2020 年 2 月 26 日,国家卫健委、国家医保局、国家药监局等六部委联合印发《加强医疗机构药事管理促进合理用药的意见的通知》,明确要加强医疗机构药品配备管理。医疗机构要依据安全、有效、经济的用药原则和本机构疾病治疗特点,及时优化本机构用药目录。国家以临床用药需求为导向,动态调整国家基本药物目录。各地要加大力度促进基本药物优先配备、使用,推动各级医疗机构形成以基本药物为主导的"1+X"用药模式。"1"为国家基本药物目录;"X"为非基本药物,应当经过医疗机构药事管理与药物治疗学委员会充分评估论证,并优先选择国家组织集中采购和使用的药品及国家医保目录药品。

(二)医疗机构药品购进渠道和采购管理(集中采购)

2010 年 7 月,原卫生部、国务院纠风办、国家发改委、原监察部、财政部、原国家工商总局、原国家食药监局联合发布实施的《医疗机构药品集中采购工作规范》要求:实行以政府主导、以省(区、市)为单位的医疗机构网上药品集中采购工作。医疗机构和药品生产经营企业购销药品必须通过各省(区、市)政府建立的非营利性药品集中采购平台开展采购,实行统一组织、统一平台和统一监管。2019 年

12月19日,国家卫生健康委办公厅发布了《国家卫生健康委办公厅关于进一步做好国家组织药品集中采购中选药品配备使用工作的通知》(国卫办医函〔2019〕889号),在全国范围内推广国家组织药品集中采购和使用试点集中带量采购模式。

1.采购部门 《医疗机构药事管理规定》中规定:医疗机构临床使用的药品应当由药学部门统一采购供应。经药事管理与药物治疗学委员会(组)审核同意,核医学科可以购用、调剂本科所需的放射性药品。其他科室或者部门不得从事药品的采购、调剂活动,不得在临床使用非药学部门采购供应的药品。

2.采购方式 2015年,国务院办公厅发布的《关于完善公立医院药品集中采购工作的指导意见》明确规定:医院使用的所有药品(不含中药饮片)均应通过省级药品集中采购平台采购。

3.药品集中采购程序

(1)各医疗机构制订、提交拟集中招标采购的药品品种、规格和数量。

(2)汇总各医疗机构提交的药品采购计划。

(3)依法组织专家委员会审核各医疗机构提交的采购计划,确定集中采购的药品品种、规格、数量,并向医疗机构反馈。

(4)确定采购方式,编制、发送招标采购工作文件。

(5)审核投标人(药品供应企业)的合法性、信誉和能力,确认其资格。

(6)审核投标产品的批准文件和近期自检合格证明文件。

(7)组织开标、评标或谈判,确定中标企业和药品品种、品牌、规格、数量、价格、供货方式及其他约定。

(8)组织医疗机构直接与中标企业按招标结果签订购销合同。购销合同应符合国家有关法律法规规定,明确购销双方的权利和义务。

(9)合同各方依据招标文件和购销合同做好药品配送工作。

三、药品进货检查验收制度和购进记录管理

(一)药品进货检查验收制度

(1)医疗机构必须从具有药品生产、经营资格的企业购进药品。

(2)医疗机构必须建立和执行进货验收制度,购进药品应当逐批验收,并建立真实、完整的药品验收记录。医疗机构接受捐赠药品、从其他医疗机构调入急救药品也应当遵守规定。

(3)药品验收记录应当包括药品通用名称、生产厂商、规格、剂型、批号、生产日期、有效期、批准文号、供货单位、数量、价格、购进日期、验收日期、验收结论等内容。验收记录必须保存至超过药品有效期1年,且不得少于3年。

(二)药品购进记录管理

医疗机构购进药品时,应当按照《药品经营质量管理规范》有关规定,索取、查验、保存供货企业有关证件、资料、票据。

1.对供货企业有关证件、资料的查验

(1)查验供货企业的合法性,即供货企业应当提供加盖本企业原印章的药品生产许可证或药品经营许可证和营业执照的复印件。

(2)查验供货品种的合法性,即供货企业应当提供加盖本企业原印章的所销售药品的批准证明文件复印件。

(3)进口药品合法性的查验:即医疗机构在采购进口药品时,供货企业应按照国家有关规定提供加盖本企业原印章的进口药品注册证和进口药品检验报告书等相关证明文件复印件。

(4)销售人员资质的查验:药品生产企业、药品批发企业派出销售人员销售药品的,还应当提供加盖本企业原印章的授权书复印件。授权书原件应当载明授权销售的品种、地域、期限,注明销售人员的身份证号码,并加盖本企业原印章和企业法定代表人印章(或者签名)。销售人员应当出示授权书

知识链接
11-1

原件及本人身份证原件,供药品采购方核实。

2. 索取供货企业的票据 从药品生产企业、药品批发企业采购药品时,供货企业开具的票据应标明供货单位名称、药品名称、生产厂商、批号、数量、价格等内容。

3. 供货企业留存资料和销售凭证的保存时间 按规定对留存的药品生产、经营企业的资料和销售凭证,应当保存至超过药品有效期1年,且不得少于3年。

四、药品储存和养护管理

(一)药品储存管理

医疗机构应当有专用的场所和设施、设备储存药品。药品的存放应当符合药品说明书标明的条件。药品应按照其自然属性分库、分区、分垛存放,在储存过程中应做到以下几点。

1. 实行色标管理 色标管理指用不同颜色的设施来分隔不用性质的库区或货位的管理方式。一般情况下,合格品库(区)、发货库(区)、零货称取库(区)为绿色;待验库(区)、退货库(区)为黄色;不合格品库(区)为红色。

2. 分类储存管理

(1)处方药与非处方药分开。

(2)内服药与外用药分开。

(3)性质相互影响、容易串味的品种与其他的药品分开。

(4)新药、贵重药品与其他药品分开。

(5)国家基本医疗保险药品目录的药品与其他药品分开。

(6)医院自配制剂与外购药品分开。

3. 专库(区)或单独存放管理 下列七类药品要做到专库(区)或单独存放。

(1)麻醉药品。

(2)一类精神药品。

(3)医疗用毒性药品。

(4)放射性药品。

(5)易燃、易爆危险性药品。

(6)准备退货药品,过期、霉变等不合格药品。

(7)对储存环境的某些条件(如光线和温度)有要求的药品。

(二)药品养护管理

医疗机构应当配备药品养护人员,定期对储存药品进行检查和养护,监测和记录储存区域的温度、湿度,维护储存设施与设备,并建立相应的养护档案。

1. 养护条件

(1)医疗机构应设立与储存要求相适应的冷库,温度控制在2～10℃;阴凉库,温度为0～20℃;常温库,温度为0～30℃。各库的相对湿度应保持在35%～75%。

(2)配置避光设施:可设计成不采自然光的库房或为库房的门、窗悬挂深色布帘等避光措施,以便存放易受光线影响而引起质量下降的药品。

(3)配置防虫、防鼠、防霉、防火、防爆及通风设施的库房,应保持其结构与外环境的严密性,通风口处应装有严密的金属滤网。

2. 养护要求

(1)制订岗位工作制度:①在库药品养护管理制度;②养护设备、装置维护保养制度;③库房(区)清洁卫生制度。

(2)制订监督检查制度:①规定人员,规定时间,对在库药品的存放位置与状态、包装标识与状态等内容进行检查;②对养护设备、装置的运行状态进行检查,排除故障,消除隐患,保持完好性。

(3)建立检查及异常处理记录:①对在库药品进行质量检查记录;②建立养护装置的运行检查与

维护保养记录;③建立药品库房的温度、湿度记录。

(三)药品有效期管理

《医疗机构药品监督管理办法(试行)》规定:医疗机构应当建立药品效期管理制度。药品发放应当遵循"近效期先出"的原则。

1. 药品有效期的概念 药品有效期是指在一定储存条件下,能够保证药品质量合格的期限。《药品管理法》规定,超过有效期的药品按照劣药论处。

2. 药品有效期的表示方法

(1)我国药品有效期的表示方法:2006 年,原国家食品药品监督管理局发布的《药品说明书和标签管理规定》中规定,药品标签中的有效期应当按照年、月、日的顺序标注,年份用四位数字表示,月、日用两位数字表示。其具体标注格式为"有效期至××××年××月"或者"有效期至××××年××月××日";也可以用数字和其他符号表示为"有效期至××××.××."或者"有效期至××××/××/××"等。有效期若标注到日,应当为起算日期对应年月日的前一天,若标注到月,应当为起算月份对应年月的前一月。

(2)世界各国对年、月、日的表示方法:部分欧洲国家是按日-月-年排列,如 15/10/2019,或 15th Oct.2019,即指 2019 年 10 月 15 日;美国产品大多按月-日-年排列,如上例则表示为 10/15/2019,或 Oct.15th 2019;日本产品按年-月-日排列,如上例表示为 2019-10-15。

> **课堂互动**

某药品使用说明书上标明该药有效期为 2020 年 6 月,说明该药可以使用到什么时间?

第四节 医疗机构处方和处方调配管理

一、处方的概述

(一)处方的定义

2007 年 5 月 1 日起实施的《处方管理办法》明确规定:处方是指由注册的执业医师和执业助理医师(以下简称医师)在诊疗活动中为患者开具的、由取得药学专业技术职务任职资格的药学专业技术人员(以下简称药师)审核、调配、核对,并作为患者用药凭证的医疗文书。处方包括医疗机构病区用药医嘱单。处方是医师对患者用药的书面文件,是药剂人员调配药品的依据,具有法律、技术、经济责任。

(二)处方的格式

处方由前记、正文和后记三个部分组成。

1. 前记 前记包括医疗、预防、保健机构名称,处方编号,费别,患者姓名、性别、年龄、门诊或住院病历号,科别或病室和床位号,临床诊断,开具日期等,并可添列专科要求的项目。

2. 正文 正文是处方的重要部分,以 Rp 或 R(拉丁文 Recipe"请取"的缩写)标示,分列药品名称、规格、数量、用法用量。

3. 后记 后记包括医师签名和(或)加盖的专用签章,药品金额,以及审核、调配、核对、发药的药学专业技术人员签名。

常见处方格式见图 11-2。

(三)处方的颜色

(1)普通处方的印刷用纸为白色。

扫码
看彩图

图 11-2

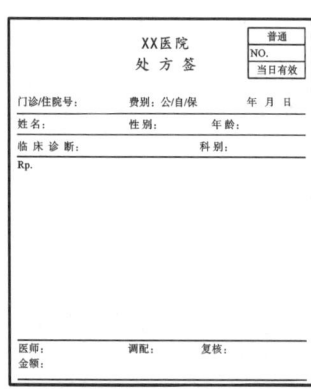

普通处方（白色）

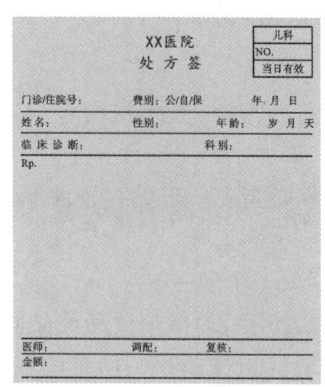

儿科处方（绿色）

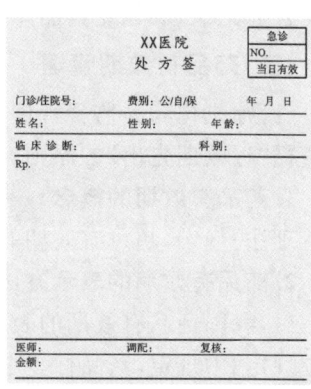

急诊处方（黄色）

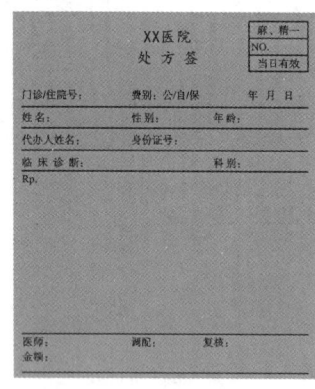

精麻处方（红色）

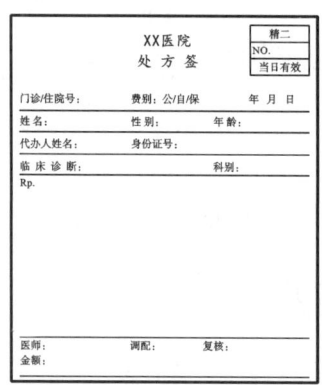

精二处方（白色）

图 11-2　常见处方格式

（2）急诊处方印刷用纸为淡黄色，右上角标注"急诊"。

（3）儿科处方印刷用纸为淡绿色，右上角标注"儿科"。

（4）麻醉药品和第一类精神药品处方印刷用纸为淡红色，右上角标注"麻、精一"。

（5）第二类精神药品处方印刷用纸为白色，右上角标注"精二"。

知识链接
11-2

二、处方权和处方开具要求

（一）处方权

（1）经注册的执业医师在执业地点取得相应的处方权。经注册的执业助理医师在医疗机构开具的处方，应当经所在执业地点执业医师签名或加盖专用签章后方有效。

（2）经注册的执业助理医师在乡、民族乡、镇、村的医疗机构独立从事一般的执业活动，可以在注册的执业地点取得相应的处方权。

（3）医师在注册的医疗机构签名留样或者专用签章备案后，方可开具处方。

（4）医疗机构应当按照有关规定，对本机构医师和药师进行麻醉药品和精神药品使用知识和规范化管理的培训。医师经考核合格后取得麻醉药品和第一类精神药品的处方权，药师经考核合格后取得麻醉药品和第一类精神药品调剂资格。

（5）医师取得麻醉药品和第一类精神药品处方权后，方可在本机构开具麻醉药品和第一类精神药品处方，但不得为自己开具该类药品处方。药师取得麻醉药品和第一类精神药品调剂资格后，方可在本机构调剂麻醉药品和第一类精神药品。

（6）试用期人员开具处方，应当经所在医疗机构有处方权的执业医师审核并签名或加盖专用签章后方有效。

（7）进修医师由接收进修的医疗机构对其胜任本专业工作的实际情况进行认定后授予相应的处方权。

（二）处方的开具要求

（1）医师应当根据医疗、预防、保健需要，按照诊疗规范、药品说明书中的药品适应证、药理作用、用法、用量、禁忌、不良反应和注意事项等开具处方。开具医疗用毒性药品、放射性药品的处方应当严格遵守有关法律、法规和规章的规定。

（2）医师开具处方应当使用经药品监督管理部门批准并公布的药品通用名称、新活性化合物的专利药品名称和复方制剂药品名称。医师开具院内制剂处方时应当使用经省级卫生行政部门审核、药品监督管理部门批准的名称。医师可以使用由国务院卫生行政管理部门公布的药品习惯名称开具处方。

（3）处方开具当日有效。特殊情况下需延长有效期的，由开具处方的医师注明有效期限，但有效期最长不得超过 3 日。

（4）处方一般不得超过 7 日用量；急诊处方一般不得超过 3 日用量；对于某些慢性病、老年病或特殊情况，处方用量可适当增大，但医师应当注明理由。医疗用毒性药品、放射性药品的处方用量应当严格按照国家有关规定执行。

（5）医师应当按照国务院卫生行政管理部门制定的麻醉药品和精神药品临床应用指导原则，开具麻醉药品、第一类精神药品处方。

（6）门（急）诊癌症疼痛患者和中、重度慢性疼痛患者需长期使用麻醉药品和第一类精神药品的，首诊医师应当亲自诊查患者，建立相应的病历，要求其签署知情同意书。

病历中应当留存下列材料复印件：

①二级以上医院开具的诊断证明；

②患者户口簿、身份证或者其他相关有效身份证明文件；

③为患者代办人员身份证明文件。

（7）除需长期使用麻醉药品和第一类精神药品的门（急）诊癌症疼痛患者和中、重度慢性疼痛患者外，麻醉药品注射剂仅限于医疗机构内使用。

（8）为门（急）诊患者开具的麻醉药品注射剂，每张处方为一次常用量；控、缓释制剂，每张处方不得超过 7 日常用量；其他剂型，每张处方不得超过 3 日常用量。

第一类精神药品注射剂，每张处方为一次常用量；控、缓释制剂，每张处方不得超过 7 日常用量；其他剂型，每张处方不得超过 3 日常用量。哌甲酯用于治疗儿童多动症时，每张处方不得超过 15 日常用量。

第二类精神药品一般每张处方不得超过 7 日常用量；对于慢性病或某些特殊情况的患者，处方用量可以适当增大，医师应当注明理由。

（9）为门（急）诊癌症疼痛患者和中、重度慢性疼痛患者开具的麻醉药品、第一类精神药品注射剂，每张处方不得超过 3 日常用量；控、缓释制剂，每张处方不得超过 15 日常用量；其他剂型，每张处方不得超过 7 日常用量。

（10）为住院患者开具的麻醉药品和第一类精神药品处方应当逐日开具，每张处方为 1 日常用量。

（11）对于需要特别加强管制的麻醉药品，盐酸二氢埃托啡处方为一次常用量，仅限于二级以上医院内使用；盐酸哌替啶处方为一次常用量，仅限于医疗机构内使用。

（12）医疗机构应当要求长期使用麻醉药品和第一类精神药品的门（急）诊癌症患者和中、重度慢性疼痛患者，每 3 个月复诊或者随诊一次。

（13）医师利用计算机开具、传递普通处方时，应当同时打印出纸质处方，其格式与手写处方一致；打印的纸质处方经签名或者加盖签章后有效。药师核发药品时，应当核对打印的纸质处方，无误后发给药品，并将打印的纸质处方与计算机传递处方同时收存备查。

三、处方调剂权及程序

调剂是指配药、配方、发药，又称调配处方。它是专业性、技术性、管理性、法律性、事务性、经济性综合一体的活动过程,也是药学人员、医护人员协同活动的过程。通过这个过程,药品从药房转移到用药者手中,这是药品使用的重要环节。

(一)处方调剂权

(1)取得药学专业技术职务任职资格的人员方可从事处方调剂工作。

(2)药师在执业的医疗机构取得处方调剂资格。药师签名或者专用签章式样应当在本医疗机构留样备查。

(3)具有药师以上专业技术职务任职资格的人员负责处方审核、评估、核对、发药,以及安全用药指导;药士从事处方调配工作。

(二)处方调剂程序

(1)调配处方:认真审核处方,准确调配药品,正确书写药袋或粘贴标签,注明患者姓名和药品名称、用法、用量、包装。

(2)交付药品:向患者交付药品时,按照药品说明书或者处方用法,进行用药交代与指导,包括每种药品的用法、用量和注意事项等。

调剂流程见图11-3。

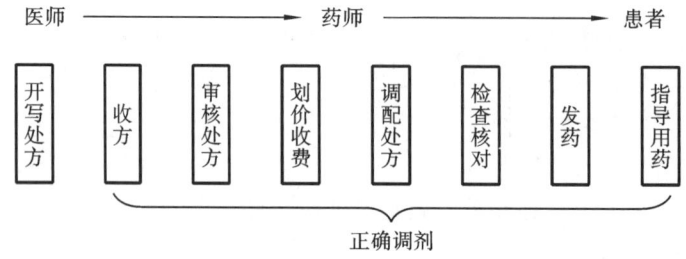

图 11-3　调剂流程示意图

四、处方调剂要求

药学专业技术人员应当严格按照《药品管理法》《处方管理办法》、药品调剂质量管理规范等法律、法规、规章制度和技术操作规程,认真审核处方或者用药医嘱,经适宜性审核后调剂配发药品。

(1)药师应当凭医师开具的处方调剂处方药品,非经医师开具的处方不得调剂。

(2)药师应当按照操作规程调剂处方药品:认真审核处方,准确调配药品,正确书写药袋或粘贴标签,注明患者姓名和药品名称、用法、用量;向患者交付药品时,按照药品说明书或者处方用法,进行用药交代与指导,包括每种药品的用法、用量、注意事项等。

(3)药师应当认真逐项检查处方前记、正文和后记书写是否清晰、完整,并确认处方的合法性。

(4)药师应当对处方用药适宜性进行审核,审核内容如下。

①规定必须做皮试的药品,处方医师是否注明过敏试验及结果的判定;

②处方用药与临床诊断的相符性;

③剂量、用法的正确性;

④选用剂型与给药途径的合理性;

⑤是否有重复给药现象;

⑥是否有潜在临床意义的药物相互作用和配伍禁忌;

⑦其他用药不适宜情况。

(5)药师经处方审核后,认为存在用药不适宜时,应当告知处方医师,请其确认或者重新开具处方。药师发现严重不合理用药或者用药错误,应当拒绝调剂,及时告知处方医师,并应当及时记录,按照有关规定报告。

(6)药师调剂处方时必须做到"四查十对":查处方,对科别、姓名、年龄;查药品,对药名、剂型、规格、数量;查配伍禁忌,对药品性状、用法用量;查用药合理性,对临床诊断。

(7)药师在完成处方调剂后,应当在处方上签名或者加盖专用签章。

(8)药师应当对麻醉药品和第一类精神药品处方,按年月日逐日编制顺序号。

(9)药师对于不规范处方或者不能判定其合法性的处方,不得调剂。

五、处方点评制度

为了提高处方质量,促进合理用药,保障医疗安全,根据《药品管理法》《中华人民共和国执业医师法》《医疗机构管理条例》《处方管理办法》等有关法律、法规、规章,2010 年原卫生部制定并印发了《医院处方点评管理规范(试行)》,用以规范医院处方点评工作。

医院处方点评工作在医院药事管理与药物治疗学委员会(组)和医疗质量管理委员会领导下,由医院医疗管理部门和药学部门共同组织实施。

(一)处方点评的概念

处方点评是根据相关法规、技术规范,对处方书写的规范性及药物临床使用的适宜性(用药适应证、药物选择、给药途径、用法、用量、药物相互作用、配伍禁忌等)进行评价,发现存在或潜在的问题,制订并实施干预和改进措施,促进临床药物合理应用的过程。

(二)处方点评的结果

处方点评结果分为合理处方和不合理处方。不合理处方包括不规范处方、用药不适宜处方及超常处方。

(1)有下列情况之一的,应当判定为不规范处方:

①处方的前记、正文、后记内容缺项,书写不规范或者字迹难以辨认的;

②医师签名、签章不规范或者与签名、签章的留样不一致的;

③药师未对处方进行适宜性审核的(处方后记的审核、调配、核对、发药栏目无审核调配药师及核对发药药师签名,或者单人值班调剂未执行双签名规定);

④新生儿、婴幼儿处方未写明日龄、月龄的;

⑤西药、中成药与中药饮片未分别开具处方的;

⑥未使用药品规范名称开具处方的;

⑦药品的剂量、规格、数量、单位等书写不规范或不清楚的;

⑧用法、用量使用"遵医嘱""自用"等含糊不清字句的;

⑨处方修改未签名并注明修改日期,或药品超剂量使用未注明原因和再次签名的;

⑩开具处方未写临床诊断或临床诊断书写不全的;

⑪单张门(急)诊处方超过 5 种药品的;

⑫无特殊情况下,门诊处方超过 7 日用量,急诊处方超过 3 日用量,慢性病、老年病或特殊情况下需要适当增大处方用量未注明理由的;

⑬开具麻醉药品、精神药品、医疗用毒性药品、放射性药品等特殊管理药品处方未执行国家有关规定的;

⑭医师未按照抗菌药物临床应用管理规定开具抗菌药物处方的;

⑮中药饮片处方药物未按照"君、臣、佐、使"的顺序排列,或未按要求标注药物调剂、煎煮等特殊要求的。

(2)有下列情况之一的,应当判定为用药不适宜处方:

①适应证不适宜的;

②遴选的药品不适宜的;

③药品剂型或给药途径不适宜的;

④无正当理由不首选国家基本药物的;

⑤用法、用量不适宜的;

⑥联合用药不适宜的;

⑦重复给药的;

⑧有配伍禁忌或者不良相互作用的;

⑨其他用药不适宜情况的。

(3)有下列情况之一的,应当判定为超常处方:

①无适应证用药;

②无正当理由开具高价药的;

③无正当理由超说明书用药的;

④无正当理由为同一患者同时开具 2 种以上药理作用相同药物的。

六、处方保存期限及销毁程序

处方由调剂处方药品的医疗机构妥善保存。普通处方、急诊处方、儿科处方保存期限为 1 年,医疗用毒性药品、第二类精神药品处方保存期限为 2 年,麻醉药品和第一类精神药品处方保存期限为 3 年。

处方保存期满后,经医疗机构主要负责人批准、登记备案,方可销毁。

第五节　医疗机构制剂管理

医疗机构制剂又称医院制剂、院内制剂、医院自制制剂、医院自配制剂,是指医疗机构根据本单位临床需要经批准而配制、自用的固定处方制剂。医疗机构配制的制剂,应当是市场上没有供应的品种。

一、医疗机构制剂室管理

《中华人民共和国药品管理法实施条例》规定:医疗机构设立制剂室,应当向所在地省、自治区、直辖市人民政府卫生行政部门提出申请,经审核同意后,报同级人民政府药品监督管理部门审批;省、自治区、直辖市人民政府药品监督管理部门验收合格的,予以批准,发给医疗机构制剂许可证。

《医疗机构制剂配制质量管理规范》(GPP)(试行)是医疗机构制剂配制和质量管理的基本准则,适用于制剂配制的全过程。该规范对医疗机构制剂室管理提出了具体要求。

(一)机构与人员

(1)医疗机构制剂配制应在药剂部门设制剂室、药检室和质量管理组织。机构与岗位人员的职责应明确,并配备具有相应素质及相应数量的专业技术人员。

(2)医疗机构负责人对 GPP 的实施及制剂质量负责。

(3)制剂室和药检室的负责人应具有大专以上药学或相关专业学历,具有相应管理的实践经验,有对工作中出现的问题做出正确判断和处理的能力。制剂室和药检室的负责人不得互相兼任。

(4)从事制剂配制操作及药检人员,应经专业技术培训,具有基础理论知识和实际操作技能。凡有特殊要求的制剂配制操作和药检人员还应经相应的专业技术培训。

(5)从事制剂配制工作的所有人员均应熟悉 GPP,并应通过相应的培训与考核。

(二)房屋与设施

(1)为保证制剂质量,制剂室要远离各种污染源。周围的地面、路面、植被等不应对制剂配制过程造成污染。

(2)制剂室应有防止污染、昆虫和其他动物进入的有效设施。

(3)制剂室的房屋和面积必须与所配制的制剂剂型和规模相适应。应设工作人员更衣室。

(4)各工作间应按制剂工序和空气洁净度级别要求合理布局。一般区和洁净区分开,配制、分装与贴签、包装分开,内服制剂与外用制剂分开,无菌制剂与其他制剂分开。

(5)各种制剂应根据剂型的需要,工序合理衔接,设置不同的操作间,按工序划分操作岗位。

(6)制剂室应具有与所配制剂相适应的物料、成品等库房,并有通风、防潮等设施。

（7）中药材的前处理、提取、浓缩等必须与其后续工序严格分开，并应有有效的除尘、排风设施。

（8）制剂室在设计和施工时，应考虑使用时便于进行清洁工作。洁净室的内表面应平整、光滑，无裂缝、接口严密，无颗粒物脱落并能耐受清洗和消毒。墙壁与地面等交界处宜呈弧形或采取其他措施，以减少积尘和便于清洁。

（9）洁净室内各种管道、灯具、风口以及其他公用设施在设计和安装时应避免出现不易清洁的部位。

（10）根据制剂工艺要求，划分空气洁净度级别。洁净室（区）内空气的微生物数和尘粒数应符合规定，应定期检测并记录。

（11）洁净室（区）应有足够照度，主要工作间的照度宜为 300 勒克斯。

（12）洁净室的窗户、技术夹层及进入室内的管道、风口、灯具与墙壁或顶棚的连接部位均应密封。

（13）洁净室（区）应维持一定的正压，并送入一定比例的新鲜空气。

（14）洁净室（区）内安装的水池、地漏的位置应适宜，不得对制剂造成污染。100 级洁净区内不得设地漏。

（15）实验动物房应远离制剂室。

（三）设备

（1）设备的选型、安装应符合制剂配制要求，易于清洗、消毒或灭菌，便于操作、维修和保养，并能防止差错和减少污染。

（2）纯化水、注射用水的制备、储存和分配应能防止微生物的滋生和污染。储罐和输送管道所用材料应无毒、耐腐蚀，管道的设计和安装应避免死角、盲管。

（3）与药品直接接触的设备表面应光洁、平整、易清洗或消毒、耐腐蚀，不与药品发生化学变化和吸附药品。设备所用的润滑剂、冷却剂等不得对药品和容器造成污染。

（4）制剂配制和检验应有与所配制制剂品种相适应的设备、设施与仪器。

（5）用于制剂配制和检验的仪器、仪表、量具、衡器等的适用范围和精密度应符合制剂配制和检验的要求，应定期校验，并有合格标志。校验记录应至少保存 1 年。

（6）建立设备管理的各项规章制度，制订标准操作规程。设备应由专人管理，定期维修、保养，并做好记录。

（四）物料

（1）制剂配制所用物料的购入、储存、发放与使用等应制订管理制度。

（2）制剂配制所用的物料应符合药用要求，不得对制剂质量产生不良影响。

（3）制剂配制所用的中药材应按质量标准购入，合理储存与保管。

（4）各种物料要严格管理。合格物料、待验物料及不合格物料应分别存放，并有易于识别的明显标志。不合格的物料，应及时处理。

（5）各种物料应按其性能与用途合理存放。对温度、湿度等有特殊要求的物料，应按规定条件储存。挥发性物料的存放，应注意避免污染其他物料。各种物料不得露天存放。

（6）物料应按规定的使用期限储存，储存期内如有特殊情况应及时检验。

（7）制剂的标签、使用说明书必须与药品监督管理部门批准的内容、式样、文字相一致，不得随意更改；应专柜存放，专人保管，不得流失。

（五）卫生

（1）制剂室应有防止污染的卫生措施和卫生管理制度，并由专人负责。

（2）配制间不得存放与配制无关的物品。配制中的废弃物应及时处理。

（3）更衣室、浴室及厕所的设置不得对洁净室（区）产生不良影响。

（4）配制间和制剂设备、容器等应有清洁规程，内容包括清洁方法、程序、间隔时间，使用清洁剂或消毒剂的方法，清洁工具的使用方法和存放地点等。

(5)洁净室(区)应定期消毒。使用的消毒剂不得对设备、物料和成品产生污染。消毒剂品种应定期更换,防止产生耐药菌株。

(6)工作服的选材、式样及穿戴方式应与配制操作和洁净度级别要求相适应。洁净室工作服的质地应光滑、不产生静电、不脱落纤维和颗粒性物质。无菌工作服必须包盖全部头发、胡须及脚部,并能阻留人体脱落物且不得混穿。不同洁净度级别房间使用的工作服应分别定期清洗、整理,必要时应消毒或灭菌。洗涤时不应带入附加的颗粒物质。

(7)洁净室(区)仅限于在该室的配制人员和经批准的人员进入。

(8)进入洁净室(区)的人员不得化妆和佩戴饰物,不得裸手直接接触药品。

(9)配制人员应有健康档案,并每年至少体检一次。传染病、皮肤病患者和体表有伤口者不得从事制剂配制工作。

(六)文件

(1)制剂室应有下列文件:①医疗机构制剂许可证及申报文件、验收、整改记录;②制剂品种申报及批准文件;③制剂室年检、抽验及监督检查文件及记录。

(2)医疗机构制剂室应有配制管理、质量管理的各项制度和记录。①制剂室操作间、设施和设备的使用、维护、保养等制度和记录;②物料的验收、配制操作、检验、发放、成品分发和使用部门及患者的反馈、投诉等制度和记录;③配制返工、不合格品管理、物料退库、报损、特殊情况处理等制度和记录;④留样观察制度和记录;⑤制剂室内外环境、设备、人员等卫生管理制度和记录;⑥GPP和专业技术培训的制度和记录。

(3)制剂配制管理主要文件如下。

①配制规程和标准操作规程。配制规程包括制剂名称、剂型、处方、配制工艺的操作要求,原料、中间产品、成品的质量标准和技术参数及储存注意事项,成品容器、包装材料的要求等。标准操作规程:配制过程中涉及的单元操作(如加热、搅拌、振摇、混合等)具体规定和应达到的要求。

②配制记录。配制记录(制剂单)应包括编号、制剂名称、配制日期、制剂批号、有关设备名称与操作记录、原料用量、成品和半成品数量、配制过程的控制记录及特殊情况处理记录和各工序的操作者、复核者、清场者的签名等。

(4)配制制剂质量管理的主要文件:①物料、半成品、成品的质量标准和检验操作规程;②制剂质量稳定性考察记录;③检验记录。

(5)制剂配制管理文件和质量管理文件的要求:①制订文件应符合《药品管理法》和相关法律、法规、规章的要求。②应建立文件的管理制度。使用的文件应为批准的现行文本,已撤销和过时的文件除留档备查外,不得在工作现场出现。③文件的制订、审查和批准的责任应明确,并有责任人签名。④有关配制记录和质量检验记录应完整归档,至少保存2年备查。

二、医疗机构制剂的许可

《医疗机构制剂注册管理办法(试行)》规定:医疗机构制剂的申请人,应当是持有医疗机构执业许可证并取得医疗机构制剂许可证的医疗机构。未取得医疗机构制剂许可证或者医疗机构制剂许可证无相应制剂剂型的"医院"类别的医疗机构可以申请医疗机构中药制剂,但是必须同时提出委托配制制剂的申请。接受委托配制的单位应当是取得医疗机构制剂许可证的医疗机构或者取得《药品生产质量管理规范》认证证书的药品生产企业。委托配制的制剂剂型应当与受托方持有的医疗机构制剂许可证或者《药品生产质量管理规范》认证证书所载明的范围一致。医疗机构制剂只能在本医疗机构内凭执业医师或者执业助理医师的处方使用,并与医疗机构执业许可证所载明的诊疗范围一致。

(一)医疗机构制剂申报

(1)申请医疗机构制剂,应当进行相应的临床前研究,包括处方筛选、配制工艺、质量指标、药理学、毒理学研究等。

(2)申请医疗机构制剂注册所报送的资料应当真实、完整、规范。

（3）申请制剂所用的化学原料药及实施批准文号管理的中药材、中药饮片必须具有药品批准文号，并符合法定的药品标准。

（4）申请人应当对其申请注册的制剂或者使用的处方、工艺、用途等，提供申请人或者他人在中国的专利及其权属状态说明；他人在中国存在专利的，申请人应当提交对他人的专利不构成侵权的声明。

（5）医疗机构制剂的名称，应当按照国务院药品监督管理部门颁布的药品命名原则命名，不得使用商品名称。

（6）医疗机构配制制剂使用的辅料和直接接触制剂的包装材料、容器等，应当符合国务院药品监督管理部门有关辅料、直接接触药品的包装材料和容器的管理规定。

（7）医疗机构制剂的说明书和包装标签由省、自治区、直辖市药品监督管理部门根据申请人申报的资料，在批准制剂申请时一并予以核准。医疗机构制剂的说明书和包装标签应当按照国务院药品监督管理部门有关药品说明书和包装标签的管理规定印制，其文字、图案不得超出核准的内容，并需标注"本制剂仅限本医疗机构使用"字样。

（8）有下列情形之一的，不得作为医疗机构制剂申报：①市场上已有供应的品种；②含有未经国务院药品监督管理部门批准的活性成分的品种；③除变态反应原外的生物制品；④中药注射剂；⑤中药、化学药组成的复方制剂；⑥麻醉药品、精神药品、医疗用毒性药品、放射性药品；⑦其他不符合国家有关规定的制剂。

（二）医疗机构制剂补充申请与再注册（变更）

（1）医疗机构配制制剂，应当严格执行经批准的质量标准，并不得擅自变更工艺、处方、配制地点和委托配制单位。需要变更的，申请人应当提出补充申请，报送相关资料，经批准后方可执行。

（2）医疗机构制剂批准文号的有效期为 3 年。有效期届满需要继续配制的，申请人应当在有效期届满前 3 个月按照原申请配制程序提出再注册申请，报送有关资料。

（3）有下列情形之一的，省、自治区、直辖市药品监督管理部门不予批准再注册，并注销制剂批准文号：①市场上已有供应的品种；②按照《医疗机构制剂注册管理办法》应予撤销批准文号的；③未在规定时间内提出再注册申请的；④其他不符合规定的。

（4）已被注销批准文号的医疗机构制剂，不得配制和使用；已经配制的，由当地药品监督管理部门监督销毁或者处理。

三、医疗机构制剂的使用

根据《药品管理法》及其实施条例，医疗机构制剂应坚持本单位自用的原则，不得在市场销售或变相销售，不得发布医疗机构制剂广告。国务院药品监督管理部门规定的特殊制剂的调剂使用以及省、自治区、直辖市之间医疗机构制剂的调剂使用，必须经国务院药品监督管理部门批准。医院之间制剂的调剂使用，须经省级药品监督管理部门批准，由省局指定医疗机构，并规定数量进行加工或调剂。

制剂的发放、使用必须经配制全过程审核，应符合规定并经质量检查合格，再经质量管理组织审查批准，缺少任一程序都严禁发放、使用于临床。

制剂必须结合剂型特点、原料药的稳定性和制剂稳定性试验结果，确定制剂的使用期限。制剂在使用过程中若出现质量问题，应及时进行处理。发现的不良反应按规定予以记录并填表上报。

第六节 临床药学管理

一、临床药学概述

（一）临床药学和临床药师的概念

《医疗机构药事管理规定》指出：临床药学是指药学与临床相结合，直接面向患者，以患者为中心，研究与实践临床药物治疗,提高药物治疗水平的综合性应用学科。

临床药师是指以系统药学专业知识为基础,并具有一定医学和相关专业基础知识与技能,直接参与临床用药,促进药物合理应用和保护患者用药安全的药学专业技术人员。临床药师应当具有高等学校临床药学专业或者药学专业本科以上学历,并应当经过规范化培训。

(二)临床药学的发展

临床药学起源于美国,当时药物的不良反应及药源性损害给许多患者、家庭和社会带来了痛苦和沉重的负担,这种社会和患者的需要促成了临床药学的诞生和发展。20 世纪 50—60 年代,美国首先建立了临床药学这一新兴学科,把过去传统的药学教育重点由"药"转向"人"。医院药学工作者除了完成药品的供应调剂等工作外,还要到临床去参与医师用药,协助临床选药,以提高疗效、减少毒副反应的发生,这促使药师的工作重点转向临床药学,逐渐涉足临床用药的领域。

我国的临床药学于 20 世纪 80 年代在一些大型医院开始开展。1987 年,原国家卫生部批准了 12 家重点医院作为全国临床药学试点单位;1991 年,原国家卫生部在医院分级管理文件中首次规定了三级医院必须开展临床药学工作,并作为医院考核指标之一;2002 年 1 月,原国家卫生部和国家中医药管理局颁布了《医疗机构药事管理暂行规定》,其中第二条和第十条都提及了临床药学相关的发展,明确指出医院药学部门要建立以患者为中心的药学管理模式。2005 年 11 月发布的《卫生部办公厅关于开展临床药师培训试点工作的通知》,公布了《临床药师培训试点工作方案》等附件。2006 年《卫生部临床药师在职培训与考核标准(试行)》出台,该标准在全国指定 19 家医院作为临床药师培训基地并提出了培训模式,这项工作启动至今已取得一定经验。2007 年,原卫生部发布的《卫生部医政司关于开展临床药师制试点工作的通知》明确指出,将 42 家医院作为试点单位,开展临床药师制的试点工作,临床药师数量原则上三级医院不少于 5 名,二级医院不少于 3 名。2011 年出台的《医疗机构药事管理规定》明确要求:"药学部门具体负责药品管理、药学专业技术服务和药事管理工作,开展以病人为中心,以合理用药为核心的临床药学工作,组织药师参与临床药物治疗,提供药学专业技术服务。"2018 年 11 月,国家卫生健康委员会和国家中医药管理局发布《关于加快药学服务高质量发展的意见》,强调:"充分发挥临床药师作用。各医疗机构要深入落实临床药师制,按照规定配备临床药师。"2020 年 2 月,国家卫生健康委员会等六部门发布的《加强医疗机构药事管理促进合理用药的意见》提出:"要强化临床药师配备,围绕患者需求和临床治疗特点开展专科药学服务。"

作为医院药学的主要内容,我国的临床药学经过 30 多年的发展,在全国各类医院中已经普遍开展,并取得了一定的成绩,为合理用药和提高医疗质量做出了应有的贡献。但我国临床药学的发展极不均衡,特别是在中小型医院及边远区域,临床药学工作的开展还有很多困难存在,亟待进一步解决,以使我国的临床药学工作得到不断普及与提高。

二、临床药学工作土要内容

(一)参与临床药物治疗

临床药师深入临床,面向医师和患者,参与药物治疗,这是临床药学最基本和最重要的内容。要求临床药师参与医师查房、病例讨论、抢救等医疗活动;了解病情,书写药历;审核用药医嘱或处方,与临床医师共同进行个体化用药方案的设计、实施与监护,与医师共同对药物治疗负责。同时对患者进行用药指导,提高药物治疗的质量。

(二)开展药学监护

开展药学监护是指临床药师直接面向患者,为患者提供直接的、负责的、全程的药物服务,以维护患者的健康,改善其生存质量。临床药师应对慢性病患者和特殊人群,提供个性化药学服务,制订个体化给药方案。

(三)治疗药物监测

采用不同的测试手段,对重点药物进行血药浓度监测,主要研究血液中的药物浓度与毒性的关系,以制订出最佳的给药方案,减少或避免药物不良反应的发生。

(四)药学信息和药物咨询服务

临床药师应向医务人员和患者提供及时、完整和可靠的药学信息;开展药物咨询和合理用药教育和指导,指导患者安全用药。

(五)药品调剂服务

临床药师要做好处方审核,做好药品调剂的技术指导,包括指导护士做好药品请领、保管和正确使用的工作,开展静脉用药集中调配工作。

(六)药物安全性监测

药物安全性监测包括药品不良反应(ADR)的收集、整理和报告等工作;用药失误和药物不合理应用等的监测;新药上市后的安全性、有效性检测和分析反馈工作;抗菌药物临床应用监测和超常预警等。

(七)处方点评

处方点评是依据相关法律法规,对处方书写、药物使用适宜性进行评价,发现存在或潜在的问题,制订并实施干预和改进措施,促进药物合理应用的过程。目的是提高处方质量,促进合理用药,保障医疗安全。

(八)用药教育和用药指导

临床药师要参与临床药学教育和临床药师培训,开展或参与社区药学服务。

(九)临床药学研究

临床药师要进行药物经济学评价,进行临床用药配伍和相互作用的实验研究和咨询,开展药动学和药效学、新制剂开发、急救药学等研究工作,为合理用药和医院药事管理提供依据。

第七节 静脉用药集中调配质量管理

为加强医疗机构静脉用药调配中心的建设与管理,规范临床静脉用药集中调配工作,保障用药安全,促进合理用药,防范职业暴露风险,根据《药品管理法》《处方管理办法》《医疗机构药事管理规定》等,国家卫生健康委员会办公厅于 2021 年 12 月 10 日发布了《国家卫生健康委办公厅关于印发静脉用药调配中心建设与管理指南(试行)的通知》(国卫办医函〔2021〕598 号)。该指南主要适用于二级以上医疗机构静脉用药调配中心的建设和管理。

一、静脉用药集中调配的定义

静脉用药集中调配是指医疗机构药学部门根据医师处方或用药医嘱,经药师进行适宜性审核,由药学专业技术人员按照无菌操作要求,在洁净环境下对静脉用药物进行加药混合调配,使其成为可供临床直接静脉输注使用的成品输液操作过程。静脉用药集中调配是药品调剂的一部分。

静脉用药调配中心(英文 Pharmacy intravenous admixture service,简写为 PIVAS,以下简称静配中心)是医疗机构为患者提供静脉用药集中调配专业技术服务的部门。静配中心通过静脉用药处方医嘱审核干预、加药混合调配、参与静脉输液使用评估等药学服务,为临床提供优质可直接静脉输注的成品输液。

二、静脉用药集中调配程序

(一)静脉用药集中调配工作流程

药师接收医师开具静脉用药医嘱信息→对用药医嘱进行适宜性审核→打印输液标签→摆药贴签核对→加药混合调配→成品输液核查与包装→发放运送→病区核对签收。

(二)静脉用药集中调配操作规程

1. 审核用药医嘱

(1)按照《药品管理法》《医疗机构处方审核规范》有关规定执行。

(2)审核静脉用药医嘱注意事项。

①评估静脉输液给药方法的必要性与合理性。

②与医师紧密协作,遵循药品临床应用指导原则、临床诊疗指南和药品说明书等,对静脉用药医嘱的适宜性进行审核,特别是抗肿瘤药物静脉输液中拓展性临床使用的必要性与适宜性。

③审核静脉用药医嘱的合理性、相容性和稳定性,溶媒的选择与基础输液用量的适宜性。

2. 打印输液标签

(1)用药医嘱经审核合格后,方可打印生成输液标签。标签由电子信息系统自动编号,包括患者基本信息、用药信息及各岗位操作的药学专业人员信息。

(2)输液标签基本信息应与药师审核确认的用药医嘱信息相一致,有纸质或电子备份,并保存1年备查。

(3)对临床用药有特殊交代或注意事项的,应在输液标签上做提示性注解或标识,如需做过敏试验的药品、高警示药品,在输注时方可加入的药品,对成品输液的滴速、避光、冷藏有特殊要求或需用药监护的药品等。

(4)对非整支(瓶)用药医嘱,应在输液标签上注明实际抽取药量等,以供核查。

3. 摆药、贴签、核对

(1)未经审核而打印的输液标签,不得摆药贴签。

(2)实行双人摆药贴签核对制度,共同对摆药贴签负责。

(3)摆药贴签核对时,操作人员应仔细阅读、核查输液标签是否准确、完整,如有错误或不全,应告知审核药师校对纠正。

(4)摆药贴签核对时,操作人员应核查药品名称、规格、剂量等是否与标签内容一致,同时应检查药品质量、包装有无破损及是否在药品有效期内等,并签名或者盖章。

(5)摆药贴签核对结束后,应立即清场、清洁。

(6)按药品性质或病区进行分类,传递至相对应的调配操作间。

(7)摆药、贴签、核对注意事项如下。

①标签不得覆盖基础输液药品名称、规格、批号和有效期等信息,以便核查。

②按先进先用、近期先用的原则摆发药品。

③高警示药品应设固定区域放置并有明显警示标识。冷藏药品应放置于冷藏柜。

④从传递窗(门)送入洁净区的药品和物品表面应保持清洁。

⑤按规定做好破损药品的登记、报损工作。

4. 加药混合调配

(1)调配操作前准备工作。

①在调配操作前30分钟,按操作规程启动调配操作间净化系统以及水平层流洁净台和生物安全柜,并确认其处于正常工作状态。

②个人防护用品准备:洁净区专用鞋、洁净隔离服、一次性口罩与帽子、无粉灭菌乳胶(丁基)手套等。

③药品、物品物料准备:按照操作规程洗手更衣,进入调配操作间,将摆放药品的推车放在水平层流洁净台或生物安全柜附近指定位置,并准备调配使用的一次性物品物料,包括注射器、75%乙醇、碘伏、无纺布、利器盒、医疗废弃袋和生活垃圾袋、砂轮、笔等。

④水平层流洁净台和生物安全柜的消毒:用蘸有75%乙醇的无纺布,从上到下、从内到外擦拭各个部位。

(2)混合调配操作。

①调配操作前校对:操作人员应按输液标签,核对药品名称、规格、数量、有效期和药品外观完好性等,无误后进行加药混合调配。

②选用适宜的一次性注射器,检查并拆除外包装,旋转针头,连接注射器并固定,确保针尖斜面与注射器刻度处于不同侧面。

③将药品放置于洁净工作台操作区域,用75%乙醇或碘伏消毒基础输液袋(瓶)加药处、药品安瓿瓶颈或西林瓶胶塞等。

(3)调配操作结束后。

①再次按输液标签核对药品名称、规格、有效期,以及注意事项的提示性注解或标识等,并应核查抽取药液的用量,已调配好的成品输液是否有絮状物、微粒等,无误后在输液标签上签名或盖章。

②将调配好的成品输液以及空安瓿或西林瓶传送至成品输液核查区,进入成品输液核查包装程序。

危害药品成品输液应在调配操作间内按操作规程完成核查程序。

③每日调配结束后,应立即全面清场,物品归还原位,清除废物,按清洁、消毒操作规程进行全面的清洁、消毒,并做好记录与交接班工作。

④按照更衣操作流程出调配操作间。

5.成品输液核查与包装

(1)成品输液核查。

①检查成品输液袋(瓶)外观是否整洁,轻轻挤压,观察输液袋有无破损或渗漏,尤其是加药及接缝处。

②检查成品输液外观有无变色、浑浊、沉淀、结晶或其他可见异物等;肠外营养液还应检查有无油滴析出、分层等。

③按输液标签内容,逐项核对药品与标签是否一致,再次检查药品配伍的合理性以及用药剂量的适宜性。

④检查抽取药液量准确性和西林瓶与安瓿药液残留量,核查非整支(瓶)药品的用量与标签是否相符。

⑤检查输液标签完整性,信息是否完整、正确,各岗位操作人员签名是否齐全、规范,确认无误后,核查药师应签名或盖章。

⑥检查核对完成后,废物按规定分类进行处理。

(2)成品输液包装。

①将合格的成品输液按病区、批次、药品类别进行分类包装。遮光药品应进行遮光处理,外包装上应当有醒目标识;危害药品不得与其他成品输液混合包装;肠外营养液应单独包装。

②核查各病区、批次和成品输液数量,确认无误后,将包装好的成品输液按病区放置于转运箱内,上锁或加封条,填写成品输液发送信息并签名。

6.成品输液发放与运送

(1)发放成品输液药学人员应与运送工勤人员交接运送任务,按规定时间准时送至各病区。

(2)成品输液送至各病区后,运送工勤人员与护士当面交接成品输液,共同清点数目,双方签名并记录。

(3)运送工勤人员返回后,运送过程中发生的问题应及时向发药人员反馈并记录。

(4)运送工作结束后,清点转运工具,清洁、消毒成品输液转运箱、转运车。

(5)危害药品成品输液运送过程中须配备溢出处理包。

三、静脉用药集中调配质量管理规定

《静脉用药调配中心建设与管理指南(试行)》对静脉用药集中调配质量管理做出了具体的规定。

(1)静配中心应当建立健全规章制度、人员岗位职责和相关技术规范、操作规程,并严格落实执行。

（2）静配中心应存储的档案文件主要包括以下内容：规章制度、工作流程、岗位职责；人员信息、健康档案与培训记录；项目设计文件、装修施工的合同、图纸、验收文件；仪器、设施设备等的合格证、说明书以及各项维修、维护保养记录；药品管理、调配管理与各环节质控工作记录；督导检查记录等。

（3）静配中心应当严格落实处方审核有关规定，为药师开展处方审核工作提供信息化支撑。

（4）静配中心药师应当与临床科室保持紧密联系，了解各临床科室静脉用药特点、总结临床典型案例；调研、掌握临床静脉用药状况；收集临床科室有关成品输液质量等反馈信息。

（5）静配中心工作人员应当严格遵守标准操作规程，做好清场、清洁和消毒工作，并严格控制洁净区和非洁净区人员的进出。

（6）静配中心应当加强设施设备的使用、维护、保养管理。通过培训，提高对设施设备和洁净环境的管理水平。

（7）静配中心应当制订医疗废物管理制度，实行危害药品等医疗废物分类管理，做到分别包装放置、逐日清理，交由本医疗机构有关部门统一处理。

（8）医疗机构应当根据临床诊疗需求，采购适宜包装、规格的药品，提高静配中心服务水平，减少剩余药液的产生，并建立相应规章制度，依法依规对剩余药液进行处理。

（9）静配中心应当建立应急预案管理制度与处置措施，包括危害药品溢出，水、电、信息系统与洁净设备等故障及火灾处理等应急预案。

本章小结

本章介绍了医疗机构药事管理组织和部门、医疗机构药品质量管理、医疗机构处方和处方调配管理、医疗机构制剂管理、临床药学管理、静脉用药集中调配质量管理。主要内容如下。

1. 医疗机构药事管理是指医疗机构以患者为中心，以临床药学为基础，对临床用药全过程进行有效的组织实施与管理，促进临床科学、合理用药的药学技术服务和相关的药品管理工作。

2. 二级以上医院应当设立药事管理与药物治疗学委员会，其他医疗机构应当成立药事管理与药物治疗学组。药事管理与药物治疗学委员会（组）应当建立健全相应工作制度，日常工作由药学部门负责。

3. 药学部门具体负责药品管理、药学专业技术服务和药事管理工作，开展以患者为中心，以合理用药为核心的临床药学工作，组织药师参与临床药物治疗，提供药学专业技术服务。药学部门应当建立健全相应工作制度、操作规程和工作记录，并组织实施。

4. 医疗机构药品质量管理是指对医疗机构医疗、科研所需的药品的准入、采购、储存、分配、使用和评价等方面的管理。

5. 医疗机构药品质量管理的目标：①保障医疗机构医疗、科研所需药品的供应，并保证准确无误；②贯彻国家药事相关法规，保证所供应的药品质量合格、安全、有效；③符合国家医疗卫生政策和医疗机构的经济、财政管理制度，贯彻减轻患者和国家负担的原则。

6. 处方是指由注册的执业医师和执业助理医师（以下简称医师）在诊疗活动中为患者开具的、由取得药学专业技术职务任职资格的药学专业技术人员（以下简称药师）审核、调配、核对，并作为患者用药凭证的医疗文书。

7. 药学专业技术人员应当严格按照《药品管理法》《处方管理办法》、药品调剂质量管理规范等法律、法规、规章制度和技术操作规程，认真审核处方或者用药医嘱，经适宜性审核后调剂配发药品。

8. 处方点评是根据相关法规、技术规范，对处方书写的规范性及药物临床使用的适宜性（用药适应证、药物选择、给药途径、用法、用量、药物相互作用、配伍禁忌等）进行评价，发现存在或潜在的问题，制订并实施干预和改进措施，促进临床药物合理应用的过程。

9. 医疗机构制剂又称医院制剂、院内制剂、医院自制制剂、医院自配制剂，是指医疗机构根据本单位临床需要经批准而配制、自用的固定处方制剂。医疗机构配制的制剂,应当是市场上没有供应的品种。

10.临床药学是指药学与临床相结合,直接面向患者,以患者为中心,研究与实践临床药物治疗,提高药物治疗水平的综合性应用学科。

11.静脉用药集中调配是指医疗机构药学部门根据医师处方或用药医嘱,经药师进行适宜性审核,由药学专业技术人员按照无菌操作要求,在洁净环境下对静脉用药物进行加药混合调配,使其成为可供临床直接静脉输注使用的成品输液操作过程。静脉用药集中调配是药品调剂的一部分。

药师及执业药师考点

1.医疗机构药事管理相关部门和职责;

2.医疗机构药品配备、购进、储存管理;

3.处方与调配管理;

4.医疗机构制剂管理;

5.药物临床应用管理。

目标检测

目标检测答案

一、单项选择题

1.开办医疗机构必须依法取得( )。

A.医疗机构执业许可证　　　　B.医疗机构准许证　　　　C.医疗机构制剂许可证

D.医疗机构许可证　　　　E.医疗机构执业准许证

2.哪级以上医院应成立药事管理与药物治疗学委员会?( )

A.一级　　　B.二级　　　C.三级　　　D.四级　　　E.特级

3.根据《医疗机构药事管理规定》,医疗机构药学专业技术人员不得少于本机构卫生专业技术人员的( )。

A.3%　　　B.5%　　　C.8%　　　D.10%　　　E.15%

4.以下不属于处方前记部分的是( )。

A.医疗机构名称　B.患者姓名　　C.开具日期　　D.临床诊断　　E.用法用量

5.普通药品门诊处方一般不超过( )用量。

A.1日　　　B.3日　　　C.5日　　　D.7日　　　E.9日

6.医疗机构配制制剂必须依法取得( )。

A.药品生产许可证　　　　B.药品经营许可证　　　　C.医疗机构制剂许可证

D.营业执照　　　　E.医疗机构执业许可证

7.医疗机构制剂批准文号的有效期为( )。

A.1年　　　B.2年　　　C.3年　　　D.4年　　　E.5年

8.医疗机构购进药品,逐批查验,并建立真实、完整的记录,执行的制度是( )。

A.进货验收制度　　　　B.效期管理制度　　　　C.采购管理制度

D.保管管理制度　　　　E.养护管理制度

9.PIVAS的适用范围包括( )。

A.全静脉营养液　　　　B.细胞毒性药物　　　　C.心肌保护液

D.抗生素　　　　E.以上都是

10.医疗机构药学管理工作模式是( )。

A.以患者为中心　　　　B.以疾病为中心　　　　C.以治疗为中心

D.以效益为中心　　　　　　　　E.以预防为中心

二、多项选择题

1.医疗机构购进药品的要求包括（　　）。

A.禁止医务人员自行采购药品

B.由药学部门统一采购供应

C.医疗机构采购同一通用名称药品的品种不得超过 3 种

D.执行药品进货检查验收制度

E.坚持质量优先、价格合理的采购原则

2.《处方管理办法》中处方书写规则有（　　）。

A.患者一般情况、临床诊断填写清晰、完整，并与病历记载相一致

B.西药和中成药可以分别开具处方，也可以开具一张处方

C.患者为新生儿、婴幼儿时写日龄、月龄

D.特殊情况需要超剂量用药时，应当注明原因，由药师签名

E.开具处方后的空白处画一斜线以示处方完毕

3.以下有关调配处方的注意事项中，正确的是（　　）。

A.仔细阅读处方，按照药品顺序逐一调配

B.对贵重药品及麻醉药品等分别登记账卡

C.调配好一张处方的所有药品后再调配下一张处方，以免发生差错

D.对需要特殊保存的药品加贴醒目的标签提示患者注意

E.调配或核对后签名或盖名章

4.医院药剂科一般设置的科室有（　　）。

A.中西药调剂、制剂室　　　　　B.中西药库房　　　　　　　C.药品检验室

D.放射性药品调配室　　　　　　E.临床药学室

5.药物临床应用管理包括（　　）。

A.临床药师参与临床药物治疗方案设计

B.医务人员及时报告可疑严重药品不良反应

C.药师应拒绝调配违反治疗原则的处方

D.严格执行药品注册规定，不得擅自进行临床试验

E.逐步建立临床药师制度

实训项目　处方调剂

【实训目的】

熟悉处方调剂和处方审核的内容，能够掌握处方调剂的流程，进行处方调剂，做好患者用药指导。树立以患者为中心的药学服务理念。

【实训内容】

学生根据教师布置的任务，以小组为单位模拟药师和患者进行处方调剂和用药指导。

【实训步骤】

1.布置任务：4～6 名同学为一组，以小组为单位复习处方的调剂步骤和审核内容。

2.处方审核：以小组为单位，对指定处方进行审核，指出不合格原因，并修改为正确处方。

3.处方调配：将修改后的处方按处方调配流程进行调配。

4.核对发药：调剂药师将调配好的药品交付给审方药师，审方药师核对无误后，向患者发放药品，并对患者进行用药指导。

5.教师点评。

【实训评价】

对处方审核和处方调剂流程的正确性、规范性进行评价。从服务态度、审查处方、调配结果、核对发药、用药指导、时间把握以及团队协作等方面进行综合评定。

（岑菲菲）

特殊管理的药品

学习目标

知识目标

1.掌握 国家对包括麻醉药品,精神药品,医疗用毒性药品,放射性药品,部分含麻醉药品、精神药品复方制剂,含麻黄碱类复方制剂等药品的生产、经营、运输、储存、使用等方面的特殊管理规定。

2.熟悉 国务院药品监督管理部门对特殊管理药品的生产、检验、销售等各环节的监管要求及违反相关规定的法律责任。

3.了解 国家对特殊管理药品特殊要求的必要性及特殊管理药品滥用的危害性。

能力目标

能根据国家现行相关法规要求,正确开展特殊管理药品的生产、经营、运输、储存、使用等环节相关的岗位操作,确保特殊管理药品在整个生产流通过程中的合法性和质量可靠性;能正确辨别常用的具体特殊管理药品的种类;能开展问题疫苗的报告工作。

素质目标

能在学习过程中按照特殊管理药品的相关要求,做好特殊药品的生产、经营、运输、储存、使用等药品管理工作,加强药品质量安全管理意识。

案 例 导 学

罗某制造、运输并贩卖毒品安眠酮14.175吨。安眠酮,又名甲喹酮,是国家管制的精神药品,也是一种新型毒品。根据新型毒品的定罪量刑数量标准折算,14.175吨安眠酮可折算海洛因9.45千克。四川省高级人民法院二审宣判罗某的行为已构成贩卖、运输、制造毒品罪,判罗某死刑缓期两年执行。

讨论:国家对麻醉药品和精神药品的管理有什么特殊的要求?

第一节 麻醉药品和精神药品的管理

一、麻醉药品和精神药品的定义及种类

2016年2月6日《国务院关于修改部分行政法规的决定》第二次修订的《麻醉药品和精神药品管

理条例》(以下简称条例)对麻醉药品和精神药品定义如下:麻醉药品和精神药品,是指列入麻醉药品目录、精神药品目录(以下称目录)的药品和其他物质。精神药品分为第一类精神药品和第二类精神药品。目录由国务院药品监督管理部门会同国务院公安部门、国务院卫生主管部门制定、调整并公布。上市销售但尚未列入目录的药品和其他物质或者第二类精神药品发生滥用,已经造成或者可能造成严重社会危害的,国务院药品监督管理部门会同国务院公安部门、国务院卫生主管部门应当及时将该药品和该物质列入目录或者将该第二类精神药品调整为第一类精神药品。现行的是自 2014 年 1月 1 日起施行的由原国家食品药品监督管理总局、中华人民共和国公安部、原中华人民共和国国家卫生和计划生育委员会颁布的《麻醉药品品种目录(2013 年版)》和《精神药品品种目录(2013 年版)》,其中列出麻醉药品 121 种,精神药品 149 种(其中第一类精神药品 68 种,第二类精神药品 81 种)。

我国生产及使用的麻醉药品的品种有 22 种:可卡因、罂粟浓缩物(包括罂粟果提取物、罂粟果提取物粉)、二氢埃托啡、地芬诺酯、芬太尼、氢可酮、氢吗啡酮、美沙酮、吗啡(包括吗啡阿托品注射液)、阿片(包括复方樟脑酊、阿桔片)、羟考酮、哌替啶、瑞芬太尼、舒芬太尼、蒂巴因、可待因、右丙氧芬、双氢可待因、乙基吗啡、福尔可定、布桂嗪、罂粟壳。

我国生产及使用的第一类精神药品有 7 种:哌醋甲酯、司可巴比妥、丁丙诺啡、γ-羟丁酸、氯胺酮、马吲哚、三唑仑。我国生产及使用的第二类精神药品有 27 种:异戊巴比妥、格鲁米特、喷他佐辛、戊巴比妥、阿普唑仑、巴比妥、氯硝西泮、地西泮、艾司唑仑、氟西泮、劳拉西泮、甲丙氨酯、咪达唑仑、硝西泮、奥沙西泮、匹莫林、苯巴比妥、唑吡坦、丁丙诺啡透皮贴剂、布托啡诺及其注射剂、咖啡因、安钠咖、地佐辛及其注射剂、麦角胺咖啡因片、氨酚氢可酮片、曲马多、扎来普隆。

2015 年 5 月 1 日起,国家将含可待因复方口服液体制剂(包括口服溶液剂、糖浆剂)列入第二类精神药品管理。2019 年 7 月 11 日起,国家将含羟考酮(>5 mg)复方制剂列入第一类精神药品,将含羟考酮($\leqslant5$ mg)复方制剂、丁丙诺啡与纳洛酮的复方口服固体制剂品种列入第二类精神药品管理。2020 年 1 月 1 日起,国家将瑞马唑仑(包括其可能存在的盐、单方制剂和异构体)列入第二类精神药品管理。

二、麻醉药品和精神药品的管理机构

国务院药品监督管理部门负责全国麻醉药品和精神药品的监督管理工作,并会同国务院农业主管部门对麻醉药品药用原植物实施监督管理。国务院公安部门负责对造成麻醉药品药用原植物、麻醉药品和精神药品流入非法渠道的行为进行查处。国务院其他有关主管部门在各自的职责范围内负责与麻醉药品和精神药品有关的管理工作。

省、自治区、直辖市人民政府药品监督管理部门负责本行政区域内麻醉药品和精神药品的监督管理工作。县级以上地方公安机关负责对本行政区域内造成麻醉药品和精神药品流入非法渠道的行为进行查处。县级以上地方人民政府其他有关主管部门在各自的职责范围内负责与麻醉药品和精神药品有关的管理工作。

三、种植、实验研究管理

(一)麻醉药品药用原植物的种植管理

国家根据麻醉药品和精神药品的医疗、国家储备和企业生产所需原料的需要确定需求总量,对麻醉药品药用原植物的种植实行总量控制。国务院药品监督管理部门和国务院农业主管部门根据麻醉药品年度生产计划,制定麻醉药品药用原植物年度种植计划。

麻醉药品药用原植物种植企业应当根据年度种植计划,种植麻醉药品药用原植物。麻醉药品药用原植物种植企业应当向国务院药品监督管理部门和国务院农业主管部门定期报告种植情况。麻醉药品药用原植物种植企业由国务院药品监督管理部门和国务院农业主管部门共同确定,其他单位和个人不得种植麻醉药品药用原植物。

(二)非法种植毒品原植物应承担的法律责任

1.《中华人民共和国治安管理处罚法》第 71 条对非法种植毒品原植物的处罚规定 下列行为之

一的,处 10 日以上 15 日以下拘留,可以并处 3000 元以下罚款;情节较轻的,处 5 日以下拘留或者 500 元以下罚款。

①非法种植罂粟不满 500 株或者其他少量毒品原植物的。

②非法买卖、运输、携带、持有少量未经灭活的罂粟等毒品原植物种子或者幼苗的。

③非法运输、买卖、储存、使用少量罂粟壳的。

有非法种植罂粟或其他少量毒品原植物行为,但在成熟前自行铲除的,不予处罚。

2.《中华人民共和国刑法》第 351 条对非法种植毒品原植物的处罚 非法种植罂粟、大麻等毒品原植物的,一律强制铲除。有下列情形之一的,处 5 年以下有期徒刑、拘役或者管制,并处罚金。

①种植罂粟 500 株以上不满 3000 株或者其他毒品原植物数量较大的。

②经公安机关处理后又种植的。

③抗拒铲除的。

非法种植罂粟 3000 株以上或者其他毒品原植物数量大的,处 5 年以上有期徒刑,并处罚金或者没收财产。非法种植罂粟或者其他毒品原植物,在收获前自动铲除的,可以免除处罚。

(三)科学研究、教学单位使用的管理

科学研究、教学单位需要使用麻醉药品和精神药品开展实验、教学活动的,应当经所在地省、自治区、直辖市人民政府药品监督管理部门批准,向定点批发企业或者定点生产企业购买。

需要使用麻醉药品和精神药品的标准品、对照品的,应当经所在地省、自治区、直辖市人民政府药品监督管理部门批准,向国务院药品监督管理部门批准的单位购买。

四、麻醉药品和精神药品的生产管理

(一)麻醉药品和精神药品实行定点生产制度

国家对麻醉药品和精神药品实行定点生产制度。国务院药品监督管理部门应当根据麻醉药品和精神药品的需求总量,确定麻醉药品和精神药品定点生产企业的数量和布局,并根据年度需求总量对数量和布局进行调整、公布。麻醉药品和精神药品的标志见图 12-1。

扫码
看彩图
图 12-1

麻醉药品 精神药品
■蓝 □白 ■绿 □白

图 12-1 麻醉药品和精神药品的标志

(二)违规生产麻醉药品和精神药品的法律责任

1. 行政责任 《麻醉药品和精神药品管理条例》第 67 条规定,定点生产企业违反本条例的规定,有下列情形之一的,由药品监督管理部门责令限期改正,给予警告,并没收违法所得和违法销售的药品;逾期不改正的,责令停产,并处 5 万元以上 10 万元以下的罚款;情节严重的,取消其定点生产资格。

①未按照麻醉药品和精神药品年度生产计划安排生产的。

②未依照规定向药品监督管理部门报告生产情况的。

③未依照规定储存麻醉药品和精神药品,或者未依照规定建立、保存专用账册的。

④未依照规定销售麻醉药品和精神药品的。

⑤未依照规定销毁麻醉药品和精神药品的。

2. 刑事责任 如果个人违反有关规定私自贩卖,构成贩卖毒品罪的,根据《中华人民共和国刑法》第 347 条规定,走私、贩卖、运输、制造毒品,无论数量多少,都应当追究刑事责任,予以刑事处罚。

走私、贩卖、运输、制造毒品,有下列情形之一的,处 15 年有期徒刑、无期徒刑或者死刑,并处没收财产。

①走私、贩卖、运输、制造鸦片 1 千克以上、海洛因或者甲基苯丙胺 50 克以上或者其他毒品数量大的。

②走私、贩卖、运输、制造毒品集团的首要分子。

③武装掩护走私、贩卖、运输、制造毒品的。

④以暴力抗拒检查、拘留、逮捕,情节严重的。

⑤参与有组织的国际贩毒活动的。

走私、贩卖、运输、制造鸦片200克以上不满1千克、海洛因或者甲基苯丙胺10克以上不满50克或者其他毒品数量较大的,处7年以上有期徒刑,并处罚金。走私、贩卖、运输、制造鸦片不满200克、海洛因或者甲基苯丙胺不满10克或者其他少量毒品的,处3年以下有期徒刑、拘役或者管制,并处罚金;情节严重的,处3年以上7年以下有期徒刑,并处罚金。

单位犯第②、第③、第④款罪的,对单位判处罚金,并对其直接负责的主管人员和其他直接责任人员,依照各款的规定处罚。

利用、教唆未成年人走私、贩卖、运输、制造毒品,或者向未成年人出售毒品的,从重处罚。对多次走私、贩卖、运输、制造毒品,未经处理的,毒品数量累计计算。

五、麻醉药品和精神药品的经营管理

(一)麻醉药品和精神药品的定点经营制度

国家根据麻醉药品和第一类精神药品全国需求总量,确定跨省、自治区、直辖市从事麻醉药品和第一类精神药品批发业务的企业(以下称全国性批发企业)的布局、数量;根据各省、自治区、直辖市对麻醉药品和第一类精神药品需求总量,确定在该行政区域内从事麻醉药品和第一类精神药品批发业务的企业(以下称区域性批发企业)的布局、数量。国家药品监督管理局根据年度需求总量的变化对全国性批发企业、区域性批发企业的布局和数量定期进行调整、公布。

(二)麻醉药品和精神药品的购销

1. 定点生产企业的销售管理 定点生产企业只能将麻醉药品和第一类精神药品制剂销售给全国性批发企业、区域性批发企业以及经批准购用的其他单位。区域性批发企业从定点生产企业购进麻醉药品和第一类精神药品制剂,须经所在地省、自治区、直辖市药品监督管理部门批准。定点生产企业只能将第二类精神药品原料药销售给全国性批发企业、区域性批发企业、专门从事第二类精神药品批发业务的企业、第二类精神药品制剂生产企业以及经备案的其他需用第二类精神药品原料药的企业。定点生产企业将第二类精神药品原料药销售给第二类精神药品制剂生产企业以及经备案的其他需用第二类精神药品原料药的企业时,应当按照备案的需用计划销售。定点生产企业只能将第二类精神药品制剂销售给全国性批发企业、区域性批发企业、专门从事第二类精神药品批发业务的企业、第二类精神药品零售连锁企业、医疗机构或经批准购用的其他单位。

麻醉药品和精神药品定点生产企业应建立购买方销售档案,内容包括:①购买方合法资质;②购买麻醉药品、精神药品的批准证明文件(生产企业提供);③企业法定代表人、主管麻醉药品和精神药品负责人、采购人员及其联系方式;④采购人员身份证明及法定代表人委托书。销售麻醉药品和精神药品时,应当核实企业或单位资质文件、采购人员身份证明,无误后方可销售。麻醉药品和精神药品定点生产企业销售麻醉药品和精神药品不得使用现金交易。

2. 定点批发企业的购销

(1)麻醉药品和第一类精神药品的购销。

全国性批发企业应当从定点生产企业购进麻醉药品和第一类精神药品,应当在每年10月底前将本年度预计完成的麻醉药品和第一类精神药品购进、销售、库存情况报国家药品监督管理局。全国性批发企业在确保责任区内区域性批发企业供药的基础上,可以在全国范围内向其他区域性批发企业销售麻醉药品和第一类精神药品。全国性批发企业向医疗机构销售麻醉药品和第一类精神药品,应当向医疗机构所在地省、自治区、直辖市药品监督管理部门提出申请,药品监督管理部门应当在统筹、确定全国性批发企业与区域性批发企业在本行政区域内的供药责任区后,做出是否批准的决定。

区域性批发企业可以从全国性批发企业购进麻醉药品和第一类精神药品。为减少迂回运输,区域性批发企业需要从定点生产企业购进麻醉药品和第一类精神药品的,应当向所在地省、自治区、直辖市药品监督管理部门提出申请,并报送以下资料:①与定点生产企业签订的意向合同;②从定点生产企业购进麻醉药品和第一类精神药品的品种和理由;③运输方式、运输安全管理措施。

药品监督管理部门受理后,应当在 40 日内作出是否批准的决定。予以批准的,应当发给批准文件,注明有效期限(有效期不超过 5 年),并将有关情况报国家药品监督管理局;不予批准的,应当书面说明理由。区域性批发企业应当在每年 10 月底前将本年度预计完成的直接从生产企业采购的麻醉药品和第一类精神药品购进、销售、库存情况报国家药品监督管理局。区域性批发企业直接从定点生产企业购进麻醉药品和第一类精神药品,在运输过程中连续 12 个月内发生过 2 次丢失、被盗情况的,所在地省、自治区、直辖市药品监督管理部门应当取消其直接从定点生产企业购进麻醉药品和第一类精神药品资格,并在 3 年内不再受理其此项申请。区域性批发企业在确保责任区内医疗机构供药的基础上,可以在本省行政区域内向其他医疗机构销售麻醉药品和第一类精神药品。因医疗急需、运输困难等特殊情况,区域性批发企业之间可以调剂麻醉药品和第一类精神药品,但仅限具体事件所涉及的品种和数量。企业应当在调剂后 2 日内将调剂情况分别报所在地设区的市级药品监督管理机构和省、自治区、直辖市药品监督管理部门备案。由于特殊地理位置原因,区域性批发企业需要就近向其他省级行政区内取得麻醉药品和第一类精神药品使用资格的医疗机构销售麻醉药品和第一类精神药品的,应当向所在地省、自治区、直辖市药品监督管理部门提出申请,受理申请的药品监督管理部门认为可行的,应当与医疗机构所在地省、自治区、直辖市药品监督管理部门协调,提出明确的相应区域性批发企业供药责任调整意见,报国家药品监督管理局批准后,方可开展相应经营活动。

(2)第二类精神药品的购销。

从事第二类精神药品批发业务的企业可以从第二类精神药品定点生产企业、全国性批发企业、区域性批发企业、其他专门从事第二类精神药品批发业务的企业购进第二类精神药品。从事第二类精神药品批发业务的企业可以将第二类精神药品销售给定点生产企业、全国性批发企业、区域性批发企业、其他专门从事第二类精神药品批发业务的企业、医疗机构和从事第二类精神药品零售的药品零售连锁企业。药品零售连锁企业总部的药品经营许可证经营范围中有第二类精神药品项目的,可以购进第二类精神药品;其所属门店药品经营许可证经营范围有第二类精神药品项目的,可以零售第二类精神药品。药品零售连锁企业对其所属的经营第二类精神药品的门店,应当严格执行统一进货、统一配送和统一管理。药品零售连锁企业门店所零售的第二类精神药品,应当由本企业直接配送,不得委托配送。

3. 麻醉药品和精神药品购销管理　企业、单位之间购销麻醉药品和精神药品一律禁止使用现金进行交易。

(1)建立购买方销售档案及供药档案的规定。

全国性批发企业向区域性批发企业销售麻醉药品和第一类精神药品时,应当建立购买方销售档案,内容包括:①省、自治区、直辖市药品监督管理部门批准其为区域性批发企业的文件;②加盖单位公章的药品经营许可证、企业法人营业执照、药品经营质量管理规范认证证书复印件;③企业法定代表人、主管麻醉药品和第一类精神药品负责人、采购人员及其联系方式;④采购人员身份证明及法定代表人委托书。

全国性批发企业、区域性批发企业向医疗机构销售麻醉药品和第一类精神药品时,应当建立相应医疗机构的供药档案,内容包括麻醉药品和第一类精神药品购用印鉴卡、麻醉药品和第一类精神药品采购明细等。

(2)医疗机构采购麻醉药品和第一类精神药品时的要求和规定。

医疗机构向全国性批发企业、区域性批发企业采购麻醉药品和第一类精神药品时,应当持麻醉药品和第一类精神药品购用印鉴卡,填写麻醉药品和第一类精神药品采购明细,办理购买手续。销售人员应当仔细核实内容以及有关印鉴,确认无误后方可办理销售手续。

(3)零售药店零售第二类精神药品时的要求。

零售药店零售第二类精神药品时,应当凭执业医师开具的处方,并经执业药师或其他依法经过资格认定的药学技术人员复核。处方保存 2 年备查。不得向未成年人销售第二类精神药品。在难以确定购药者是否为未成年人的情况下,可查验购药者身份证明。

（三）非法经营麻醉药品和精神药品的法律责任

1. 行政责任 《麻醉药品和精神药品管理条例》第 82 条规定，违反本条例的规定，致使麻醉药品和精神药品流入非法渠道造成危害，构成犯罪的，依法追究刑事责任；尚不构成犯罪的，由县级以上公安机关处 5 万元以上 10 万元以下的罚款；有违法所得的，没收违法所得；情节严重的，处违法所得 2 倍以上 5 倍以下的罚款；由原发证部门吊销其药品生产、经营和使用许可证明文件。

药品监督管理部门、卫生主管部门在监督管理工作中发现前款规定情形的，应当立即通报所在地同级公安机关，并依照国家有关规定，将案件以及相关材料移送公安机关。

2. 刑事责任 如果个人违反有关规定私自贩卖麻醉药品和精神药品，构成贩卖毒品罪的，将依据《中华人民共和国刑法》第 347 条规定予以处罚。

六、麻醉药品和精神药品的使用管理

（一）药品生产企业使用的规定

1. 药品生产企业购进麻醉药品和第一类精神药品的规定 药品生产企业需要以麻醉药品和第一类精神药品为原料生产普通药品的，应当向所在地省、自治区、直辖市人民政府药品监督管理部门报送年度需求计划，由省、自治区、直辖市人民政府药品监督管理部门汇总报国务院药品监督管理部门批准后，方可向定点生产企业购买（图 12-2）。

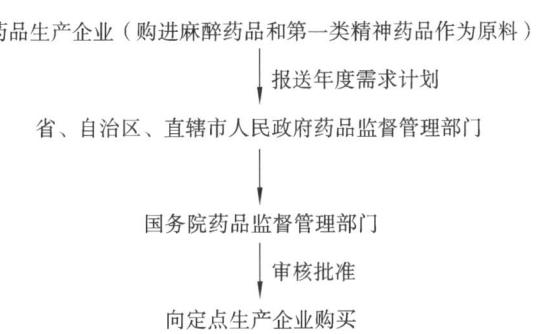

图 12-2 药品生产企业购进麻醉药品和第一类精神药品审批程序图

2. 药品生产企业购进第二类精神药品的规定 药品生产企业需要以第二类精神药品为原料生产普通药品的，应当将年度需求计划报所在地省、自治区、直辖市人民政府药品监督管理部门，获批向定点批发企业或者定点生产企业购买。

3. 非药品生产企业需要使用咖啡因作为原料的规定 食品、食品添加剂、化妆品、油漆等非药品生产企业需要使用咖啡因作为原料的，应当经所在地省、自治区、直辖市人民政府药品监督管理部门批准，向定点批发企业或者定点生产企业购买。

（二）医疗机构使用的规定

1. 麻醉药品和精神药品的购用要求

（1）麻醉药品和第一类精神药品购用印鉴卡的获得：医疗机构需要使用麻醉药品和第一类精神药品的，应当经所在地设区的市级人民政府卫生主管部门批准，取得麻醉药品和第一类精神药品购用印鉴卡（以下称印鉴卡）。医疗机构应当凭印鉴卡向本省、自治区、直辖市行政区域内的定点批发企业购买麻醉药品和第一类精神药品。印鉴卡有效期为 3 年。印鉴卡有效期满前 3 个月，医疗机构应当向市级卫生主管部门重新提出申请。印鉴卡有效期满需换领新卡的医疗机构，还应当提交原印鉴卡有效期期间内麻醉药品、第一类精神药品使用情况记录。

设区的市级人民政府卫生主管部门发给医疗机构印鉴卡时，应当将取得印鉴卡的医疗机构情况抄送所在地设区的市级药品监督管理部门，并报省、自治区、直辖市人民政府卫生主管部门备案。省、自治区、直辖市人民政府卫生主管部门应当将取得印鉴卡的医疗机构名单向本行政区域内的定点批发企业通报。

医疗机构取得印鉴卡应当具备下列条件:①有专职的麻醉药品和第一类精神药品管理人员;②有获得麻醉药品和第一类精神药品处方资格的执业医师;③有保证麻醉药品和第一类精神药品安全储存的设施和管理制度。

(2)特殊情况的规定:医疗机构抢救患者急需麻醉药品和第一类精神药品而本医疗机构无法提供时,可以从其他医疗机构或者定点批发企业紧急借用;抢救工作结束后,应当及时将借用情况报所在地设区的市级药品监督管理部门和卫生主管部门备案。

对临床需要而市场无供应的麻醉药品和精神药品,持有医疗机构制剂许可证和印鉴卡的医疗机构需要配制制剂的,应当经所在地省、自治区、直辖市人民政府药品监督管理部门批准。医疗机构配制的麻醉药品和精神药品制剂只能在本医疗机构使用,不得对外销售。

因治疗疾病需要,个人凭医疗机构出具的医疗诊断书、本人身份证明,可以携带单张处方最大用量以内的麻醉药品和第一类精神药品;携带麻醉药品和第一类精神药品出入境的,由海关根据自用、合理的原则放行。医务人员为了医疗需要携带少量麻醉药品和精神药品出入境的,应当持有省级以上人民政府药品监督管理部门发放的携带麻醉药品和精神药品证明。海关凭携带麻醉药品和精神药品证明放行。

医疗机构、戒毒机构以开展戒毒治疗为目的,可以使用美沙酮或者国家确定的其他用于戒毒治疗的麻醉药品和精神药品。具体管理办法由国务院药品监督管理部门、国务院公安部门和国务院卫生主管部门制定。

2. 麻醉药品和精神药品的使用规定

(1)麻醉药品和精神药品的处方资格的获得:医疗机构应当按照国务院卫生主管部门的规定,对本单位执业医师进行有关麻醉药品和精神药品使用知识的培训、考核,经考核合格的,授予麻醉药品和第一类精神药品处方资格。

(2)医疗机构对获得麻醉药品和第一类精神药品处方资格的执业医师的管理:医疗机构应当将具有麻醉药品和第一类精神药品处方资格的执业医师名单及其变更情况,定期报送所在地设区的市级人民政府卫生主管部门,并抄送同级药品监督管理部门。医务人员应当根据国务院卫生主管部门制定的临床应用指导原则,使用麻醉药品和精神药品。

执业医师取得麻醉药品和第一类精神药品的处方资格后,方可在本医疗机构开具麻醉药品和第一类精神药品处方,但不得为自己开具该种处方。

(3)对麻醉药品和精神药品处方的规定:具有麻醉药品和第一类精神药品处方资格的执业医师,根据临床应用指导原则,对确需使用麻醉药品或者第一类精神药品的患者,应当满足其合理用药需求。在医疗机构就诊的癌症疼痛患者和其他危重患者得不到麻醉药品或者第一类精神药品时,患者或者其亲属可以向执业医师提出申请。具有麻醉药品和第一类精神药品处方资格的执业医师认为要求合理的,应当及时为患者提供所需麻醉药品或者第一类精神药品。

①执业医师应当使用专用处方开具麻醉药品和精神药品,单张处方的最大用量应当符合国务院卫生主管部门的规定。麻醉药品注射剂处方一次不超过3日用量,麻醉药品控(缓)释制剂处方一次不超过15日用量,其他剂型的麻醉药品处方一次不超过7日用量。

②对麻醉药品和第一类精神药品处方,处方的调配人、核对人应当仔细核对,签署姓名,并予以登记;对不符合规定的,处方的调配人、核对人应当拒绝发药。

③麻醉药品和精神药品专用处方的格式由国务院卫生主管部门规定。

④医疗机构应当对麻醉药品和精神药品处方进行专册登记,加强管理。麻醉药品处方至少保存3年,精神药品处方至少保存2年。

(4)麻醉药品专用卡:为提高癌症患者的生活质量,充分满足癌症疼痛患者对麻醉药品的需要,同时防止流入非法渠道,国家规定癌症患者因镇痛需长期使用麻醉药品、第一类精神药品(以下简称麻醉药品)时,实行核发"麻醉药品专用卡"(以下简称"专用卡")制度。

①专用卡的申请及颁发:"专用卡"由县级以上药品监督管理部门会同同级卫生主管部门认定的

二级以上(含二级,以下同)医疗机构核发,亦可由县级以上药品监督管理部门直接核发。发卡机构办理"专用卡"时,要严格审核,应建立"专用卡"发放情况档案。

癌症患者申办"专用卡"时,应提供以下材料:a.医疗机构的诊断证明书(诊断证明书应载明诊断情况、疼痛程度和建议使用的麻醉药品类别等);b.患者本人的居民户口簿;c.患者本人的身份证;d.由患者亲属或监护人代办"专用卡"的,还应提供代办人的身份证。

异地诊治的癌症患者申办"专用卡",应提供诊断证明书、本人身份证、居民户口簿或暂住证明(暂住街道办事处证明信或癌症患者亲友工作单位出示的暂住证明亦可)。申办"专用卡"时,癌症患者或代办"专用卡"的患者亲属或监护人应签署癌症患者使用麻醉药品专用卡知情同意书,并保证严格遵守有关条款。

②更换新"专用卡"的要求:"专用卡"的有效期为2个月。"专用卡"使用期满后需继续使用的,可更换新卡。更换新"专用卡"除不要求诊断证明书外,应按办新卡的要求重新审核。

连续使用麻醉药品6个月后,再次更换新卡时,须提供医疗机构的复诊证明。供应麻醉药品的医疗机构应对使用麻醉药品注射剂的患者建立随诊制度,并建立随诊记录。使用麻醉药品注射剂的患者每次更换新卡时,须凭医疗机构的随诊记录和复诊证明,到当地药品监督管理部门办理有关手续。更换的旧"专用卡",由发卡机构收回存档。

"专用卡"丢失的,应到原发卡机构注销原"专用卡",并补办新卡。患者不再使用麻醉药品时,患者亲属或监护人应及时到发卡机构办理注销手续,并交回剩余麻醉药品。交回的剩余麻醉药品由发卡机构按规定销毁。

③"专用卡"使用时需要遵守的规定:执业医师既要充分满足患者镇痛需求,同时又要严格掌握药品适应证,遵守"专用卡"管理的有关规定。

执业医师开具麻醉药品处方时,应建立完整的存档病历,详细记录患者病情、疼痛控制情况、药品的名称和数量。凭"专用卡"一般不能使用注射剂。

因病情需要确需使用麻醉药品注射剂的患者,需凭具有主治医师以上技术职务任职资格的执业医师开具的诊断证明书,报所在地县级以上药品监督管理部门备案,由备案机关在"专用卡"上注明"可供应麻醉药品注射剂"并加盖公章后方可供应。患者应在具有麻醉药品使用资格的医疗机构,凭"专用卡"和具有麻醉药品处方权的执业医师开具的处方取药。发药部门应详细记录发药时间及数量。使用麻醉药品注射剂或贴剂的患者,再次领药时须将空安瓿或用过的贴剂交回。

(三)非法使用麻醉药品和精神药品的法律责任

1.行政责任 《麻醉药品和精神药品管理条例》第82条:违反该条例的规定,致使麻醉药品和精神药品流入非法渠道造成危害,构成犯罪的,依法追究刑事责任;尚不构成犯罪的,由县级以上公安机关处5万元以上10万元以下的罚款;有违法所得的,没收违法所得;情节严重的,处违法所得2倍以上5倍以下的罚款;由原发证部门吊销其药品生产、经营和使用许可证明文件。

药品监督管理部门、卫生主管部门在监督管理工作中发现前款规定情形的,应当立即通报所在地同级公安机关,并依照国家有关规定,将案件以及相关材料移送公安机关。

2.刑事责任 从事生产、运输、管理、使用国家管制的麻醉药品、精神药品的人员,违反国家规定,向吸食、注射毒品的人提供国家管制的能够使人形成瘾癖的麻醉药品、精神药品的构成非法提供麻醉药品、精神药品罪。

《刑法》第355条规定,依法从事生产、运输、管理、使用国家管制的麻醉药品、精神药品的人员,违反国家规定,向吸食、注射毒品的人提供国家管制的能够使人形成瘾癖的麻醉药品、精神药品的,处3年以下有期徒刑或者拘役,并处罚金;情节严重的,处3年以上7年以下有期徒刑,并处罚金。如果向走私、贩卖毒品的犯罪分子或者以牟利为目的,向吸食、注射毒品的人提供国家规定管制的能够使人形成瘾癖的麻醉药品、精神药品的,依照本法第347条的规定定罪处罚(即按贩卖毒品罪定罪处罚)。

第二节　医疗用毒性药品的管理

一、医疗用毒性药品的定义及种类

（一）医疗用毒性药品的定义

医疗用毒性药品（简称毒性药品），是指毒性剧烈、治疗剂量与中毒剂量相近，使用不当会致人中毒或死亡的药品。

（二）医疗用毒性药品的种类

知识链接
12-1

医疗用毒性药品管理品种分为中药毒性品种和西药毒性品种，其中中药毒性品种有28 种：砒石（红砒、白砒）、砒霜、水银、生马前子、生川乌、生草乌、生白附子、生附子、生半夏、生南星、生巴豆、斑蝥、青娘虫、红娘虫、生甘遂、生狼毒、生藤黄、生千金子、生天仙子、闹羊花、雪上一枝蒿、红升丹、白降丹、蟾酥、洋金花、红粉、轻粉、雄黄。西药毒性品种有 13 种：去乙酰毛花苷丙、阿托品、洋地黄毒苷、氢溴酸后马托品、三氧化二砷、毛果芸香碱、升汞、水杨酸毒扁豆碱、亚砷酸钾、氢溴酸东莨菪碱、士的宁、亚砷酸注射液、A 型肉毒毒素及其制剂。

二、医疗用毒性药品生产、经营及储运管理

（一）医疗用毒性药品生产管理

1. 年度生产、收购、供应和配制计划的制订和审核　医疗用毒性药品年度生产、收购、供应和配制计划，由省、自治区、直辖市医药管理部门根据医疗需要制订，经省、自治区、直辖市卫生行政部门审核后，由医药管理部门下达给指定的医疗用毒性药品生产、收购、供应单位，并抄报卫健委、国家药品监督管理局和国家中医药管理局。生产单位不得擅自改变生产计划，自行销售。

2. 生产、加工的规定

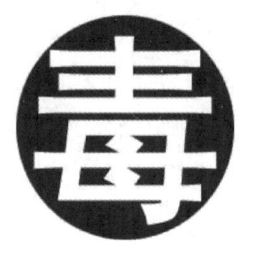

图 12-3　医疗用毒性药品标志

（1）药厂必须由医药专业人员负责生产、配制和质量检验，并建立严格的管理制度，严防与其他药品混杂。每次配料，必须经两人以上复核无误，并详细记录每次生产所用原料和成品数，经手人要签字备查。所有工具、容器要处理干净，以防污染其他药品。标示量要准确无误，包装容器要有医疗用毒性药品标志（图 12-3）。生产医疗用毒性药品及其制剂，必须严格执行生产工艺操作规程，在本单位药品检验人员的监督下准确投料，并建立完整的生产记录，保存五年备查。在生产医疗用毒性药品过程中产生的废弃物，必须妥善处理，不得污染环境。

（2）凡加工炮制医疗用毒性中药，必须按照《中华人民共和国药典》或者省、自治区、直辖市卫生行政部门制定的《炮制规范》的规定进行。药材符合药用要求的，方可供应、配方和用于中成药生产。

（二）医疗用毒性药品的经营及储运管理

医疗用毒性药品的收购、经营，由各级医药管理部门指定的药品经营单位负责；配方用药由国营药店、医疗单位负责。其他任何单位或者个人均不得从事医疗用毒性药品的收购、经营和配方业务。收购、经营、加工、使用医疗用毒性药品的单位必须建立健全的保管、验收、领发、核对等制度；严防收假、发错，严禁与其他药品混杂，做到划定仓间或仓位，专柜加锁并由专人保管。

三、医疗用毒性药品的使用管理

（一）医疗单位的使用管理

医疗单位供应和调配医疗用毒性药品，需凭医生签名的正式处方。国营药店供应和调配医疗用毒性药品，凭盖有医生所在的医疗单位公章的正式处方。每次处方剂量不得超过两日极量。调配处

方时，必须认真负责，计量准确，按医嘱注明要求，并由配方人员及具有药师以上技术职称的复核人员签名盖章后方可发出。对处方未注明"生用"的毒性中药，应当付炮制品。如发现处方有疑问时，须经原处方医生重新审定后再行调配。处方一次有效，取药后处方保存两年备查。

（二）科研和教学单位的使用管理

科研和教学单位所需的医疗用毒性药品，必须持本单位的证明信，经单位所在地县级以上卫生行政部门批准后，供应部门方能发售。

（三）群众自配的使用管理

群众自配民间单、秘、验方需用毒性中药，购买时要持有本单位或者城市街道办事处、乡（镇）人民政府的证明信，供应部门方可发售。每次购用量不得超过两日极量。

四、法律责任

对违反规定，擅自生产、收购、经营毒性药品的单位或者个人，由县级以上卫生行政部门没收其全部毒性药品，并处以警告或按非法所得的 5 至 10 倍罚款。情节严重、致人伤残或死亡，构成犯罪的，由司法机关依法追究其刑事责任。

当事人对处罚不服的，可在接到处罚通知之日起 15 日内，向作出处理的机关的上级机关申请复议。但申请复议期间仍应执行原处罚决定。上级机关应在接到申请之日起 10 日内作出答复。对答复不服的，可在接到答复之日起 15 日内向人民法院起诉。

课堂互动

2012 年 2 月，不法商贩赵某在没有取得药品经营许可证的情况下，非法将毒性剧烈的中药川乌、草乌等销售给菜场小卖部店主刘某，刘某在明知生川乌、生草乌具有毒性的情况下，掺入食用酒精，自制药酒后销售给他人，周某等 4 人饮用后发生严重食物中毒，其中两人抢救无效当日死亡。经法医鉴定，两人是因乌头碱中毒而亡。目前，此案正在进一步侦查中。

讨论：赵某和刘某的行为是否违反相关的规定？

第三节　放射性药品的管理

为加强放射性药品的管理，国务院于 1989 年 1 月 13 日发布了《放射性药品管理办法》，2017 年 3 月 1 日进行了第二次修订，对放射性药品的研究、生产、经营、运输、使用等作了具体规定，自发布之日起施行。

一、放射性药品的定义及品种范围

（一）放射性药品的定义

放射性药品是指用于临床诊断或者治疗的放射性核素制剂或者其标记药物，包括裂变制品、推照制品、加速器制品、放射性同位素发生器及其配套药盒、放射免疫分析药盒等。

放射性药品含有放射性核素，放射出的射线具有较强的穿透力，当这种射线通过人体时，可对人体组织产生电离作用。若使用不当，可对人体产生较大危害。因此国家将放射性药品纳入特殊管理药品。

（二）放射性药品品种范围

《中华人民共和国药典》（2020 年版）收载的放射性药品有以下 30 种。

（1）来昔决南钐[^{153}Sm]注射液；

（2）氙[^{133}Xe]注射液；

（3）邻碘[^{131}I]马尿酸钠注射液；

（4）注射用亚锡亚甲基二膦酸盐；

（5）注射用亚锡依替菲宁；

（6）注射用亚锡喷替酸；

（7）注射用亚锡植酸钠；

（8）注射用亚锡焦磷酸钠；

（9）注射用亚锡聚合白蛋白；

（10）枸橼酸镓[^{67}Ga]注射液；

（11）氟[^{18}F]脱氧葡糖注射液；

（12）胶体磷[^{32}P]酸铬注射液；

（13）高锝[^{99}Tc]酸钠注射液；

（14）铬[^{51}Cr]酸钠注射液；

（15）氯化亚铊[^{201}Tl]注射液；

（16）氯化锶[^{89}Sr]注射液；

（17）碘[^{125}I]密封籽源；

（18）碘[^{131}I]化钠口服溶液；

（19）诊断用碘[^{131}I]化钠胶囊；

（20）锝[^{99}Tc]双半胱乙酯注射液；

（21）锝[^{99}Tc]双半胱氨酸注射液；

（22）锝[^{99}Tc]甲氧异腈注射液；

（23）锝[^{99}Tc]亚甲基二膦酸盐注射液；

（24）锝[^{99}Tc]依替菲宁注射液；

（25）锝[^{99}Tc]植酸盐注射液；

（26）锝[^{99}Tc]喷替酸盐注射液；

（27）锝[^{99}Tc]焦磷酸盐注射液；

（28）锝[^{99}Tc]聚合白蛋白注射液；

（29）磷[^{32}P]酸钠盐口服溶液；

（30）磷[^{32}P]酸钠盐注射液。

二、放射性药品的管理

（一）放射性新药的研制、临床研究和审批管理

放射性新药的研制内容包括工艺路线、质量标准、临床前药理及临床研究。研制单位在制订新药工艺路线的同时，必须研究该药的理化性能、纯度（包括核素纯度）及检验方法、药理、毒理、动物药代动力学、放射性比活度、剂量、剂型、稳定性等。

研制单位对放射免疫分析药盒必须进行可测限度、范围、特异性、准确度、精密度、稳定性等方法学的研究。研制单位研制的放射性新药，在进行临床试验或者验证前，应当向国家药品监督管理局提出申请，按新药审批办法的规定报送资料及样品，经审批同意后，在指定的医院进行临床研究。研制单位在放射性新药临床研究结束后，向国家药品监督管理局提出申请，由国家药品监督管理局审核批准，经国防科技工业主管部门同意后发给新药证书。

放射性新药投入生产，需由生产单位或者取得放射性药品生产许可证的研制单位，凭新药证书（副本）向国家药品监督管理局提出生产该药的申请，并提供样品，由国家药品监督管理局审核发给批准文号。

（二）放射性药品的生产、经营管理

1. 开办放射性药品生产、经营企业的条件　开办放射性药品生产、经营企业，必须具备《药品管理

法》规定的开办条件,符合国家的放射卫生防护基本标准,并履行环境影响报告的审批手续,取得放射性药品生产企业许可证、放射性药品经营企业许可证。无许可证的生产、经营企业,一律不得生产、经营放射性药品。

2. 放射性药品生产、经营企业审批程序 拟开办放射性药品生产、经营企业,应报所在地省级药品监督管理部门初审之后报国家药品监督管理局,并经国防科技工业主管部门审查同意,国家药品监督管理局审核批准后,由所在地省级药品监督管理部门发给放射性药品生产企业许可证、放射性药品经营企业许可证。许可证的有效期为 5 年,期满前 6 个月,放射性药品生产、经营企业应分别向原发证部门提出申请换发新证。

3. 放射性药品的生产、经营 国家根据需要,对放射性药品实行合理布局,定点生产。申请开办放射性药品生产、经营的企业,应征得国防科技工业主管部门同意后,方可按有关规定办理筹建手续。放射性药品生产、经营企业,必须向国防科技工业主管部门报送年度生产、经营计划,并抄报国家药品监督管理局。放射性药品生产企业生产已有国家标准的放射性药品,必须经国家药品监督管理局征求国防科技工业主管部门意见后审核批准,并发给批准文号。凡是改变已批准的生产工艺路线和药品标准的,生产企业必须按原报批程序经国家药品监督管理局批准后方能生产。

放射性药品生产、经营企业,必须配备与生产、经营放射性药品相适应的专业技术人员,具有安全、防护和废气、废物、废水处理等设施,并建立严格的质量管理制度。放射性药品生产、经营企业,必须建立质量检验机构,严格实行生产全过程的质量控制和检验。产品出厂前,须经质量检验。符合国家药品标准的产品方可出厂,不符合标准的产品一律不准出厂。

经批准的含有短半衰期放射性核素的药品,可以边检验边出厂,但发现质量不符合国家药品标准时,该药品的生产企业应当立即停止生产、销售,并立即通知使用单位停止使用,同时报告国家药品监督管理局和国防科技工业主管部门。

(三)放射性药品的使用管理

医疗机构使用放射性药品,必须符合国家有关放射性同位素安全和防护规定。所在地的省、自治区、直辖市药品监督管理部门核发相应等级放射性药品使用许可证,才能使用放射性药品。放射性药品使用许可证有效期为 5 年,期满前 6 个月,医疗机构应当向原发证的行政部门申请换发新证。

医疗机构设置核医学科、室,必须配备与其医疗任务相适应的并经核医学技术培训的技术人员。非核医学专业技术人员未经培训,不得从事放射性药品使用工作。

持有放射性药品使用许可证的医疗机构,在研究配制放射性制剂并进行临床验证前,应当根据放射性药品的特点,提出该制剂的药理、毒性等资料,由省级药品监督管理部门批准,并报国家药品监督管理局备案。该制剂只限本单位内使用。

持有放射性药品使用许可证的医疗机构,必须负责对使用的放射性药品进行临床质量检验、收集药品不良反应等项工作,并定期向所在地药品监督管理部门报告。

放射性药品使用后的废物(包括患者排出物),必须按国家有关规定妥善处置。

(四)放射性药品的包装、运输管理

放射性药品的包装必须安全实用,符合放射性药品质量要求,具有与放射性剂量相适应的防护装置,包装必须分内包装和外包装两部分,外包装必须贴有商标、标签、说明书和放射性药品标志(图12-4),内包装必须贴有标签。

标签必须注明药品品名、放射性比活度、装量。说明书除注明前款内容外,还须注明生产单位、批准文号、批号、主要成分、出厂日期、放射性核素半衰期、适应证、用法、用量、禁忌证、有效期和注意事项等。

放射性药品的运输,按国家运输、邮政等部门制定的有关规定执行。

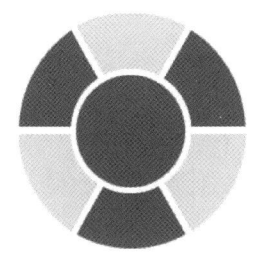

扫码
看彩图
图 12-4

■ 红　□ 黄

图 12-4 放射性药品标志

严禁任何单位和个人随身携带放射性药品乘坐公共交通运输工具。

三、法律责任

对违反《放射性药品管理办法》规定的单位或者个人,由县级以上药品监督管理部门按照《放射性药品管理法》和有关法规的规定处罚。构成犯罪的由司法机关依法追究其刑事责任。

第四节　其他特殊管理的药品

一、药品类易制毒化学品的管理

药品类易制毒化学品是指《易制毒化学品管理条例》中所确定的麦角酸、麻黄素等物质。为加强药品类易制毒化学品管理,防止流入非法渠道,根据《易制毒化学品管理条例》,2010年3月18日卫生部(现国家卫生健康委员会)发布了《药品类易制毒化学品管理办法》,规范了药品类易制毒化学品的生产、经营、购买以及监督管理,自2010年5月1日起施行。

药品类易制毒化学品是指《易制毒化学品管理条例》中所确定的麦角酸、麻黄素等物质,是可以用于制毒的主要原料,列入第一类易制毒化学品管理。

药品类易制毒化学品品种目录:①麦角酸;②麦角胺;③麦角新碱;④麻黄素、伪麻黄素、消旋麻黄素、去甲麻黄素、甲基麻黄素、麻黄浸膏、麻黄浸膏粉等麻黄素类物质。以上所列物质包括可能存在的盐类;药品类易制毒化学品包括原料药及其单方制剂。

二、部分含特殊药品的复方制剂的管理

根据我国《药品管理法》的规定,麻醉药品、精神药品、医疗用毒性药品和放射性药品,国家实行特殊管理,而含特殊药品的复方制剂没有划定为特殊管理药品,其在药品生产、经营许可上不同于特殊药品的管理规定。从分类管理的角度来看,含特殊药品的复方制剂既有按处方药管理的,也有按非处方药管理的。但是,部分含特殊药品的复方制剂,如含可待因类复方口服固体制剂、曲马多类复方口服固体制剂、甘草浸膏(或流浸膏)类复方口服制剂和复方地芬诺酯片,因其所含成分的特性,使之具有不同于一般药品的管理风险。如果管理不善,导致其从药用渠道流失,则会被滥用或用于提取制毒。因此,近年来为了加强对部分含特殊药品的复方制剂的管理,国家药品监督管理部门连续发布了多个关于加强部分含特殊药品的复方制剂管理的规范性文件。

(一)部分含麻醉药品、精神药品复方制剂的管理

部分列入加强管理的含麻醉药品、精神药品复方制剂的产品名单整理见表12-1。

表 12-1　部分列入加强管理的含麻醉药品、精神药品复方制剂的产品名单

序号	类别	品种
1	含可待因复方口服液体制剂	(1)复方磷酸可待因溶液 (2)复方磷酸可待因溶液(Ⅱ) (3)复方磷酸可待因口服溶液 (4)复方磷酸可待因口服溶液(Ⅲ) (5)复方磷酸可待因糖浆 (6)可愈糖浆 (7)愈酚待因口服溶液 (8)愈酚伪麻待因口服溶液

续表

序号	类别	品种
2	口服固体制剂(每剂量单位:含可待因≤15 mg 的复方制剂;含双氢可待因≤10 mg 的复方制剂;含羟考酮≤5 mg 的复方制剂)	(1)阿司待因片 (2)阿司可咖胶囊 (3)阿司匹林可待因片 (4)氨酚待因片 (5)氨酚待因片(Ⅱ) (6)氨酚双氢可待因片 (7)复方磷酸可待因片 (8)可待因桔梗片 (9)氯酚待因片 (10)洛芬待因缓释片 (11)洛芬待因片 (12)茶普待因片 (13)愈创罂粟待因片
3	含甘草浸膏(或流浸膏)类复方口服制剂	(1)复方甘草片 (2)复方甘草口服溶液
4	其他含精神药品的复方制剂	(1)复方福尔可定口服溶液 (2)复方福尔可定糖浆 (3)复方枇杷喷托维林颗粒 (4)尿通卡克乃其片
5	含地芬诺酯的复方制剂	复方地芬诺酯片
6	含曲马多口服复方制剂	(1)复方曲马多片 (2)氨酚曲马多片 (3)氨酚曲马多胶囊

(二)含麻黄碱类复方制剂的管理

1. 经营行为管理

(1)购销资质:具有蛋白同化制剂、肽类激素定点批发资质的药品经营企业,方可从事含麻黄碱类复方制剂的批发业务。

严格审核含麻黄碱类复方制剂购买方资质,购买方是药品批发企业的必须具有蛋白同化制剂、肽类激素定点批发资质;药品零售企业应从具有经营资质的药品批发企业,购进含麻黄碱类复方制剂。

(2)跟踪核实:药品批发企业销售含麻黄碱类复方制剂时,应当核实购买方资质证明材料、采购人员身份证明等情况,核实无误后方可销售,并跟踪核实药品到货情况,核实记录保存至药品有效期后一年备查。

(3)禁止事项及其他要求:除个人合法购买外,禁止使用现金进行含麻黄碱类复方制剂的交易。

发现含麻黄碱类复方制剂购买方存在异常情况时,应当立即停止销售,并向有关部门报告。

2. 销售管理

(1)按处方药管理:将单位剂量麻黄碱类药物含量大于 30 mg(不含 30 mg)的麻黄碱类复方制剂,列入必须凭处方销售的处方药管理。医疗机构应当严格按照《处方管理办法》开具处方。药品零售企业必须凭执业医师开具的处方销售上述药品。

(2)单剂含量限制:含麻黄碱类复方制剂最小包装规格麻黄碱类药物含量:口服固体制剂不得超过 720 mg,口服液体制剂不得超过 800 mg。

（3）药品零售管理：药品零售企业销售含麻黄碱类复方制剂，应当查验购买者的身份证，并对其姓名和身份证号码予以登记。除处方药按处方剂量销售外，一次销售不得超过 2 个最小包装。

查验购买者身份证，是指查验购买者合法有效的身份证件，包括居民身份证、军人证件、护照等。

药品零售企业不得开架销售含麻黄碱类复方制剂，应当设置专柜由专人管理、专册登记，登记内容包括药品名称、规格、销售数量、生产企业、生产批号、购买人姓名、身份证号码。

（4）销售渠道管理：药品零售企业发现超过正常医疗需求，大量、多次购买含麻黄碱类复方制剂的，应当立即向当地药品监管部门和公安机关报告。

含麻黄碱类复方制剂的生产企业应当切实加强销售管理，严格管控产品销售渠道，确保所生产的药品在药用渠道流通。

本章小结

本章介绍了麻醉药品、精神药品、医疗用毒性药品、放射性药品、药品类易制毒化学品、含特殊药品的复方制剂等生产、经营、使用等环节的管理，保证其合法、安全、合理使用，正确发挥防治疾病的作用，严防滥用和流入非法渠道，对人类健康、公共卫生和社会产生危害。

1. 麻醉药品和精神药品，是指列入麻醉药品目录、精神药品目录（以下称目录）的药品和其他物质。精神药品分为第一类精神药品和第二类精神药品。国家根据麻醉药品和精神药品的医疗、国家储备和企业生产所需原料的需要确定需求总量，对麻醉药品药用原植物的种植实行总量控制。其他单位和个人不得种植麻醉药品药用原植物。国家对麻醉药品和精神药品实行定点生产、定点经营制度。

执业医师应当使用专用处方开具麻醉药品和精神药品，单张处方的最大用量应当符合国务院卫生主管部门的规定。麻醉药品注射剂处方一次不超过 3 日用量，麻醉药品控（缓）释制剂处方一次不超过 15 日用量，其他剂型的麻醉药品处方一次不超过 7 日用量。麻醉药品处方至少保存 3 年，精神药品处方至少保存 2 年。

2. 医疗用毒性药品系指毒性剧烈、治疗剂量与中毒剂量相近，使用不当会致人中毒或死亡的药品。药厂必须由医药专业人员负责生产、配制和质量检验，并建立严格的管理制度，严防与其他药品混杂。医疗单位供应和调配毒性药品，凭医生签名的正式处方。国营药店供应和调配毒性药品，凭盖有医生所在的医疗单位公章的正式处方。每次处方剂量不得超过 2 日极量。

3. 放射性药品是指用于临床诊断或者治疗的放射性核素制剂或者其标记药物，包括裂变制品、推照制品、加速器制品、放射性同位素发生器及其配套药盒、放射免疫分析药盒等。放射性药品的包装必须安全实用，符合放射性药品质量要求，具有与放射性剂量相适应的防护装置。

4. 药品类易制毒化学品是指《易制毒化学品管理条例》中所确定的麦角酸、麻黄素等物质，是可以用于制毒的主要原料，列入第一类易制毒化学品管理。药品类易制毒化学品品种目录：①麦角酸；②麦角胺；③麦角新碱；④麻黄素、伪麻黄素、消旋麻黄素、去甲麻黄素、甲基麻黄素、麻黄浸膏、麻黄浸膏粉等麻黄素类物质。以上所列物质包括可能存在的盐类；药品类易制毒化学品包括原料药及其单方制剂。药品类易制毒化学品禁止使用现金或者实物进行交易。

5. 部分含特殊药品的复方制剂，包含可待因类复方口服固体制剂、曲马多类复方口服固体制剂、甘草浸膏（或流浸膏）类复方口服制剂和复方地芬诺酯片。

药品零售企业销售含麻黄碱类复方制剂，应当查验购买者的身份证，并对其姓名和身份证号码予以登记。除处方药按处方剂量销售外，一次销售不得超过 2 个最小包装。

查验购买者身份证，是指查验购买者合法有效的身份证件，包括居民身份证、军人证件、护照等。

药品零售企业不得开架销售含麻黄碱类复方制剂，应当设置专柜由专人管理、专册登记，登记内容包括药品名称、规格、销售数量、生产企业、生产批号、购买人姓名、身份证号码。

药师及执业药师考点

1.精神药品的分类及品种；

2.麻醉药品和精神药品的购销管理；

3.麻醉药品和精神药品的处方限量；

4.麻醉药品和精神药品的储存管理；

5.医疗用毒性药品的分类及品种；

6.含麻黄碱的复方制剂的购销规定。

目标检测

目标检测答案

一、单项选择题

1.从事麻醉药品和第一类精神药品生产的生产企业,须经哪个部门审批?（   ）

A.国家卫生健康委员会　　　　　　　　　B.国家药品监督管理部门

C.省卫生厅　　　　　　　　　　　　　　D.省级药监部门

2.依照《麻醉药品和精神药品管理条例》规定,没有要求必须设置麻醉药品和第一类精神药品专库的企业是（   ）。

A.麻醉药品药用原植物种植企业　　　　　B.定点生产企业

C.全国性批发企业和区域性批发企业　　　D.麻醉药品和第一类精神药品的使用单位

3.医疗用毒性药品是指（   ）。

A.连续使用后易产生生理依赖性,能成瘾癖的药品

B.毒性剧烈,连续使用后易产生较大毒副作用的药品

C.正常用法用量下出现与用药目的无关的或意外不良反应的药品

D.毒性剧烈、治疗剂量与中毒剂量相近,使用不当会致人中毒或死亡的药品

4.根据《医疗用毒性药品管理办法》,下列叙述错误的是（   ）。

A.医疗单位供应和调配毒性药品,凭医师签名的正式处方

B.调配处方时,必须认真负责计量准确

C.对处方未注明"生用"的毒性中药,应当付炮制品

D.每次处方剂量不得超过 3 日极量

5.麻黄素类物质属于（   ）。

A.麻醉药品　　　　　B.精神药品　　　　　C.医疗用毒性药品　　　　　D.易制毒化学品

6.药品类易制毒化学品专用账册保存期限为自药品有效期期满之日起不少于（   ）。

A.1 年　　　　　　　　B.2 年　　　　　　　　C.3 年　　　　　　　　D.4 年

7.含麻醉药品、精神药品复方制剂的品种范围不包括（   ）。

A.含地芬诺酯(苯乙哌啶)复方制剂　　　　B.复方甘草片

C.含麻黄碱类复方制剂　　　　　　　　　D.含可待因复方口服液体制剂

8.可以从事含麻黄碱类复方制剂的批发业务的单位是（   ）。

A.具有蛋白同化制剂、肽类激素定点批发资质的药品经营企业

B.具有特殊药品定点批发资质的药品经营企业

C.药品批发企业

D.药品零售企业

二、多项选择题

1.麻醉药品目录、精神药品目录是由哪些部门共同制定、调整并公布?（   ）

A.国务院药品监督管理部门

B.国务院卫生主管部门

C.国务院公安部门

D.国家农业主管部门

E.省药品监督管理部门

2.不得零售的药品有(　　)。

A.麻醉药品　　　　　　　　B.精神药品　　　　　　　　C.第一类精神药品

D.毒性药品　　　　　　　　E.第二类精神药品

3.根据《医疗用毒性药品管理办法》,下列叙述错误的是(　　)。

A.采购的毒性中药材,包装材料上无须标上毒性药标志

B.生产含有毒性药材的中成药时,须在本单位药品检验员的监督下准确投料

C.科研和教学单位所需的毒性药品,凭本单位介绍信,在指定的供应部门购买

D.擅自收购毒性药品,可处没收非法所得,并处以警告

4.以下关于药品类易制毒化学品说法正确的是(　　)。

A.不得委托生产

B.禁止使用现金或者实物进行交易

C.药品类易制毒化学品购用证明由国家食品药品监督管理总局统一印制,有效期为1年

D.入库应当双人验收,出库应当双人复核,做到账物相符。

5.药品零售企业销售含特殊药品复方制剂时,下列哪些叙述是正确的?(　　)

A.公众在零售药店是可以购买到的

B.部分含特殊药品复方制剂零售有一定的管理限制

C.复方甘草片、复方地芬诺酯片列入必须凭处方销售

D.复方甘草片、复方地芬诺酯片应设置专柜,由专人管理、专册登记

实训项目　麻醉药品和精神药品经营、使用资格申办模拟

【实训目的】

通过模拟申办麻醉药品和精神药品经营、使用资格,加深对麻醉药品和精神药品经营、使用管理的理解,强化特药特管意识。

【实训内容】

以5人为一组,根据《麻醉药品和精神药品管理条例》要求,结合药品生产、经营企业,医疗机构及科研、教学单位具体情况,模拟麻醉药品和精神药品经营和使用资格的申办。

【实训步骤】

1.要求学生提前查阅、熟悉《麻醉药品和精神药品管理条例》中申办麻醉药品和精神药品经营、使用资格的相关规定。

2.教师提供拟申办麻醉药品和精神药品经营、使用资格的药品生产企业,药品经营企业,医疗机构及科研、教学单位的基本情况。

3.每个小组拟出申办提纲,模拟申办全国性批发企业、区域性批发企业,模拟申办药品零售连锁企业第二类精神药品经营资格,模拟申办药品生产企业、科研教学单位及医疗机构麻醉药品和精神药品使用资格。

4.每个小组从以上实训内容中随机抽取两项汇报,先由各组同学互评,再由教师点评。

5.针对申办过程中发现的问题分析、思考,完成实训报告。

【实训评价】

根据学生实训准备情况、工作态度、完成质量和实训报告撰写质量实施评价。

(邓　媚)

中 药 管 理

学习目标

知识目标

1.掌握 《中华人民共和国中医药法》的主要内容;《中药品种保护条例》的主要条例;《野生药材资源保护管理条例》的主要内容。

2.熟悉 中药材、中药饮片、中成药的管理要点。

3.了解 中药行业发展情况及中药现代化发展概况;《中药材生产质量管理规范》的主要内容。

能力目标

能正确运用中药品种保护的相关知识分析案例;懂得分辨哪些中药材为国家重点保护的野生药材物种,并分属于哪一级保护品种。

素质目标

在生产、经营、使用中药等环节中,全过程遵守国家中药管理的相关法规条例。从事中药学工作时能恪守相关规范条例,发挥中医药在维护和促进人民健康中的独特作用。

 案 例 导 学

根据国家统计局和主管部门公布的统计数据(表13-1),中药行业产值在GDP中的占比从2016年达到峰值后出现下降趋势,2017年和2018年的占比甚至不到1%,分别为0.95%和0.71%。从中药行业的销售收入情况来看,中药行业销售收入下降,中药饮片加工业从2013年到2017年的销售额呈上升趋势,但增长率却从2013年的21.2%下降到2017年的10.7%,2018年中药饮片的销售收入首次出现20.8%的负增长。中成药销售额从2012年到2016年逐年上升,但增长率却逐年减少,2017年和2018年分别出现14.4%和18.8%的负增长(表13-2)。

表13-1 2011—2018年中药行业占比全国GDP情况

年份	中药行业/亿元	全国GDP/亿元	占比情况
2011年	4128.00	489301	0.84%
2012年	4966.85	540367	0.92%
2013年	6197.01	595244	1.04%
2014年	7145.27	635910	1.12%
2015年	7696.32	685993	1.12%
2016年	8503.88	743586	1.14%

续表

年份	中药行业/亿元	全国 GDP/亿元	占比情况
2017 年	7760.70	820754	0.95%
2018 年	6370.10	900309	0.71%

表 13-2　2012—2018 年我国中药饮片加工业及中成药经济运行情况

年份	销售收入/亿元		同比增长/(%)		利润总额/亿元		同比增长/(%)	
	饮片	中成药	饮片	中成药	饮片	中成药	饮片	中成药
2012 年	1038.7	4113.4	—	—	85.5	479.4	—	—
2013 年	1259.3	5065.0	21.2	23.1	94.2	538.4	10.2	12.3
2014 年	1495.6	5806.5	18.8	14.6	105.3	597.9	11.8	11.1
2015 年	1699.9	6167.4	13.7	6.2	123.9	668.5	17.7	11.8
2016 年	1956.4	6697.1	15.1	8.6	138.5	736.3	11.6	10.1
2017 年	2165.3	5735.8	10.7	−14.4	153.4	707.2	10.9	−8.9
2018 年	1714.9	4655.2	−20.8	−18.8	139.1	641.0	−9.3	−9.4

讨论：1. 中药的分类及概念？

　　　2. 中药作为我国具有原创优势的科技资源，面临哪些问题？

第一节　中药管理概述

一、中药的分类及概念

中医药是包括汉族和少数民族医药在内的我国各民族医药的统称，是反映中华民族对生命、健康和疾病的认识，具有悠久历史传统和独特理论及技术方法的医药学体系。中医药是中华民族的瑰宝，是中华民族在与疾病长期斗争的过程中积累的宝贵财富，蕴含着深厚的科学内涵，是中华民族优秀文化的重要组成部分，为中华民族繁衍生息作出了巨大贡献，对世界文明进步产生了积极影响。

中医药是中华文明传承数千年的瑰宝，正迎来天时、地利、人和的发展时机。作为中医药事业发展的重要基石，中药传承创新发展离不开科学监管护航。中药作为我国具有原创优势的科技领域，其产业增长模式与化学药和生物药存在明显差异。在高增长率的支撑下，中医药产业对科技创新的作用并未充分重视，导致近年来在深化医疗体制改革背景下，中药产业增长率持续下降甚至出现负增长。近年来，国家药监局紧扣"传承"与"创新"两大主题，加快构建符合中药特点的审评审批制度，完善中药全生命周期监管制度体系，深入实施中国药品监管科学行动计划，推动我国中药监管工作进入全方位科学监管新阶段，助力中药产业找准高质量发展新路径。

2022 年 7 月，首届国家中药科学监管大会在北京召开，中药监管工作进入新的历史发展阶段。目前，发展中医药已上升至国家战略，但行业短板凸显。对此，中国工程院、中国科学院在内的多位院士认为，发展中医药行业需紧扣传承和创新，聚焦中医药产业高质量发展的关键技术的攻关，包括提升中药品质、挖掘古方验方、加强新药研发等，推动中医药现代化与国际化，从而实现"守中医之正，创医学之新"。

（一）中药概念

中药是指在中医基础理论指导下用以防病治病的药物。中药是我国传统医学的重要组成部分，又称"传统药"。自清末医药输入我国之前,中药也称"官药"或"官料药"。中药主要来源于天然药材及其加工品,有植物药、动物药、矿物药;以植物药居多,且使用广泛,自古以来,中药常称为"本草"。

我国分布着种类繁多、产量丰富的天然药材资源,包括植物药材、动物药材和矿物药材,古代本草书籍所载,已逾 3000 种,经目前整理,则达 8000 种左右。这些宝贵资源的开发与有效利用,已有悠久的历史,也是我国医药学发展的物质基础。几千年来,以之作为防病治病的主要武器,对于保障人民健康和民族繁衍起着不可忽视的作用。

(二)中药的分类

中药包含中药材、中药饮片、中成药(含传统民族药)。

1. 中药材 中药材指药用植物、动物、矿物的药用部分采收后经产地初加工形成的原料药材。大部分中药材来源于植物,药用部位有根、茎、叶、花、果实、种子、皮及全草等,如丹参、桂枝、板蓝根等。动物药材来自动物的骨、胆、结石、皮、肉及脏器等,如牛黄、鹿茸、乌鸡等。矿物药材包括可供药用的天然矿物、矿物加工品种以及动物的化石等,如朱砂、石膏、芒硝等。

国家制定中药材种植养殖、采集、储存和初加工的技术规范、标准,加强对中药材生产流通全过程的质量监督管理,保障中药材质量安全。《药品管理法》规定,国家保护野生药材资源和中药品种,鼓励培育道地中药材。中药材根据产地,还可分为道地中药材和一般药材。道地中药材,是指经过中医临床长期应用优选出来的,产在特定地域,与其他地区所产同种中药材相比,品质和疗效更好,且质量稳定,具有较高知名度的中药材。

2. 中药饮片 中药饮片是指在中医药理论指导下,按照传统加工方法将中药材炮制成一定规格、供中医临床配方使用的制成品,有取药材切片作煎汤饮用之意。就广义而言,凡是供中医临床配方用的全部药材统称"饮片"。狭义则指一切制成一定形状的药材,如片、块、丝、段等称为饮片。中药饮片的炮制是药品生产行为,生产者必须取得药品生产许可证,且必须按照法定的 GMP 标准组织生产。只有中药饮片才可直接用于临床配方或制剂生产,中医处方调配和中成药生产投料均应为中药饮片,中药材不可直接入药。国家保护中药饮片传统炮制技术和工艺,支持应用传统工艺炮制中药饮片,鼓励运用现代科学技术开展中药饮片炮制技术研究。

中药配方颗粒是由单味中药饮片经水提、分离、浓缩、干燥、制粒而成的颗粒,在中医药理论指导下,按照中医临床处方调配后,供患者冲服使用。中药配方颗粒的质量监管纳入中药饮片管理。

3. 中成药 葛洪在《肘后备急方》中第一次提出"成药剂"的名词,是指根据疗效确切、应用广泛的处方、验方或秘方,以中药材、中药饮片为原料配制加工而成的成方制剂,包括丸、散、膏、丹等各种剂型,是我国历代医药学家经过千百年医疗实践创造、总结的有效方剂的精华。现代中成药是指以中药饮片为原料,在中医药理论指导下,按规定的处方和方法,加工制成一定的剂型,标明药物作用、规格、功能主治、剂量、服法、注意事项等,以供医师、患者直接选用。中成药的原料是中药饮片并非中药材。中成药应由依法取得药品生产许可证的企业生产,质量符合国家药品标准,包装、标签、说明书符合《药品管理法》规定。

国家鼓励和支持中药新药的研制和生产;保护传统中药加工技术和工艺,支持传统剂型中成药的生产,鼓励运用现代科学技术研究开发传统中成药。

4. 民族药 民族药发源于少数民族地区,具有鲜明的地域性和民族传统。据初步统计,全国 55 个少数民族,近 80% 的民族有自己的药物,其中有独立的民族医药体系的约占 1/3。新中国成立以来,由于党和政府的关怀、重视,民族药的发掘、整理、研究工作取得了显著的成果,出版了一批全国和地区性民族药专著。据有关资料报道,目前我国民族药已达 3700 多种。

二、符合中医药特点的管理制度和发展方针

中医药在我国医疗卫生事业中有重要地位,中医药事业是我国医药卫生事业的重要组成部分。"坚持中西医并重",是当前我国深化医疗卫生体制改革的一项基本原则,为探索医疗卫生体制改革这一世界性难题的中国式解决办案做出了独特的贡献,发挥了不可替代的作用。

发展中医药事业应当遵循中医药发展规律,坚持继承和创新相结合,保持和发挥中医药特色和优势,运用现代科学技术,促进中医药理论和实践的发展。

三、中医药创新发展规划和专门管理制度

(一)中医药创新发展规划

2016年2月,国务院印发《中医药发展战略规划纲要(2016—2030年)》,为了促进中医药事业健康发展,深化医药卫生体制改革,加快推进健康中国建设,迫切需要在构建中国特色基本医疗制度中发挥中医药独特作用。2019年10月,中共中央国务院发布《关于促进中医药传承创新发展的意见》。2020年12月,国家药监局发布《关于促进中药传承创新发展的实施意见》(国药监药注[2020]27号),涵盖了中药审评审批、研制创新、安全性研究、质量源头管理、生产全过程质量控制、上市后监管、品种保护等以及中药的法规标准体系、技术支撑体系、人才队伍、监管科学、国际合作等内容。

中医药是我国各族人民在几千年生产生活实践和与疾病做斗争中逐步形成并不断丰富发展的医学科学,为中华民族繁衍昌盛做出了重要贡献,中医药临床疗效确切、预防保健作用独特、治疗方式灵活、费用比较低廉,特别是随着健康观念变化和医学模式转变,中医药越来越显示出自身的独特优势。

中医药作为中华民族的瑰宝,蕴含着丰富的哲学思想和人文精神,是我国文化软实力的重要体现。扶持和促进中医药事业发展,对于深化医药卫生体制改革、提高人民群众健康水平、弘扬中华文化、促进经济发展和社会和谐,都具有十分重要的意义。县级以上人民政府应当高度重视中医药事业的发展,将中医药事业纳入国民经济和社会发展规划,建立健全中医药管理体系,统筹推进中医药事业的发展。

(二)中医药专门管理制度

国务院中医药主管部门负责全国的中医药管理工作。国务院其他有关部门在各自职责范围内负责与中医药管理有关的工作。国务院中医药主管部门,即国家中医药管理局负责全国的中医药管理工作,是政府管理中医药行业的国家机构。

除了国家中医药管理局外,国务院其他有关部门,包括国家卫生健康委员会、国家市场监督管理总局、农业农村部、工业与信息化部、国家人力资源和社会保障部、国家发展和改革委员会、国家工商管理总局等也要在各自职责范围内负责与中医药管理有关的工作。

地方政府中医药管理工作的体制:县级以上地方人民政府中医药主管部门负责本行政区域的中医药管理工作。县级以上地方人民政府其他有关部门在各自职责范围内负责与中医药管理有关的工作。地方各级,包括省级、地市级、县级政府的中医药主管部门负责本行政区域的中医药管理工作,其他有关部门,包括卫生部门、药品监督管理部门、农业部门、人力资源和社会保障部门、工业与信息化部门、价格管理部门、工商部门等要依据各自的职责分工,做好有关的中医药管理工作。

四、中医药立法

现行《药品管理法》涵盖了中药的管理,其中第四条规定,国家发展现代药和传统药,充分发挥其在预防、医疗和保健中的作用。国家保护野生药材资源和中药品种,鼓励培育道地中药材。同时,还提出国家鼓励运用现代科学技术和传统中药研究方法开展中药科学技术研究和药物开发,建立和完善符合中药特点的技术评价体系,促进中药传承创新。

2016年12月25日,第十二届全国人大常委会第二十五次会议审议通过了《中华人民共和国中医药法》,自2017年7月1日起施行。《中华人民共和国中医药法》以继承和弘扬中医药,保障和促进中医药事业发展,保护人民健康为宗旨,遵循中医药发展规律,坚持继承和创新相结合,保持和发挥中医药特色和优势,运用现代科学技术,促进中医药理论和实践的发展,从法律层面明确了中医药的重要地位、发展方针和扶持措施,为中医药事业发展提供了法律保障。

《中华人民共和国中医药法》共9章63条,有以下五大亮点。

(1)明确中医药事业的重要地位和发展方针。

①明确"中医药"是包括汉族和少数民族医药在内的我国各民族医药的统称,中医药事业是我国

医药卫生事业的重要组成部分。

②明确国家大力发展中医药事业,实行中西医并重的方针,建立符合中医药特点的管理制度。

③明确发展中医药事业应当遵循中医药发展规律,坚持继承和创新相结合,保持和发挥中医药特色和优势。

④明确国家鼓励中医西医相互学习,相互补充,协调发展,发挥各自优势,促进中西医结合。

(2)建立符合中医药特点的管理制度。

中医药具有鲜明的特色和优势,在很多方面不同于西医药,例如,中医服务人员存在师承等培养方式,中医诊所主要是医师坐堂望闻问切。中医药法充分考虑到中医药的特点和发展需要,对执业医师法、药品管理法、医疗机构管理条例等规定的管理制度进行改革完善。

①改革完善中医医师资格管理制度,规定以师承方式学习中医和经多年实践,医术确有专长的人员,经实践技能和效果考核合格即可获得中医医师资格。

②改革完善中医诊所准入制度,将中医诊所由许可管理改为备案管理。

③允许医疗机构根据临床需要,凭处方对炮制市场上没有供应的中药饮片或者中药饮片进行再加工。

④对仅应用传统工艺配制的中药制剂品种和委托配制中药制剂,由现行的许可管理改为备案管理。

⑤明确生产符合国家规定条件的来源于古代经典名方的中药复方制剂,在申请药品批准文号时,可以仅提供非临床安全性研究资料。

(3)加大对中医药事业的扶持力度。

《中华人民共和国中医药法》进一步加大对中医药事业的扶持力度:

①明确县级以上政府应当将中医药事业纳入国民经济和社会发展规划,建立健全中医药管理体系,将中医药事业发展经费纳入财政预算,为中医药事业发展提供政策支持和条件保障,统筹推进中医药事业发展。

②明确县级以上政府应当将中医医疗机构建设纳入医疗机构设置规划,举办规模适宜的中医医疗机构,扶持有中医药特色和优势的医疗机构发展。

③合理确定中医医疗服务的收费项目和标准,体现中医医疗服务成本和专业技术价值。

④明确有关部门应当按照国家规定,将符合条件的中医医疗机构纳入医保定点机构范围,将符合条件的中医药项目纳入医保支付范围。

⑤发展中医药教育,加强中医药人才培养,加大对中医药科学研究和传承创新的支持力度,促进中医药文化传播和应用。

⑥发展中医养生保健服务,支持社会力量举办规范的中医养生保健机构。

⑦明确国家采取措施,加大对少数民族医药传承创新、应用发展和人才培养的扶持力度,加强少数民族医疗机构和医师队伍建设;民族自治地方可以结合实际,制定促进和规范本地方少数民族医药事业发展的办法。

(4)加强对中医医疗服务和中药生产经营的监管。

针对中医药行业中存在的服务不规范、虚假宣传、中药材质量下滑等问题,本法坚持扶持与规范并重,进一步规范中医药从业行为,保障医疗安全,提升中药质量:

①明确开展中医药服务应当符合中医药服务基本要求,发布中医医疗广告应当经审查批准,发布的内容应当与批准的内容相符。

②明确国家制定中药材种植养殖、采集、储存和初加工的技术规范、标准,加强对中药材生产流通全过程的质量监督管理,保障中药材质量安全。

③加强中药材质量监测,建立中药材流通追溯体系和进货查验记录制度。

④鼓励发展中药材规范化种植养殖,严格管理农药、肥料等农业投入品的使用,禁止使用剧毒、高毒农药。

⑤加强对医疗机构炮制中药饮片、配制中药制剂的监管。

(5)加大对中医药违法行为的处罚力度。

①规定中医诊所、中医医师超范围执业,情节严重的,责令停止执业活动,吊销执业证书。

②规定举办中医诊所、炮制中药饮片、委托配制中药制剂应当备案而未备案,或者备案时提供虚假材料,经责令改正,拒不改正的,责令停止执业活动或者责令停止炮制中药饮片、委托配制中药制剂活动,其直接责任人员5年内不得从事中医药相关活动。

③规定医疗机构应用传统工艺配制中药制剂未依法备案,或者未按照备案材料载明的要求配制中药制剂的,按生产假药给予处罚。

④规定发布的中医医疗广告内容与经审查批准的内容不相符的,撤销该广告的审查批准文件,1年内不受理该医疗机构的广告审查申请。

⑤规定在中药材种植过程中使用剧毒、高毒农药的,依照有关法律、法规规定给予处罚;情节严重的,可以处5日以上15日以下拘留。

第二节　中药材的管理

一、中药材的生产、经营及使用规定

根据《中华人民共和国中医药法》,国务院药品监督管理部门应当组织并加强对中药材质量的监测,定期向社会公布监测结果。国务院有关部门应当协助做好中药材质量监测有关工作。国家制定中药材种植养殖、采集、储存和初加工的技术规范、标准,加强对中药材生产流通全过程的质量监督管理,建立追溯体系,保障中药材质量安全。中药材经营者应当建立进货在验和购销记录制度,并标明中药材产地。国家鼓励发展中药材现代流通体系,提高中药材包装、仓储等技术水平,建立中药材流通追溯体系。药品生产企业购进中药材应当建立进货查验记录制度。

(一)中药材的生产质量管理规范

中药材的生产质量管理规范(good agricultural practice,GAP)是中药材生产和质量管理的基本准则,适用于中药材生产企业生产中药材(含植物、动物药)的全过程。2002年4月17日,国家药品监督管理局发布《中药材生产质量管理规范(试行)》(局令第32号),自2002年6月1日起施行。2016年2月3日,国务院印发《关于取消13项国务院部门行政许可事项的决定》(国发〔2016〕10号),规定取消中药材生产质量管理规范(GAP)认证。

被誉为"史上最严GAP"的新版《中药材生产质量管理规范》(以下简称"《规范》")于2022年3月正式发布。2012年,相关部门开始推动规范修改工作,历经10年探索终落地。此次《规范》的制定,对生产企业提出了更多的要求,也赋予了更多的义务,本质上还是在促进中药生产行业朝现代化方向发展,从源头上使中药材以及以中药材为原料的下游生产产品的质量得到保证,促进中药产品的质量朝着均一化、标准化的方向发展。

(二)中药材种植、养殖管理

国家鼓励培育道地中药材。对集中规模化栽培养殖,质量可以控制并符合国家药品监督管理部门规定条件的中药材品种,实行批准文号管理。国家建立道地中药材评价体系,支持道地中药材品种选育,扶持道地中药材生产基地建设,加强道地中药材生产基地生态环境保护,鼓励采取地理标志产品保护等措施保护道地中药材。道地药材源自特定产区、具有独特药效,需要在特定地域内生产。

(三)中药材产地初加工管理

中药材产地初加工是指在产地对地产中药材进行洁净、除去非药用部位、干燥等处理,是防止霉变虫蛀、便于储存运输、保障中药材质量的重要手段。采集、储存中药材以及对中药材进行初加工,应当符合国家有关技术规范、标准和管理规定。各地要结合地产中药材的特点,加强对中药材产地初加工的管理,逐步实现初加工集中化、规范化、产业化。

地产中药材应当逐个品种制定产地初加工规范,统一质量控制标准,改进加工工艺,提高中药材产地初加工水平,避免粗制滥造导致中药材有效成分流失、质量下降。严禁滥用硫黄熏蒸等方法,二氧化硫等物质残留必须符合国家规定。严厉打击产地初加工过程中掺杂掺假、染色增重、污染霉变、非法提取等违法违规行为。

药品生产企业销售中药材,必须标明产地。发运中药材必须有包装。在每件包装上,必须注明品名、产地、日期、调出单位,并附有质量合格的标志。

(四)中药材自种、自采、自用的管理规定

自种、自采、自用中药材是指乡村中医药技术人员自己种植、采收、使用不需特殊加工炮制的植物中药材。《中共中央国务院关于进一步加强农村卫生工作的决定》提出了在规范农村中医药管理和服务的基础上,允许乡村中医技术人员自种、自采、自用中药材的要求。《中华人民共和国中医药法》规定,在村医疗机构执业的中医医师、具备中药材知识和识别能力的乡村医生,按照国家有关规定可以自种、自采地产中药材并在其执业活动中使用。

为了加强乡村中医药技术人员自种、自采、自用中草药的管理,规范其服务行为,切实减轻农民医药负担,保障农民用药安全有效,2006年7月31日,卫生部、国家中医药管理局发布《关于加强乡村中医药技术人员自种自采自用中草药管理的通知》。通知要求自种、自采、自用中草药的人员应同时具备以下条件。

(1)熟悉中草药知识和栽培技术,具有中草药辨识能力。

(2)熟练掌握中医基本理论、技能和自种、自采、自用中草药的性味功用,临床疗效,用法用量,配伍禁忌毒副反应,注意事项等。

乡村中医药技术人员不得自种、自采、自用下列中草药。

(1)国家规定需特殊管理的医疗用毒性中草药。

(2)国家规定需特殊管理的麻醉药品原植物。

(3)国家规定需特殊管理的濒稀野生植物药材。

根据当地实际工作需要,乡村中医药技术人员自种、自采、自用的中草药,只限于其所在的村医疗机构内使用,不得上市流通,不得加工成中药制剂。自种、自采、自用的中草药应当保证药材质量,不得使用变质、被污染等影响人体安全、药效的药材。对有毒副反应的中草药,乡村中医药技术人员应严格掌握其用法用量,并熟悉其中毒的预防和救治。发现可能与用药有关的毒副反应,应按规定及时向当地主管部门报告。乡村民族医药技术人员自种、自采、自用民族草药的管理参照上述条款执行。

二、中药材专业市场管理

全国在传统药市的基础上形成了一批有影响力的中药材专业市场,其中有的建立了现代化的交易管理电子信息系统。中药材专业市场是经国家中医药管理局、医药局、卫健委和国家工商行政管理局检查验收批准,并在工商行政管理部门核准登记的专门经营中药材的集贸市场。

《药品管理法》及其实施条例规定,城乡集市贸易市场可以出售中药材,国务院另有规定的除外。另外,《关于进一步加强中药材管理的通知》指出,除现有的17个中药材专业市场外,各地一律不得开办新的中药材专业市场。中药材专业市场所在地人民政府要按照"谁开办,谁管理"的原则,承担起管理责任,明确市场开办主体及其责任。中药材专业市场要建立健全交易管理部门和质量管理机构,完善市场交易和质量管理的规章制度,逐步建立起公司化的中药材经营模式。要构建中药材电子交易平台和市场信息平台,建设中药材流通追溯系统,配备使用具有药品现代物流水平的仓储设施设备,提高中药材仓储、养护技术水平,切实保障中药材质量。严禁销售假劣中药材,严禁未经批准以任何名义或方式经营中药饮片、中成药和其他药品,严禁销售国家规定的28种毒性药材,严禁非法销售国家规定的42种濒危药材。

中药材市场经营者应完善购进记录、验收、储存、运输、调剂、临方炮制等过程的管理制度和措施。

严禁从事饮片分包装、改换标签等活动。严禁从中药材市场或其他不具备饮片生产经营资质的单位或个人采购中药饮片,确保中药饮片安全。市场监督管理部门要指导市场开办单位建立各项市场管理制度,规范经营行为,国家规定禁止进入市场的中成药及有关药品严禁进入中药材市场,查处制售假冒伪劣药品的行为,维护市场经营秩序。

我国中药材专业市场存在的制假售假、掺杂掺假、增重染色、以劣充好等违法违规行为,是假劣中药材的重要来源。中药材专业市场所在地的药品监督管理部门要制定该市场的质量检查制度,对该市场经营品种组织抽检。严厉打击经销假劣药材的行为;查清并阻断假劣中药材流向,严防假劣中药材进入正规生产流通领域;坚决查处中药材专业市场销售中药饮片、毒性药材、药品制剂等经营行为,规范中药材专业市场经营秩序。发现中药材质量有问题的,依据《药品管理法》进行处罚。对中药材专业市场存在超范围经营的问题,要按照《药品管理法》及有关规定,严格加强监督管理,加大惩处力度,限期整顿,整顿不合格的,坚决予以关闭。

知识链接
13-1

三、进口药材规定

为加强进口药材监督管理,保障进口药材质量,近日,国家市场监督管理总局发布了修订后的《进口药材管理办法》(国家市场监督管理总局令第9号,以下简称《办法》)。《办法》经2019年4月28日国家市场监督管理总局2019年第8次局务会议审议通过,自2020年1月1日起实施。《办法》共7章35条,在进口药材管理上,严格落实"四个最严"要求,严格药材执行的标准,加强溯源管理。同时,落实"放管服"改革要求,对首次进口和非首次进口药材实施分类管理。

(一)进口相关部门及管理要求

药材应当从国务院批准的允许药品进口的口岸或者允许药材进口的边境口岸进口。

国家药品监督管理局主管全国进口药材监督管理工作。国家药品监督管理局委托省、自治区、直辖市药品监督管理部门(以下简称省级药品监督管理部门)实施首次进口药材审批,并对委托实施首次进口药材审批的行为进行监督指导。

省级药品监督管理部门依法对进口药材进行监督管理,并在委托范围内以国家药品监督管理局的名义实施首次进口药材审批。

允许药品进口的口岸或者允许药材进口的边境口岸所在地负责药品监督管理的部门(以下简称口岸药品监督管理部门)负责进口药材的备案,组织口岸检验并进行监督管理。

药材进口单位是指办理首次进口药材审批的申请人或者办理进口药材备案的单位。药材进口单位,应当是中国境内的中成药上市许可持有人、中药生产企业,以及具有中药材或者中药饮片经营范围的药品经营企业。

首次进口药材,应当按照规定取得进口药材批件后,向口岸药品监督管理部门办理备案。首次进口药材,是指非同一国家(地区)、非同一申请人、非同一药材基原的进口药材。非首次进口药材,应当按照规定直接向口岸药品监督管理部门办理备案。非首次进口药材实行目录管理,具体目录由国家药品监督管理局制定并调整。尚未列入目录,但申请人、药材基原以及国家(地区)均未发生变更的,按照非首次进口药材管理。

进口药材应当符合国家药品标准。《中国药典》现行版未收载的品种,应当执行进口药材标准;中国药典现行版、进口药材标准均未收载的品种,应当执行其他的国家药品标准。少数民族地区进口当地习用的少数民族药药材,尚无国家药品标准的,应当符合相应的省、自治区药材标准。

(二)首次进口药材申请与审批

首次进口药材,申请人应当通过国家药品监督管理局的信息系统填写进口药材申请表,并向所在地省(区、市)药品监督管理部门报送规定的资料,省(区、市)药品监督管理部门收到首次进口药材申报资料后,应当出具受理通知书;申请人收到首次进口药材受理通知书后,应当及时将检验样品报送所在地省(区、市)药品检验机构。省(区、市)药品检验机构完成样品检验,向申请人出具进口药材检验报告书,并报送省(区、市)药品监督管理部门。省(区、市)药品监督管理部门对符合要求的,发给一次性进口药材批件。

进口药材批件编号格式:(省、自治区、直辖市简称)药材进字+4位年号+4位顺序号。

变更进口药材批件批准事项的,申请人应当通过信息系统填写进口药材补充申请表,向原发出批件的省级药品监督管理部门提出补充申请。补充申请的申请人应当是原进口药材批件的持有者,并报送规定的资料,省(区、市)药品监督管理部门决定予以批准的,向申请人送达进口药材批件或者进口药材补充申请批件。

(三)备案

首次进口药材申请人应当在取得进口药材批件后1年内,从进口药材批件注明的到货口岸组织药材进口。药材进口时,进口单位应当向口岸药品监督管理部门备案,通过信息系统填报进口药材报验单,并报送规定的资料。办理首次进口药材备案的,还应当报送进口药材批件的复印件。办理非首次进口药材备案的,还应当报送进口单位的药品生产许可证或者药品经营许可证复印件、出口商主体登记证明文件复印件、购货合同及其公证文书复印件。进口单位为中成药上市许可持有人的,应当提供相关药品批准证明文件复印件。

口岸药品监督管理部门应当对备案资料的完整性、规范性进行形式审查,符合要求的,发给进口药品通关单,同时向口岸药品检验机构发出进口药材口岸检验通知书,并附备案资料一份。药材经检验合格后,进口单位持进口药品通关单向海关办理报关验放手续。

(四)口岸检验

口岸药品检验机构收到进口药材口岸检验通知书后,按时到规定的存货地点进行现场抽样。现场抽样时,进口单位应当出示产地证明原件。口岸药品检验机构应当对产地证明原件和药材实际到货情况与口岸药品监督管理部门提供的备案资料的一致性进行核查。符合要求的,予以抽样,填写进口药材抽样记录单,在进口单位持有的进口药品通关单原件上注明"已抽样"字样,并加盖抽样单位公章。口岸药品检验机构完成检验工作,出具进口药材检验报告书。口岸药品检验机构应当将进口药材检验报告书报送口岸药品监督管理部门,并告知进口单位。经口岸检验合格的进口药材方可销售使用。

已列入非首次进口药材品种目录的中药材进口品种主要有西洋参、乳香、没药及血竭、西红花、高丽红参、甘草、石斛、豆蔻、沉香、砂仁、胖大海等。

四、野生药材资源保护管理

案 例 导 学

国家重点保护野生药材遭盗采

黑龙江省林业公安部门发现,当前刺五加、五味子、防风等国家保护野生药材盗采严重,一些盗采手段具有破坏性,导致一些重要野生药材物种难以再生。在黑龙江省宁安、虎林、亚布力等国家三级保护野生药材物种五味子产区,由于五味子鲜果的收购价不断上涨,受利益驱使,今年盗采者在七八月份就开始下手,并且加快采摘速度。各辖区林业公安人员抓获的采摘者多用铁制的钩子、镰刀割断五味子藤,致使这些药材遭遇毁灭性挖采。目前,合法收购已经难以大量收到成熟的五味子。杜尔伯特蒙古族自治县是药材防风产地,该地区这种药材也不断遭到乱采滥挖。据了解,《黑龙江省野生药材资源保护条例》明确规定了保护的野生药材物种的管理办法,例如,五味子的采果期为每年9月至11月,禁止割藤和采摘不成熟的果实;防风的采挖期为每年5月至10月,禁止采挖幼苗和打籽植株等。

思考:1.本案例中所涉及的被盗采中药材属于几级保护野生药材品种?

2.如何防止野生药材被盗采?

我国地大物博,自然环境复杂,中药资源极其丰富,2011—2020 年,国家中医药管理局组织开展了第四次全国中药资源普查,对 31 个省近 2800 个县开展中药资源调查,获取了 200 多万条调查记录,汇总了约 1.3 万种中药资源的种类和分布等信息,其中有上千种为中国特有种。2021 年 8 月 7 日经国务院批准,公布调整后的《国家重点保护野生植物名录》共列入国家重点保护野生植物 455 种和 40 类,包括国家一级保护野生植物 54 种和 4 类,国家二级保护野生植物 401 种和 36 类。

1987 年 10 月 30 日国务院发布《野生药材资源保护管理条例》,自 1987 年 12 月 1 日起施行。《野生药材资源保护管理条例》对野生药材资源的管理原则、国家重点保护的野生药材物种、野生药材的采猎规则、野生药材资源保护区的建立和管理、野生药材的经营管理和出口、野生药材的价格、等级标准、奖励和处罚等作了规定。该条例宣布,国家对野生药材实行保护、采猎相结合的原则,并创造条件开展人工培养。

(一)国家重点保护野生药材物种的分级和管理

国家重点保护的野生药材物种分为三级管理。

(1)一级保护野生药材物种:濒临灭绝状态的稀有珍贵野生药材物种。

(2)二级保护野生药材物种:分布区域缩小,资源处于衰竭状态的重要野生药材物种。

(3)三级保护野生药材物种:资源严重减少的主要常用野生药材物种。

国家重点保护的野生药材物种名录共收载了野生药材物种 76 种,中药材 42 种。其中一级保护野生药材物种有 4 种,中药材 4 种;二级保护野生药材物种 27 种,中药材 17 种;三级保护野生药材物种 45 种,中药材 21 种。国家药品监督管理局会同野生动物、植物管理部门负责制定国家重点保护的野生药材物种名录的工作。县级以上药品监督管理部门会同同级野生动物、植物管理部门制定采猎、收购二、三级保护野生药材物种的计划,报上一级药品监督管理部门批准。县级以上药品监督管理部门会同同级野生动物、植物管理部门确定禁止采猎区、禁止采猎期和禁止使用的采猎工具。国家药品监督管理局负责确定采药证的格式,县级以上药品监督管理部门会同同级野生动物、植物管理部门负责采药证的核发。国家药品监督管理局会同国务院有关部门负责确定实行限量出口和出口许可证制度的品种,确定野生药材的规格、等级标准。

(二)国家重点保护野生药材采猎管理

《野生药材资源保护管理条例》规定,禁止采猎一级保护野生药材物种。采猎、收购二、三级保护野生药材物种必须按照批准的计划执行。采猎者必须持有采药证,需要进行采伐或狩猎的,必须申请采伐证或狩猎证。不得在禁止采猎期、禁止采猎区采猎二、三级保护野生药材物种,并不得使用禁用工具进行采猎。二、三级保护野生药材物种属于国家计划管理的品种,由中国药材公司统一经营管理,其余品种由产地县药材公司或其他单位按照计划收购。

(三)国家重点保护的野生药材出口管理规定

一级保护野生药材物种属于自然淘汰的,其药用部分由各级药材公司负责经营管理,但不得出口。二、三级保护野生药材物种的药用部分,除国家另有规定外,实行限量出口。违反保护野生药材物种出口管理的,由工商行政管理部门或者有关部门没收其野生药材和全部违法所得,并处以罚款。

(四)国家重点保护的野生药材物种名录

(1)一级保护药材物种名称:虎骨、豹骨、羚羊角、鹿茸(梅花鹿)。

(2)二级保护药材物种名称:鹿茸(马鹿)、麝香(3 个品种)、熊胆(2 个品种)、穿山甲、蟾酥(2 个品种)、哈蟆油、金钱白花蛇、乌梢蛇、蕲蛇、蛤蚧、甘草(3 个品种)、黄连(3 个品种)、人参、杜仲、厚朴(2 个品种)、黄柏(2 个品种)、血竭。

知识链接
13-2

(3)三级保护药材物种名称:川贝母(4 个品种)、伊贝母(2 个品种)、刺五加、黄芩、天冬、猪苓、龙胆(4 个品种)、防风、远志(2 个品种)、胡黄连、肉苁蓉、秦艽(4 个品种)、细辛(3 个品种)、紫草(2 个品种)、五味子(2 个品种)、蔓荆子(2 个品种)、诃子(2 个品种)、山茱萸、石斛(5 个品种)、阿魏(2 个品种)、连翘、羌活(2 个品种)等。

五、中药品种保护

案例引导

　　鉴于新疆维吾尔药业有限责任公司生产的炎消迪娜尔糖浆对黄疸型肝炎退黄方面的显著疗效,国家食品药品监督管理局于 2010 年 11 月 4 日开始,将炎消迪娜尔糖浆列为中药保护品种,保护期限至 2017 年 11 月 4 日。2003 年以来,炎消迪娜尔糖浆等多款疗效显著的维吾尔药被疯狂仿制,为提高药品质量,提高民族药的核心竞争力,该公司从药理、药效着手,建立技术壁垒,再度确切疗效,升级制药标准,最终被国家批准为中药保护品种。炎消迪娜尔糖浆是首家被列为中药保护品种的维吾尔药。2020 年 10 月国家药品监督管理局发布中药保护品种的公告(延长保护期第 3 号),对新疆维吾尔药业有限责任公司生产的炎消迪娜尔糖浆保护品种继续给予二级保护,其保护期限、保护品种编号为 2020 年 10 月 10 日至 2024 年 11 月 05 日、ZYB20720200040。

　　思考:1.炎消迪娜尔糖浆于 2010 年被列为中药保护品种,属于哪级保护?

　　　　2.对于炎消迪娜尔糖浆的保护方式有哪些?

　　1992 年 10 月 14 日中华人民共和国国务院令第 106 号发布《中药品种保护条例》,1993 年 1 月 1 日起施行。2018 年 9 月 18 日中华人民共和国国务院令第 703 号发布,国务院修改《中药品种保护条例》等行政法规部分条款。《中药品种保护条例》规定,国家鼓励研制开发临床有效的中药品种,对质量稳定、疗效确切的中药品种实行分级保护制度。另外,《中医药法》规定国家建立中医药传统知识保护数据库、保护名录和保护制度。中医药传统知识持有人对其持有的中医药传统知识享有传承使用的权利,对他人获取、利用其持有的中医药传统知识享有知情同意和利益分享等权利。国家对经依法认定属于国家秘密的传统中药处方组成和生产工艺实行特殊保护。

(一)中药品种保护的目的与意义

　　根据《中药品种保护条例》,实施中药品种保护的目的是提高中药品种的质量,保护中药生产企业的合法权益、促进中药事业的发展。中药品种保护制度的实施,促进了中药质量和信誉的提升,起到了保护新药、促进老药再提高的作用;保护了中药生产企业的合法权益,使一批传统名贵中成药和创新中药免除了被低水平仿制,调动了企业研究开发中药新药的积极性;维护了正常的生产秩序,促进了中药产业的集约化、规模化和规范化生产,促进了中药名牌产品的形成和科技进步。

(二)《中药品种保护条例》的适用范围

　　《中药品种保护条例》适用于中国境内生产制造的中药品种,包括中成药、天然药物的提取物及其制剂和中药人工制品。申请专利的中药品种,应依照专利法的规定办理,《中药品种保护条例》不适用。国家药品监督管理部门负责全国中药品种保护的监督管理工作。

(三)中药保护品种的范围和等级划分

　　1. 中药保护品种的范围 依照《中药品种保护条例》,受保护的中药品种,必须是列入国家药品标准的品种。

　　2. 中药保护品种的等级划分 对受保护的中药品种划分为一级保护和二级保护进行管理,如表 13-3 所示。

表 13-3　保护等级需具备条件

保护等级	具备条件(符合下列条件之一)
一级保护	①对特定疾病有特殊疗效的; ②相当于国家一级保护野生药材物种的人工制成品; ③用于预防和治疗特殊疾病的

续表

保护等级	具备条件(符合下列条件之一)
二级保护	①符合一级保护的品种或者已经解除一级保护的品种; ②对特定疾病有显著疗效的; ③从天然药物中提取的有效物质及特殊制剂

(四)申请中药保护品种的程序

中药生产企业对其生产的符合本条例规定的中药品种,可以向所在地省、自治区、直辖市人民政府药品监督管理部门提出申请,由省、自治区、直辖市人民政府药品监督管理部门初审签署意见后,报国务院药品监督管理部门。特殊情况下,中药生产企业也可以直接向国务院药品监督管理部门提出申请。

国务院药品监督管理部门委托国家中药品种保护审评委员会负责对申请保护的中药品种进行审评。国家中药品种保护审评委员会应当自接到申请报告书之日起6个月内作出审评结论。根据国家中药品种保护审评委员会的审评结论,由国务院药品监督管理部门决定是否给予保护。批准保护的中药品种,由国务院药品监督管理部门发给中药保护品种证书。国务院药品监督管理部门负责组织国家中药品种保护审评委员会,委员会成员由国务院药品监督管理部门聘请中医药方面的医疗、科研、检验及经营、管理专家担任。

(五)中药保护品种的保护措施

中药一级保护品种的保护期限分别为30年、20年、10年。中药二级保护品种的保护期限为7年。

1. 中药一级保护品种的保护措施

(1)品种的处方组成、工艺制法,在保护期限内由获得中药保护品种证书的生产企业和有关的药品监督管理部门及有关单位和个人负责保密,不得公开。负有保密责任的有关部门、企业和单位应当按照国家有关规定,建立必要的保密制度。

(2)向国外转让中药一级保护品种的处方组成、工艺制法的,应当按照国家有关保密的规定办理。

(3)因特殊情况需要延长保护期限的,由生产企业在该品种保护期满前6个月,依照本条例第9条规定的程序申报。延长的保护期限由国务院药品监督管理部门根据国家中药品种保护审评委员会的审评结果确定;但是,每次延长的保护期限不得超过第一次批准的保护期限。

2. 中药二级保护品种的保护措施 中药二级保护品种在保护期满后可以延长7年。申请延长保护期的中药二级保护品种,应当在保护期满前6个月,由生产企业依照本条例规定的程序申报。

3. 其他规定 被批准保护的中药品种,在保护期内限于由获得中药保护品种证书的企业生产;但是,本条例另有规定的除外。

国务院药品监督管理部门批准保护的中药品种如果在批准前是由多家企业生产的,其中未申请中药保护品种证书的企业应当自公告发布之日起6个月内向国务院药品监督管理部门申报,并依照规定提供有关资料,由国务院药品监督管理部门指定药品检验机构对该申报品种进行同品种的质量检验。国务院药品监督管理部门根据检验结果,可以采取以下措施。

(1)对达到国家药品标准的,补发中药保护品种证书。

(2)对未达到国家药品标准的,依照药品管理的法律、行政法规的规定撤销该中药品种的批准文号。

对临床用药紧缺的中药保护品种的仿制,须经国务院药品监督管理部门批准并发给批准文号。仿制企业应当付给持有中药保护品种证书并转让该中药品种的处方组成、工艺制法的企业合理的使用费,其数额由双方商定;双方不能达成协议的,由国务院药品监督管理部门裁决。

生产中药保护品种的企业应当根据省、自治区、直辖市人民政府药品监督管理部门提出的要求,改进生产条件,提高品种质量。

中药保护品种在保护期内向国外申请注册的,须经国务院药品监督管理部门批准。

（六）罚则

（1）违反《中药品种保护条例》，将中药一级保护品种的处方组成、工艺制法泄密的责任人员，由其所在单位或者上级机关给予行政处分；构成犯罪的，依法追究刑事责任。

（2）违反《中药品种保护条例》，擅自仿制中药保护品种的，由县级以上人民政府负责药品监督管理的部门以生产假药依法论处。伪造中药品种保护证书及有关证明文件进行生产、销售的，由县级以上人民政府负责药品监督管理的部门没收其全部有关药品及违法所得，并可以处以有关药品正品价格3倍以下罚款。上述行为构成犯罪的，由司法机关依法追究刑事责任。

（七）中药品种保护指导原则终止保护的情形

有下列情形之一的，国家药品监督管理局将终止中药品种保护审评审批，予以退审。

①在审评过程中发现申报资料不真实的，或在资料真实性核查中不能证明其申报资料真实性的；②未在规定时限内按要求提交资料的；③申报企业主动提出撤回申请的；④其他不符合国家法律、法规及有关规定的。

未获得同品种保护的企业，应按《中药品种保护条例》规定停止该品种的生产，如继续生产的，将中止其该品种药品批准文号的效力，并按《中药品种保护条例》有关规定进行查处。已受理同品种保护申请和延长保护期申请的企业，在该品种审批期间可继续生产、销售。

在保护期内的品种，有下列情形之一的，国家药品监督管理局将提前终止保护，收回其保护审批件及证书：

①保护品种生产企业的药品生产许可证被撤销、吊销或注销的；②保护品种的药品批准文号被撤销或注销的；③申请企业提供虚假的证明文件、资料、样品或者采取其他欺骗手段取得保护审批件及证书的；④保护品种生产企业主动提出终止保护的；⑤累计2年不缴纳保护品种年费的；⑥未按照规定完成改进提高工作的；⑦其他不符合法律、法规规定的。

已被终止保护的品种的生产企业，不得再次申请该品种的中药品种保护。

第三节　中药饮片管理

中药饮片是中药的重要组成部分，既可以用于中医临床配方使用，也可以用于中成药生产，其质量关乎人民群众用药安全有效。近年来，各级药品监管部门持续加大对中药饮片监督检查和抽检力度，依法查处和曝光违法违规企业和不合格产品，中药饮片总体质量状况有所好转，但存在的问题仍不容乐观。为进一步加强中药饮片监督管理，提高中药饮片质量，2018年8月28日国家药品监督管理局制定了《中药饮片质量集中整治工作方案》（国药监〔2018〕28号）。国家药品监督管理局（简称药监局）决定在全国范围内开展为期1年的中药饮片质量集中整治。2020年1月22日，国家药品监督管理局发布关于省级中药饮片炮制规范备案程序及要求的通知（国药监药注〔2020〕2号），为进一步做好省级中药饮片炮制规范的备案工作。

一、中药饮片生产、经营管理

（一）中药饮片生产管理

中药饮片既可根据中药处方直接调配煎汤（剂）服用，又可作为中成药生产的原料供制药厂使用，其质量好坏，直接影响中医临床疗效，直接关系到公众用药安全和中药现代化的进程。

《药品管理法》规定：中药饮片的炮制，必须按照国家药品标准炮制，国家药品标准没有规定的，必须按照省（区、市）药品监督管理部门制定的炮制规范炮制。生产新药或者已有国家标准的药品，须经国家药品监督管理部门批准，并发给批准文号；但是，生产没有实施批准文号管理的中药材和中药饮片除外。实行批准文号管理的中药材、中药饮片品种目录由国务院药品监督管理部门会同国务院中医药管理部门制定。《药品管理法实施条例》规定：生产中药饮片，应当选用与药品性质相适应的包装材料和容器;包装不符合规定的中药饮片,不得销售。《中医药法》规定:国家保护中药饮片传统炮制技术和工艺,支持应用传统工艺炮制中药饮片,鼓励运用现代科学技术开展中药饮片炮制技术研究。

中药饮片生产企业履行药品上市许可持有人的相关义务,对中药饮片生产、销售实行全过程管理,建立中药饮片追溯体系,保证中药饮片安全、有效、可追溯。

(二)中药饮片经营管理

批发零售中药饮片必须持有药品经营许可证,遵守药品经营质量管理规范(GSP),建立健全药品经营质量管理体系,保证药品经营过程持续符合法定要求。应当从药品上市许可持有人或者具有药品生产、经营资格的企业购进药品;但是,购进未实施审批管理的中药材除外,批发企业销售给医疗机构、药品零售企业和体用单位的中药饮片,应随货附加盖单位公章的生产、经营企业资质证书及检验报告书(复印件)。为保证中药饮片质量,《药品经营质量管理规范(GSP)》对药品经营企业中影响中药饮片质量的关键环节及人员资质提出要求。

(三)毒性中药饮片定点生产和经营管理

1. 定点管理　国家药品监督管理部门对毒性中药饮片,实行统一规划,合理布局,定点生产。毒性中药饮片定点生产原则如下。

(1)对于市场需求量大,毒性药材生产较多的地区定点要合理布局,相对集中,按省区确定2~3个定点企业。

(2)对于一些产地集中的毒性中药材品种,如朱砂、雄黄、附子等,要全国集中统一定点生产,供全国使用。逐步实现以毒性中药材主产区为中心择优定点。

(3)毒性中药饮片定点生产企业,要符合《医疗用毒性药品管理办法》等规范要求。

2. 生产管理　建立健全毒性中药饮片的各项生产管理制度,包括生产管理、质量管理、仓储管理、营销管理等。强化和规范毒性中药饮片生产工艺技术管理,制定切实可行的工艺操作规程,建立批生产记录,保证生产过程的严肃性、规范性。

加强毒性中药饮片包装管理,毒性中药饮片严格执行《中药饮片包装管理办法》,包装要有突出、鲜明的毒药标志。

建立毒性中药饮片生产、技术经济指标统计报告制度。定点生产的毒性中药饮片,应销往具有经营毒性中药饮片资格的经营单位或直销到医疗单位。

3. 经营管理　具有经营毒性中药资格的企业采购毒性中药饮片,必须从持有毒性中药饮片定点生产证的中药饮片生产企业和具有经营毒性中药资格的批发企业购进,严禁从非法渠道购进毒性中药饮片。

毒性中药饮片必须按照国家有关规定,实行专人、专库(柜)、专账、专用衡器,双人双锁保管。做到账、货、卡相符。

(四)中药配方颗粒的监管

中药配方颗粒是由单味中药饮片经水提、分离、浓缩、干燥、制粒而成的颗粒,在中医药理论指导下,按照中医临床处方调配后,供患者冲服使用。

2013年6月26日,原国家食品药品监督管理总局办公厅发布《关于严格中药饮片炮制规范及中药配方颗粒试点研究管理等有关事宜的通知》(食药监办药化管[2013]28号)。2021年1月26日,国家药品监督管理局发布《中药配方颗粒质量控制与标准制定技术要求》。2021年2月1日,国家药品监督管理局、国家中医药管理局、国家卫生健康委员会、国家医疗保障局发布《关于结束中药配方颗粒试点工作的公告》(2021年第22号),决定结束中药配方颗粒试点工作,该公告自2021年11月1日起施行,《关于印发〈中药配方颗粒管理暂行规定〉的通知》(国药监注[2001]325号)届时废止。中药配方颗粒品种实施管理如下:

1. 备案管理　中药配方颗粒品种实施备案管理,不实施批准文号管理,在上市前由生产企业报所在地省(区、市)药品监督管理部门备案。

2. 生产管理 生产中药配方颗粒的中药生产企业应当取得药品生产许可证,并同时具有中药饮片和颗粒剂生产范围。中药配方颗粒生产企业应当具备中药炮制、提取、分离、浓缩、干燥、制粒等完整的生产能力,并具备与其生产、销售的品种数量相应的生产规模。生产企业应当自行炮制用于中药配方颗粒生产的中药饮片。中药配方颗粒生产企业应当履行药品全生命周期的主体责任和相关义务,实施生产全过程管理,建立追溯体系,逐步实现来源可查、去向可追,加强风险管理。中药饮片炮制、水提、分离、浓缩、干燥、制粒等中药配方颗粒的生产过程应当符合药品 GMP 相关要求。生产中药配方颗粒所需中药材,能人工种植养殖的,应当优先使用来源于符合中药材生产质量管理规范要求的中药材种植养殖基地的中药材。提倡使用道地药材。中药配方颗粒应当按照备案的生产工艺进行生产,并符合国家药品标准。国家药品标准没有规定的,应当符合省(区、市)药品监督管理部门制定的标准。省(区、市)药品监督管理部门应当在其制定的标准发布后 30 日内将标准批准证明文件、标准文本及编制说明报国家药典委员会备案。不具有国家药品标准或省(区、市)药品监督管理部门制定标准的中药配方颗粒不得上市销售。

3. 销售要求 跨省销售使用中药配方颗粒的,生产企业应当报使用地省(区、市)药品监督管理部门备案。无国家药品标准的中药配方颗粒跨省使用的,应当符合使用地省(区、市)药品监督管理部门制定的标准。中药配方颗粒不得在医疗机构以外销售。医疗机构使用的中药配方颗粒应当通过省级药品集中采购平台阳光采购、网上交易。由生产企业直接配送,或者由生产企业委托具备储存、运输条件的药品经营企业配送。接受配送中药配方颗粒的企业不得委托配送。医疗机构应当与生产企业签订质量保证协议。

4. 医保支付 中药饮片品种已纳入医保支付范围的,各省(区、市)医保部门可综合考虑临床需要、基金支付能力和价格等因素,经专家评审后将与中药饮片对应的中药配方颗粒纳入支付范围,并参照乙类管理。

5. 调剂要求 中药配方颗粒调剂设备应当符合中医临床用药习惯,应当有效防止差错、污染及交叉污染,直接接触中药配方颗粒的材料应当符合药用要求。使用的调剂软件应对调剂过程实现可追溯。

6. 标签要求 直接接触中药配方颗粒包装的标签至少应当标注备案号、名称、中药饮片执行标准、中药配方颗粒执行标准、规格、生产日期、产品批号、保质期、储藏、生产企业、生产地址、联系方式等内容。

二、医疗机构中药饮片的管理

为遵循中医药发展规律,发挥中医药特色优势,满足人民群众临床用药需求,《中医药法》中对医疗机构中药饮片炮制和使用进行特别规定。另外,国家中医药管理部门专门对医院中药饮片管理制定规范,加强医疗机构中药饮片管理。

(一)《中医药法》对医疗机构中药饮片管理的规定

对市场上没有供应的中药饮片,医疗机构可以根据本医疗机构医师处方的需要,在本医疗机构内炮制、使用。医疗机构应当遵守中药饮片炮制的有关规定,对其炮制的中药饮片的质量负责,保证药品安全。医疗机构炮制中药饮片,应当向所在地的市级人民政府药品监督管理部门备案。根据临床用药需要,医疗机构可以凭本医疗机构医师的处方对中药饮片进行再加工。

(二)医院中药饮片管理规范

2007 年 3 月 12 日,国家中医药管理局、卫生部(现更名为卫健委)印发《医院中药饮片管理规范》,明确对各级各类医院中药饮片的人员配备要求、采购、验收、保管、调剂、临方炮制、煎煮等管理进行了规定。

素质拓展
13-3

此外,加强对医疗机构中药饮片采购行为的监管,严禁医疗机构从中药材市场或其他没有资质的单位和个人,违法采购中药饮片使用。医疗机构如加工少量自用特殊规格饮片,应将品种、数量、加工理由和特殊性等情况向所在地市级以上药品监督管理部门备案。

第四节　中成药管理

一、中成药通用名称命名原则

中成药目前没有商品名,只有通用名。为规范中成药命名,体现中医药特色,2017年11月20日,原国家食品药品监督管理总局组织制定了《中成药通用名称命名技术指导原则》,中药新药应根据技术指导原则的要求进行命名。

1. 中成药通用名称命名基本原则

(1)"科学简明,避免重名"原则。中成药通用名称应科学、明确、简短、不易产生歧义和误导,避免使用生涩用语。一般字数不超过8个字(民族药除外,可采用约定俗成的汉译名)。不应采用低俗、迷信用语。名称中应明确剂型,且剂型应放在名称最后。名称中除剂型外,不应与已有中成药通用名重复,避免同名异方、同方异名的产生。

(2)"规范命名,避免夸大疗效"原则。中成药通用名称一般不应采用人名、地名、企业名称或濒危受保护动、植物名称命名。不应采用代号、固有特定含义名词的谐音。如:名人名字的谐音等。不应采用现代医学药理学、解剖学、生理学、病理学或治疗学的相关用语命名。如癌、消炎、降糖、降压、降脂等。不应采用夸大、自诩、不切实际的用语。如强力、速效、御制、秘制以及灵、宝、精等(名称中含药材名全称及中医术语的除外)。

(3)"体现传统文化特色"原则。将传统文化特色赋予中药方剂命名是中医药的文化特色之一,因此,中成药命名可借鉴古方命名充分结合美学观念的优点,使中成药的名称既科学规范,又体现一定的中华传统文化底蕴。但是,名称中所采用的具有文化特色的用语应当具有明确的文献依据或公认的文化渊源,并避免夸大疗效。

2. 已上市中成药通用名称命名的规范　对于已上市中成药,如存在以下情况:①明显夸大疗效,误导医师和患者的;②名称不正确、不科学,有低俗用语和迷信色彩的;③处方相同而药品名称不同,药品名称相同或相似而处方不同的,必须更名。对于药品名称有地名、人名、姓氏,药品名称中有"宝""精""灵"等,但品种有一定的使用历史,已经形成品牌,公众普遍接受的,可不更名。来源于古代经典名方的各种中成药制剂也不予更名。

中成药通用名称更名工作由国家药典委员会负责。国家药典委员会将组织专家提出需更名的已上市中成药名单。新的通用名称批准后,给予2年过渡期,过渡期内采取新名称后括注老名称的方式,让患者和医师逐步适应。

二、中药注射剂管理

(一)概述

中药注射剂是指从药材中提取的有效物质制成的可供注入人体内,包括肌内、穴位、静脉注射和静脉滴注使用的灭菌溶液或乳状液、混悬液,以及供临用前配成溶液的无菌粉末或浓溶液等注入人体的制剂。

(二)加强中药注射剂生产管理

中药注射剂大多由成方加工或提取中药有效成分而成,因使用方便和起效快捷而逐渐得到广泛运用。但同时也出现了一些不良反应,严重者甚至危及生命,引起临床的高度重视。针对中药注射剂在临床使用中出现的问题,2008年12月24日,原卫生部、国家食品药品监督管理局、国家中医药管理局发布《进一步加强中药注射剂生产和临床使用管理的通知》(卫医政发〔2008〕71号)(以下简称《通知》)。《通知》指出:近年来,"鱼腥草注射液""刺五加注射液""炎毒清注射液""复方蒲公英注射液""鱼金注射液"等多个品种的中药注射剂因发生严重不良事件或存在严重不良反应被暂停销售使用。为保障医疗安全和患者用药安全,进一步加强中药注射剂生产和临床使用管理,药品生产企业应严格按照《药品生产质量管理规范》组织生产,加强中药注射剂生产全过程的质量管理和检验,确保中药注射剂生产质量。

加强中药注射剂销售管理,必要时应能及时全部召回售出药品。药品生产企业要建立健全药品不良反应报告、调查、分析、评价和处理的规章制度。指定专门机构或人员负责中药注射剂不良反应报告和监测工作;对药品质量投诉和药品不良反应详细记录,并按照有关规定及时向当地药品监督管理部门报告;对收集的信息及时进行分析、组织调查,发现存在安全隐患的,主动召回。药品生产企业应制定药品退货和召回程序。因质量原因退货和召回的中药注射剂,应按照有关规定销毁,并有记录。

(三)加强中药注射剂临床使用管理

中药注射剂应当在医疗机构内凭医师处方使用,医疗机构应当制定对过敏性休克等紧急情况进行抢救的规程。

医疗机构要加强对中药注射剂采购、验收、储存、调剂的管理。药学部门要严格执行药品进货检查验收制度,建立真实完整的购进记录,保证药品来源可追溯,坚决杜绝不合格药品进入临床;要严格按照药品说明书中规定的药品储存条件储存药品;在发放药品时严格按照《药品管理法》《处方管理办法》进行审核。

医疗机构要加强对中药注射剂临床使用的管理。要求医护人员按照《中药注射剂临床使用基本原则》,严格按照药品说明书使用,严格掌握功能主治和禁忌;加强用药监测,医护人员使用中药注射剂前,应严格执行用药查对制度,发现异常,立即停止使用,并按规定报告;临床药师要加强中药注射剂临床使用的指导,确保用药安全。

医疗机构要加强中药注射剂不良反应(事件)的监测和报告工作。要准确掌握使用中药注射剂患者的情况,做好临床观察和病历记录,发现可疑不良事件要及时采取应对措施,对出现损害的患者及时救治,并按照规定报告;妥善保留相关药品、患者使用后的残存药液及输液器等,以备检验。

第五节　医疗机构中药制剂管理

一、中药制剂配制和使用要求

中药制剂是指根据《中华人民共和国药典》《医疗机构制剂配制质量管理规范》等规定的处方,将中药加工或提取后制成的具有一定规格,可以直接用于防病治病的制剂。

医疗机构中药制剂是指在中医药理论指导下,医疗机构根据长期临床使用有效、安全的固定处方配制的制剂。医疗机构中药制剂一般临床疗效确切、用药相对安全、服务方式灵活、临床使用方便、价格相对低廉,体现了中医药简、便、验、廉的特点。

医疗机构中药制剂的使用能够弥补市售中成药产品不足,有利于满足群众的中医药服务需求;能够服务于临床需求,有利于提高中医临床疗效;能够带动特色专科及医院特色建设与发展,有利于保持发挥中医药特色与优势;能够有效继承名老中医专家的临床经验,有利于推动中医药的继承与创新。国家鼓励医疗机构根据本医疗机构临床用药需要配制和使用中药制剂,支持应用传统工艺配制中药制剂,支持以中药制剂为基础研制中药新药。

医疗机构配制中药制剂,可以采取以下方式。

(1)依照药品管理法的规定取得医疗机构制剂许可证。

(2)依法委托取得药品生产许可证的药品生产企业、取得医疗机构制剂许可证的其他医疗机构配制中药制剂。

为了强化药品安全管理,医疗机构对其配制的中药制剂的质量负责;委托配制中药制剂的,委托方和受托方对所配制的中药制剂的质量安全分别承担相应责任。

医疗机构配制的中药制剂品种,应当依法取得制剂批准文号。但是,仅应用传统工艺配制的中药制剂品种,向医疗机构所在地省(区、市)药品监督管理部门备案后即可配制,不需要取得制剂批准文号。

医疗机构应严格论证中药制剂立题依据的科学性、合理性和必要性,并对其配制的中药制剂实施全过程的质量管理,对制剂安全、有效负总责。医疗机构应当进一步积累临床使用中的有效性数据,严格履行不良反应报告责任,建立不良反应监测及风险控制体系。传统中药制剂备案号格式:×药制备字+4位年号+4位顺序号+3位变更顺序号(首次备案3位变更顺序号为000)。×为省份简称。传统中药制剂不得在市场上销售或者变相销售,不得发布医疗机构制剂广告。传统中药制剂限于取得该制剂品种备案号的医疗机构使用,一般不得调剂使用,需要调剂使用的,按照国家相关规定执行。

二、关于医疗机构委托配制中药制剂法律适用有关问题

(1)根据《中华人民共和国立法法》,法律的效力高于行政法规、地方性法规、规章。部门规章的内容与新制定或者修订的法律不一致的,应当执行法律的规定。

(2)2017年7月1日起施行的《中华人民共和国中医药法》(以下简称《中医药法》)第31条明确规定,委托配制中药制剂,应当向委托方所在地省、自治区、直辖市人民政府药品监督管理部门备案。从2017年7月1日起,医疗机构无须再就委托配制中药制剂行为向药品监督管理部门单独申请许可,只需向省、自治区、直辖市人民政府药品监督管理部门办理备案。

(3)根据《中医药法》第三十一条规定,办理备案的主体应当是委托方,即委托配制中药制剂的医疗机构。《中医药法》第五十六条规定的对委托配制中药制剂应当备案而未备案的处罚,其处罚对象应当是委托方。

(4)在配制中药制剂过程中,委托方或者受托方违反《中医药法》《中华人民共和国药品管理法》及其实施条例或者相关规章和质量管理规范的,可以依据相关法律法规或者规章予以处罚。

三、古代经典名方中药复方制剂的管理

《中医药法》规定,生产符合国家规定条件的来源于古代经典名方的中药复方制剂,在申请药品批准文号时,可以仅提供非临床安全性研究资料。古代经典名方是指至今仍广泛应用、疗效确切、具有明显特色与优势的古代中医典籍所记载的方剂。具体目录由国务院中医药主管部门会同药品监督管理部门制定。2018年4月16日,国家中医药管理局会同国家药品监督管理局制定并发布了《古代经典名方目录(第一批)》。其包含了桃核承气汤等100个名方,涉及汤剂、散剂、煮散和膏剂4种剂型。

为传承发展中医药事业,推动来源于古代经典名方目录的中药复方制剂的发展,国家药品监督管理局会同国家中医药管理局发布《关于发布古代经典名方中药复方制剂简化注册审批管理规定的公告》(2018年第27号),明确来源于国家公布目录中的古代经典名方且无上市品种(已按规定简化注册审批上市的品种除外)的中药复方制剂申请上市,符合条件的,实施简化注册审批。

→ **本章小结**

本章介绍了中药材、中药饮片、中成药管理,以及医疗机构中药制剂管理。详细介绍了中药相关法律法规:《中医药立法》《中药品种保护条例》《野生药材资源保护管理条例》等。主要内容如下。

1.中药的分类:中药包含中药材、中药饮片、中成药。

2.发展中医药事业应当遵循中医药发展规律,坚持继承和创新相结合,保持和发挥中医药特色和优势,运用现代科学技术,促进中医药理论和实践的发展。国家鼓励中医西医相互学习,相互补充,协调发展,发挥各自优势,促进中西医结合。

3.《中医药法》共9章63条,有五大亮点。

4.野生或半野生药用动、植物的采集应坚持"最大持续产量"原则,应有计划地进行野生抚育。药用动物饲料适时适量地补充精料、维生素、矿物质及其他必要的添加剂,不得添加激素、类激素等添加剂。

5.药品生产企业销售中药材,必须标明产地。发运中药材必须有包装。在每件包装上,必须注明品名、产地、日期、调出单位,并附有质量合格的标志。

6.乡村中医药技术人员不得自种自采自用下列中草药:①国家规定需特殊管理的医疗用毒性中草药;②国家规定需特殊管理的麻醉药品原植物;③国家规定需特殊管理的濒稀野生植物药材。

7.城乡集市贸易市场可以出售中药材,除现有的17个中药材专业市场外,各地一律不得开办新的中药材专业市场。中药材专业市场严禁销售假劣中药材,严禁未经批准以任何名义或方式经营中药饮片、中成药和其他药品,严禁销售国家规定的28种毒性药材,严禁非法销售国家规定的42种濒危药材。严禁从事饮片分包装、改换标签等活动。严禁从中药材市场或其他不具备饮片生产经营资质的单位或个人采购中药饮片,确保中药饮片安全。

8.药材进口单位,应当是中国境内的中成药上市许可持有人、中药生产企业,以及具有中药材或者中药饮片经营范围的药品经营企业。

9.首次进口药材,应当按照规定取得进口药材批件后,向口岸药品监督管理部门办理备案。首次进口药材,是指非同一国家(地区)、非同一申请人、非同一药材基原的进口药材。

10.国家重点保护的野生药材物种分为三级管理。《野生药材资源保护管理条例》规定,禁止采猎一级保护野生药材物种。采猎、收购二、三级保护野生药材物种必须按照批准的计划执行。

11.《中药品种保护条例》对受保护的中药品种划分为一级保护品种和二级保护品种进行管理,中药一级保护品种的保护期限分别为30年、20年、10年,中药二级保护品种的保护期限为7年。一级保护药材名称:虎骨、豹骨、羚羊角、鹿茸(梅花鹿)。

12.《中药品种保护条例》的适用范围:适用于中国境内生产制造的中药品种,包括中成药、天然药物的提取物及其制剂和中药人工制品。申请专利的中药品种,依照专利法规的规定办理,《中药品种保护条例》不适用。

13.生产中药饮片,应当选用与药品性质相适应的包装材料和容器;包装不符合规定的中药饮片,不得销售。中药饮片包装必须印有或贴有标签。

14.药品零售企业法定代表人或者企业负责人应当具备执业药师资格。企业应当按照国家有关规定配备执业药师,负责处方审核,指导合理用药。

15.对于一些产地集中的毒性中药材品种,如朱砂、雄黄、附子等,要全国集中统一定点生产,供全国使用。

16.中药配方颗粒品种实施备案管理,不实施批准文号管理,在上市前由生产企业报所在地省(区、市)药品监督管理部门备案。中药配方颗粒不得在医疗机构以外销售。

17.对市场上没有供应的中药饮片,医疗机构可以根据本医疗机构医师处方的需要,在本医疗机构内炮制、使用。医疗机构炮制中药饮片,应当向所在地的市级人民政府药品监督管理部门备案。根据临床用药需要,医疗机构可以凭本医疗机构医师的处方对中药饮片进行再加工。

18.三级医院应当至少配备一名副主任中药师以上专业技术人员,二级医院应当至少配备1名主管中药师以上专业技术人员,一级医院应当至少配备1名中药师或相当于中药师以上专业技术水平的人员。负责中药饮片验收的人员,在二级以上医院应当是具有中级以上专业技术职称和饮片鉴别经验的人员;在一级医院应当是具有初级以上专业技术职称和饮片鉴别经验的人员。负责中药饮片临方炮制工作的人员,应当是具有3年以上炮制经验的中药学专业技术人员。

19.罂粟壳不得单方发药,必须凭有麻醉药处方权的执业医师签名的淡红色处方调配,每张处方不得超过3日用量,连续使用不得超过7天,成人一次的常用量为3~6 g/d。处方保存3年备查。

20.对于已上市中成药,如存在:①明显夸大疗效,误导医师和患者的;②名称不正确、不科学,有低俗用语和迷信色彩的;③处方相同而药品名称不同,药品名称相同或相似而处方不同的,必须更名。

21.中成药新的通用名称批准后,给予2年过渡期,过渡期内采取新名称后括注老名称的方式,让患者和医师逐步适应。

22.医疗机构配制的中药制剂品种,应当依法取得制剂批准文号。但是,仅应用传统工艺配制的中药制剂品种,向医疗机构所在地省(区、市)药品监督管理部门备案后即可配制,不需要取得制剂批准文号。

23.下列情况不纳入医疗机构中药制剂管理范围:①中药加工成细粉,临用时加水、酒、醋、蜜、麻油等中药传统基质调配、外用,在医疗机构内由医务人员调配使用;②鲜药榨汁;③受患者委托,按医师处方(一人一方)应用中药传统工艺加工而成的制品。

→ 药师及执业药师考点

1.中药材种植、养殖和产地加工的禁忌和允许事项;

2.中药材自种、自采、自用的相关事宜;

3.进口药材规定、野生药材资源保护管理;

4.中药品种保护相关规定;

5.中药饮片、医疗机构中药饮片的管理;

6.中药制剂配制和使用要求。

→ 目标检测

目标检测答案

一、单项选择题

1.根据《药品管理法》及《药品管理法实施条例》的中药管理规定,医疗机构不需从具有药品生产、经营资格的企业购进的是(   )。

A.处方药   B.非处方药

C.没有实施批准文号管理的中药材   D.特殊管理药品

2.下列说法错误的是(   )。

A.医疗机构不可以凭本医疗机构医师的处方对中药饮片进行再加工

B.医疗机构炮制中药饮片应当向所在地的市级人民政府药品监督管理部门备案

C.市场上没有供应的中药饮片,医疗机构可以在本医疗机构内炮制、使用

D.医疗机构可以凭本医疗机构医师的处方对中药饮片进行再加工

3.《野生药材资源保护管理条例》的适用范围是(   )。

A.我国采集使用国家保护品种的任何单位或个人

B.我国采集使用国家保护品种的任何单位

C.我国采集使用国家保护品种任何个人

D.在我国境内采集使用国家保护品种的任何单位或个人

4.以下中药品种中,不适用于《中药品种保护条例》的是(   )。

A.列入国家药品标准的品种   B.中国境内生产制造的中药品种

C.中药一级、二级保护品种   D.申请专利的中药品种

5.禁止采猎的野生药材物种是(   )。

A.羚羊   B.马鹿   C.人参

D.龙胆   E.防风

6.药用动物饲料不可以适时适量地补充(   )。

A.维生素   B.精料   C.类激素   D.矿物质

7.进口药材批件编号格式为(   )。

A.(口岸简称)药材准字+4位年号+4位顺序号

B.(省、自治区、直辖市简称)药材进字+4位年号+4位顺序号

C.(口岸简称)药材准字+药材进字+4位顺序号+4位年号

D.（省、自治区、直辖市简称）药材进字＋4 位顺序号＋4 位年号

8.不属于《中药品种保护条例》一级保护的是（　　　）。

A.对特定疾病有特殊疗效的药品

B.从天然药物中提取的有效物质及特殊制剂

C.用于预防和治疗特殊疾病的药品

D.相当于国家一级保护野生药材物种的人工制成品

9.下列关于已上市中成药通用名称命名的规范,错误的是（　　　）。

A.中成药通用名称更名工作由国家药典委员会负责

B.新的通用名称批准后,给予 2 年过渡期

C.对于已上市中成药,如存在明显夸大疗效,必须更名

D.过渡期内采取老名称后括注新名称的方式

10.根据《中药品种保护条例》,可以申请中药二级保护品种的是（　　　）。

A.从天然药物中提取的有效物质

B.医疗用毒性中药饮片

C.相当于国家一级保护野生药材物种的人工制成品

D.国家重点保护野生药材

二、多项选择题

1.乡村中医药技术人员不得自种、自采、自用的中草药是（　　　）。

A.国家规定需特殊管理的医疗用毒性中草药

B.国家未批准的保护的野生植物药材

C.国家规定需特殊管理的濒稀野生植物药材

D.国家规定需特殊管理的麻醉药品原植物

E.国家规定有严重不良反应的中药制剂

2.中药材专业市场严禁（　　　）,确保中药饮片安全。

A.销售假劣中药材

B.未经批准以任何名义或方式经营中药饮片、中成药和其他药品

C.销售国家规定的 28 种毒性药材

D.从事饮片分包装、改换标签等活动

E.从中药材市场或其他不具备饮片生产经营资质的单位或个人采购中药饮片

3.属于一级保护药材的有（　　　）。

A.虎骨 　　　　　　　B.熊胆 　　　　　　　C.鹿茸（梅花鹿）

D.羚羊角 　　　　　　E.豹骨

4.中药配方颗粒品种实施备案管理正确的有（　　　）。

A.不实施批准文号管理

B.可以在医疗机构以外销售

C.所在地省（区、市）药品监督管理部门对其实施批准文号管理

D.在上市前由生产企业报所在地省（区、市）药品监督管理部门备案

E.不得在医疗机构以外销售

5.已列入非首次进口药材品种目录的中药材进口品种有（　　　）。

A.西洋参 　　　　　　B.豆蔻 　　　　　　　C.沉香

D.西红花 　　　　　　E.血竭

实训项目 中药管理的调研

【实训目的】

通过了解实训单位的相关中药保护品种的申报工作,学生对中药品种保护的申报程序加深理解,提高分析和解决实际问题的能力。

【实训单位】

药品生产、经营企业和医疗机构。

【实训内容】

要求学生了解《中药品种保护条例》的相关内容,熟悉申请中药品种保护的程序,能够对申请中药品种保护过程中出现的实际问题加以分析。

【实训步骤】

1.根据每班人数分组,要求每组学生准备相关的资料。

2.学生进行企业纪律教育。

3.严格按照实训单位的要求进行调研,并遵守实训单位的规章制度。

4.撰写实训调研报告,具体要求如下。

(1)字数 1000 字以上。

(2)对实训单位的中药品种保护申请情况进行分析。

(3)提出存在的问题及解决措施。

(杨　怡)

第十四章

药品不良反应管理

学习目标

知识目标

1. 掌握　药品不良反应的相关定义。

2. 熟悉　药品不良反应的分类、《药品不良反应报告和监测管理办法》相关规定。

3. 了解　药品不良反应监测机构职责。

能力目标

学会在保护患者隐私的前提下如何与患者进行良好沟通；在销售药品时要告知患者药品的不良反应，以保障公众用药安全有效；在药学实践中能正确运用药品不良反应的相关知识来分析解决问题，发现药品不良反应后知道应该怎样报告与处置。

素质目标

在药学实践中，药学工作人员应及时正确上报药品不良反应情况，不得出现隐瞒实情、虚假信息报告等情况。

案例导学

2006年国家药品不良反应监测中心病例报告统计表明，患者使用鱼腥草注射液等7种注射液后引起过敏性休克、全身过敏反应、胸闷、心悸、呼吸困难和重症药疹等严重不良反应。为此，原国家食品药品监督管理局作出决定，暂停受理和审批鱼腥草注射液等7种注射液的各类注册申请，在全国范围内暂停使用鱼腥草注射液等7种注射液：鱼腥草注射液、新鱼腥草素钠氯化钠注射液、新鱼腥草素钠注射液、注射用新鱼腥草素钠、复方蒲公英注射液、炎毒清注射液、鱼金注射液。

讨论：1. 为何叫停鱼腥草7种注射液？

2. 什么是药品不良反应？

第一节　药品不良反应概述

随着新药开发的品种和数量不断增多，以及世界范围内发生的严重药害事件不断增加，药物安全的重要性日益突出，药品不良反应的严重性逐渐引起人们的高度重视，而药品不良反应监测更成为全球共同关注的热点。

WHO于1963年建议在世界范围内建立药品不良反应监测系统，于1968年建立了国际药品监测合作中心。我国于 1989 年成立了中国药品不良反应监测中心,1998 年成为 WHO 国际药品监测合作计划的正式成员国。国家药品监督管理局和卫生部(现更名为卫健委)于 1999 年 11 月 26 日正式颁布实施了《药品不良反应监测管理办法(试行)》,使我国药品不良反应监测管理工作步入法制化轨道。近年来,随着药品不良反应监测工作的不断推进,该办法已于 2004 年、2011 年经历两次修订和完善。新修订的《药品不良反应报告和监测管理办法》(卫生部令第 81 号)于 2011 年 5 月 4 日经卫生部部务会议审议通过,正式颁布,7 月 1 日正式施行。这对于建立健全药品不良反应报告和监测工作体系,推动药品不良反应报告和监测工作发展,落实药品安全监管责任,保证公众用药安全,具有重要的意义,更加有力地推动了我国药品不良反应监测工作向纵深发展。新修订的《药品不良反应报告和监测管理办法》包括总则、职责、报告与处置、重点监测、评价与控制、信息管理、法律责任和附则,进一步明确了省级以下监管部门和药品不良反应监测机构的职责,规范了报告程序和要求,增加了对严重药品不良反应、群体药品不良事件调查核实评价的要求,增加了"药品重点监测的要求",并对生产企业主动开展监测工作提出更明确和更高的要求。

一、药品不良反应的定义

药品不良反应,是指合格药品在正常用法用量下出现的与用药目的无关的有害反应。严重药品不良反应,是指因使用药品引起以下损害情形之一的反应:①导致死亡;②危及生命;③致癌、致畸、致出生缺陷;④导致显著的或者永久的人体伤残或者器官功能的损伤;⑤导致住院或者住院时间延长;⑥导致其他重要医学事件,如不进行治疗可能出现上述所列情况的。

新的药品不良反应,是指药品说明书中未载明的不良反应。说明书中已有描述,但不良反应发生的性质、程度、后果或频率与说明书描述不一致或者更严重的,按照新的药品不良反应处理。

药品群体不良事件,是指同一药品在使用过程中,在相对集中的时间、区域内,对一定数量人群的身体健康或生命安全造成损害或者威胁,需要予以紧急处置的事件。药品不良事件不同于药品不良反应,它通常指药品作用于机体,除发挥治疗功效外,有时还会产生某些与药品治疗目的无关的对人体有损害的反应,它不以"合格药品"为前提条件。

二、药品不良反应的分类

目前,药品不良反应分类有很多种,本书仅介绍一种最简单的药理学分类。这种分类是根据药品不良反应与药理作用的关系将药品不良反应分为 A 型药品不良反应、B 型药品不良型反应和 C 型药品不良型反应三类。

1. A 型药品不良反应 因药品的药理作用增强所致。特点是可以预测,与常规的药理作用有关,反应的发生与剂量有关,停药或减量后症状很快减轻或消失,发生率高(>1%),死亡率低。主要表现包括过渡作用、副作用、毒性反应、首剂效应、继发反应、停药综合征、后遗效应。

2. B 型药品不良反应 与药品的正常药理作用完全无关的一种异常反应。特点是一般很难预测,常规毒理学筛选不能发现,发生率低(≤1%),死亡率高。进一步分为遗传药理学不良反应和变态反应。

3. C 型药品不良反应 有些不良反应难以简单地归于 A 型或 B 型,有学者提出为 C 型药品不良反应。C 型药品不良反应的特点是发生率高,用药史复杂或不全,没有明确的时间关系,潜伏期较长。有些发生机制尚在探讨中。

第二节 药品不良反应报告和处置

药品不良反应报告和监测是指药品不良反应的发现、报告、评价和控制的过程。

国家市场监督管理总局负责全国药品不良反应报告和监测的管理工作,并履行以下主要职责:①与原卫生部共同制定药品不良反应报告和监测的管理规定和政策,并监督实施;②与原卫生部联合组织开展全国范围内影响较大并造成严重后果的药品群体不良事件的调查和处理,并发布相关信息;③对已确认发生严重药品不良反应或者药品群体不良事件的药品依法采取紧急控制措施,做出行政处理决定,并向社会公布;④通报全国药品不良反应报告和监测情况;⑤组织检查药品生产、经营企业的药品不良反应报告和监测工作的开展情况,并与原卫生部联合组织检查医疗机构的药品不良反应报告和监测工作的开展情况。

省、自治区、直辖市药品监督管理部门负责本行政区域内药品不良反应报告和监测的管理工作。

设区的市级、县级药品监督管理部门负责本行政区域内药品不良反应报告和监测的管理工作。

县级以上卫生行政部门应当加强对医疗机构临床用药的监督管理,在职责范围内依法对已确认的严重药品不良反应或者药品群体不良事件采取相关的紧急控制措施。

一、药品不良反应报告主体和范围

1.报告主体 药品生产企业(包括进口药品的境外制药厂商)、经营企业和医疗机构是我国药品不良反应报告制度的法定报告主体,应当建立药品不良反应报告和监测管理制度。药品生产企业应当设立专门机构并配备专职人员,药品经营企业和医疗机构应当设立或者指定机构并配备专(兼)职人员,承担本单位的药品不良反应报告和监测工作。此外,国家鼓励公民、法人和其他组织报告药品不良反应。

2.报告范围 我国药品不良反应的报告范围:新药监测期内的国产药品或首次获准进口5年以内的进口药品,报告所有不良反应;其他国产药品和首次获准进口5年以上的进口药品,报告新的和严重的不良反应。国家市场监督管理总局主管全国药品不良反应报告和监测工作,地方各级药品监督管理部门主管本行政区域内的药品不良反应报告和监测工作,应当建立健全药品不良反应监测机构,负责本行政区域内药品不良反应报告和监测的技术工作。各级卫生行政部门负责本行政区域内医疗机构与实施药品不良反应报告制度有关的管理工作。

3.监督主体 药品生产、经营企业和医疗机构应做到在获知或者发现可能与用药有关的不良反应后,通过国家药品不良反应监测信息网络报告,不具备在线报告条件的,应当通过纸质报表报所在地药品不良反应监测机构,由所在地药品不良反应监测机构代为在线报告,报告内容应当真实、完整、准确;配合药品监督管理部门卫生行政部门和药品不良反应监测机构对药品不良反应或者群体不良事件的调查,并提供调查所需的资料;建立并保存药品不良反应报告和监测档案。各级药品不良反应监测机构应当对本行政区域内的药品不良反应报告和监测资料进行评价和管理。

二、个例药品不良反应的报告和处置

1.药品生产、经营企业和医疗机构

(1)药品生产、经营企业和医疗机构应当主动收集药品不良反应,获知或者发现药品不良反应后,应当详细记录、分析和处理,填写《药品不良反应/事件报告表》并报告。新药监测期内的国产药品应当报告该药品的所有不良反应;其他国产药品,报告新的和严重的不良反应。

(2)进口药品自首次获准进口之日起5年内,报告该进口药品的所有不良反应;满5年的,报告新的和严重的不良反应。药品生产、经营企业和医疗机构发现或者获知新的、严重的药品不良反应应当在15日内报告,其中死亡病例须立即报告;其他药品不良反应应当在30日内报告。有随访信息的,应当及时报告。

(3)药品生产企业应当对获知的死亡病例进行调查,详细了解死亡病例的基本信息、药品使用情况、不良反应发生及诊治情况等,并在15日内完成调查报告,报药品生产企业所在地的省级药品不良反应监测机构。

(4)个人发现新的或者严重的药品不良反应,可以向经治医师报告,也可以向药品生产、经营企业或者当地的药品不良反应监测机构报告,必要时提供相关的病历资料。

2.药品监督管理部门和卫生行政部门

(1)设区的市级、县级药品不良反应监测机构应当对收到的药品不良反应报告的真实性、完整性

和准确性进行审核。严重药品不良反应报告的审核和评价应当自收到报告之日起 3 个工作日内完成,其他报告的审核和评价应当在 15 个工作日内完成。

(2)设区的市级、县级药品不良反应监测机构应当对死亡病例进行调查,详细了解死亡病例的基本信息、药品使用情况、不良反应发生及诊治情况等,自收到报告之日起 15 个工作日内完成调查报告,报同级药品监督管理部门和卫生行政部门,以及上一级药品不良反应监测机构。

(3)省级药品不良反应监测机构应当在收到下一级药品不良反应监测机构提交的严重药品不良反应评价意见之日起 7 个工作日内完成评价工作。

(4)对死亡病例,事件发生地和药品生产企业所在地的省级药品不良反应监测机构均应当及时根据调查报告进行分析、评价,必要时进行现场调查,并将评价结果报省级药品监督管理部门和卫生行政部门,以及国家药品不良反应监测中心。

(5)国家药品不良反应监测中心应当及时对死亡病例进行分析、评价,并将评价结果报国家市场监督管理总局和卫生健康委员会。

三、药品群体不良事件的报告和处置

1. 药品生产、经营企业和医疗机构

(1)药品生产、经营企业和医疗机构获知或者发现药品群体不良事件后,应当立即通过电话或者传真等方式报所在地的县级药品监督管理部门、卫生行政部门和药品不良反应监测机构,必要时可以越级报告;同时填写《药品群体不良事件基本信息表》,对每一个病例还应当及时填写《药品不良反应/事件报告表》,通过国家药品不良反应监测信息网络报告。

(2)药品生产企业获知药品群体不良事件后应当立即开展调查,详细了解药品群体不良事件的发生、药品使用、患者诊治以及药品生产、储存、流通、既往类似不良事件等情况,在 7 日内完成调查报告,报所在地省级药品监督管理部门和药品不良反应监测机构;同时迅速开展自查,分析事件发生的原因,必要时应当暂停生产、销售、使用和召回相关药品,并报所在地省级药品监督管理部门。

(3)药品经营企业发现药品群体不良事件应当立即告知药品生产企业,同时迅速开展自查,必要时应当暂停药品的销售,并协助药品生产企业采取相关控制措施。

(4)医疗机构发现药品群体不良事件后应当积极救治患者,迅速开展临床调查,分析事件发生的原因,必要时可采取暂停药品的使用等紧急措施。

2. 药品监督管理部门和卫生行政部门

(1)设区的市级、县级药品督管理部门获知药品群体不良事件后,应当立即与同级卫生行政部门联合组织开展现场调查,并及时将调查结果逐级报至省级药品监督管理部门和卫生行政部门。

(2)省级药品监督管理部门与同级卫生行政部门联合对设区的市级、县级的调查进行督促、指导,对药品群体不良事件进行分析、评价,对本行政区域内发生的影响较大的药品群体不良事件,还应当组织现场调查,评价和调查结果应当及时报国家药品监督管理部门和卫生行政部门。

(3)国家市场监督管理总局应当与卫生行政部门联合开展全国范围内影响较大并造成严重后果的药品群体不良事件的相关调查工作。

(4)药品监督管理部门可以采取暂停生产、销售、使用或者召回药品等控制措施。卫生行政部门应当采取措施积极组织救治患者。

四、境外发生的严重药品不良反应的报告和处置

1. 药品生产企业

(1)进口药品和国产药品在境外发生的严重药品不良反应(包括自发报告系统收集的、上市后临床研究发现的、文献报道的),药品生产企业应当填写《境外发生的药品不良反应/事件报告表》,自获知之日起 30 日内报送国家药品不良反应监测中心。国家药品不良反应监测中心要求提供原始报表及相关信息的,药品生产企业应当在 5 日内提交。

(2)进口药品和国产药品在境外因药品不良反应被暂停销售、使用或者撤市的,药品生产企业应

当在获知后 24 小时内书面报国家市场监督管理总局和国家药品不良反应监测中心。

2.国家药品不良反应监测中心

国家药品不良反应监测中心应当对收到的药品不良反应报告进行分析、评价,每半年向国家市场监督管理总局和卫生行政部门报告,发现提示药品可能存在安全隐患的信息应当及时报告。

五、定期安全性更新报告

(1)国家药品不良反应监测中心对收到的定期安全性更新报告进行汇总、分析和评价,并在每年 7月 1 日前将上一年度国产药品和进口药品的定期安全性更新报告统计情况和分析评价结果报国家市场监督管理总局和卫生行政部门。

(2)省级药品不良反应监测机构对收到的定期安全性更新报告进行汇总、分析和评价,于每年 4月 1 日前将上一年度定期安全性更新报告统计情况和分析评价结果报省级药品监督管理部门和国家药品不良反应监测中心。

(3)药品生产企业对本企业生产药品的不良反应报告和监测资料进行定期汇总分析,汇总国内外安全性信息,进行风险和效益评估撰写定期安全性更新报告。设立新药监测期的国产药品,应当自取得批准证明文件之日起每满 1 年提交 1 次定期安全性更新报告,直至首次再注册,之后每 5 年报告 1次;其他国产药品,每 5 年报告 1 次。首次进口的药品,自取得进口药品批准证明文件之日起每满 1年提交 1 次定期安全性更新报告,直至首次再注册,之后每 5 年报告 1 次。国产药品的定期安全性更新报告向药品生产企业所在地省级药品不良反应监测机构提交。进口药品的定期安全性更新报告向国家药品不良反应监测中心提交。

第三节　药品重点监测管理

药品的重点监测从启动主体来看,可以分为主动重点监测和被动重点监测。

一、主动重点监测

主动重点监测是指药品生产企业应当经常考察本企业生产药品的安全性,对新药监测期内的药品和首次进口 5 年内的药品,应当开展重点监测,并按要求对监测数据进行汇总、分析、评价和报告。对本企业生产的其他药品,应当根据安全性情况主动开展重点监测。

二、被动重点监测

被动重点监测是指省级以上药品监督管理部门根据药品临床使用和不良反应监测情况可以要求药品生产企业对特定药品进行重点监测。必要时,也可以直接组织药品不良反应监测机构、医疗机构和科研单位开展药品重点监测。省级以上药品监督管理部门可以联合同级卫生行政部门指定医疗机构作为监测点,承担药品重点监测工作。

省级以上药品不良反应监测机构负责对药品生产企业开展的重点监测进行监督、检查,并对监测报告进行技术评价。

第四节　药品不良反应评价与控制

一、药品生产企业对药品不良反应评价与控制

药品生产企业应当对收集到的药品不良反应报告和监测资料进行分析、评价,并主动开展药品安全性研究。对已确认发生严重不良反应的药品,应当通过各种有效途径将药品不良反应、合理用药信息及时告知医务人员、患者和公众;采取修改标签和说明书,暂停生产销售、使用和召回等措施,减少和防止药品不良反应的重复发生。

对不良反应大的药品,应当主动申请注销其批准证明文件。药品生产企业应当将药品安全性信息及采取的措施报所在地省级药品监督管理部门和国家药品监督管理部门。

二、药品不良反应监测机构对药品不良反应评价与控制

省级药品不良反应监测机构应当每季度对收到的药品不良反应报告进行综合分析,提取需要关注的安全性信息,并进行评价,提出风险管理建议,及时报省级药品监督管理部门卫生行政部门和国家药品不良反应监测中心。省级以上药品不良反应监测机构根据分析评价工作需要,可以要求药品生产、经营企业和医疗机构提供相关资料,相关单位应当积极配合。

省级药品监督管理部门根据分析评价结果,可以采取暂停生产、销售、使用和召回药品等措施,并监督检查,同时将采取的措施通报同级卫生行政部门。

国家药品不良反应监测中心应当每季度对收到的严重药品不良反应报告进行综合分析,提取需要关注的安全性信息,并进行评价,提出风险管理建议,及时报国家市场监督管理部门和卫生行政部门。国家市场监督管理部门根据药品分析评价结果,可以要求企业开展药品安全性、有效性相关研究。必要时,应当采取责令修改药品说明书,暂停生产、销售、使用和召回药品等措施,对不良反应大的药品,应当撤销药品批准证明文件,并将有关措施及时通报卫生行政部门。

第五节 违反药品不良反应管理要求的法律责任

(1)药品生产企业有下列情形之一的,由所在地药品监督管理部门给予警告,责令限期改正,可以并处5000元以上30000元以下的罚款。

①未按照规定建立药品不良反应报告和监测管理制度,或者无专门机构、专职人员负责本单位药品不良反应报告和监测工作的;

②未建立和保存药品不良反应监测档案的;

③未按照要求开展药品不良反应或者群体不良事件报告、调查、评价和处理的;

④未按照要求提交定期安全性更新报告的;

⑤未按照要求开展重点监测的;

⑥不配合严重药品不良反应或者群体不良事件相关调查工作的;

⑦其他违反本办法规定的。

药品生产企业有前款规定第(4)项、第(5)项情形之一的,按照《药品注册管理办法》的规定对相应药品不予再注册。

(2)药品经营企业有下列情形之一的,由所在地药品监督管理部门给予警告,责令限期改正;逾期不改的,处30000元以下的罚款。

①无专职或者兼职人员负责本单位药品不良反应监测工作的;

②未按照要求开展药品不良反应或者群体不良事件报告、调查、评价和处理的;

③不配合严重药品不良反应或者群体不良事件相关调查工作的。

(3)医疗机构有下列情形之一的,由所在地卫生行政部门给予警告,责令限期改正;逾期不改的,处30000元以下的罚款。情节严重并造成严重后果的,由所在地卫生行政部门对相关责任人给予行政处分。

①无专职或者兼职人员负责本单位药品不良反应监测工作的;

②未按照要求开展药品不良反应或者群体不良事件报告、调查、评价和处理的;

③不配合严重药品不良反应和群体不良事件相关调查工作的。

药品监督管理部门发现医疗机构有前款规定行为之一的,应当移交同级卫生行政部门处理。卫生行政部门对医疗机构作出行政处罚决定的,应当及时通报同级药品监督管理部门。

(4)各级药品监督管理部门、卫生行政部门和药品不良反应监测机构及其有关工作人员在药品不

良反应报告和监测管理工作中违反《药品注册管理办法》,造成严重后果的,依照有关规定给予行政处分。

(5)药品生产、经营企业和医疗机构违反相关规定,给药品使用者造成损害的,依法承担赔偿责任。

→ 本章小结

本章介绍了药品不良反应的相关定义、分类;药品不良反应的报告和监测管理。主要内容如下。

1.药品不良反应,是指合格药品在正常用法用量下出现的与用药目的无关的有害反应。

2.严重药品不良反应,是指因使用药品引起以下损害情形之一的反应:①导致死亡;②危及生命;③致癌、致畸、致出生缺陷;④导致显著的或者永久的人体伤残或者器官功能的损伤;⑤导致住院或者住院时间延长;⑥导致其他重要医学事件,如不进行治疗可能出现上述所列情况的。

3.新的药品不良反应,是指药品说明书中未载明的不良反应。说明书中已有描述,但不良反应发生的性质、程度、后果或者频率与说明书描述不一致或者更严重的,按照新的药品不良反应处理。

4.药品群体不良事件,是指同一药品在使用过程中,在相对集中的时间、区域内,对一定数量人群的身体健康或者生命安全造成损害或者威胁,需要予以紧急处置的事件。

5.药品不良反应分为 A 型药品不良反应、B 型药品不良型反应和 C 型药品不良型反应三类。

6.药品不良反应报告和监测是指药品不良反应的发现、报告、评价和控制的过程。国家市场监督管理总局负责全国药品不良反应报告和监测的管理工作;省、自治区、直辖市药品监督管理部门负责本行政区域内药品不良反应报告和监测的管理工作;设区的市级、县级药品监督管理部门负责本行政区域内药品不良反应报告和监测的管理工作;县级以上卫生行政部门应当加强对医疗机构临床用药的监督管理,在职责范围内依法对已确认的严重药品不良反应或者药品群体不良事件采取相关的紧急控制措施。

7.药品不良反应报告主体:药品生产企业(包括进口药品的境外制药厂商)、经营企业和医疗机构是我国药品不良反应报告制度的法定报告主体,应当建立药品不良反应报告和监测管理制度。

8.药品不良反应报告范围:新药监测期内的国产药品或首次获准进口 5 年以内的进口药品,报告所有不良反应;其他国产药品和首次获准进口 5 年以上的进口药品,报告新的和严重的不良反应。

9.药品不良反应监督主体:药品生产、经营企业和医疗机构应做到在获知或者发现可能与用药有关的不良反应后,通过国家药品不良反应监测信息网络报告,不具备在线报告条件的,应当通过纸质报表报所在地药品不良反应监测机构,由所在地药品不良反应监测机构代为在线报告,报告内容应当真实、完整、准确。

10.个例药品不良反应的报告和处置;药品群体不良事件的报告和处置;境外发生的严重药品不良反应的报告和处置。

11.各级药品不良反应监测中心应定期进行安全性更新报告。

12.药品的重点监测从启动主体来看,可以分为主动重点监测和被动重点监测。

13.药品生产企业应当对收集到的药品不良反应报告和监测资料进行分析、评价,并主动开展药品安全性研究。

14.药品不良反应监测机构对药品不良反应进行评价与控制。

15.违反药品不良反应管理要求应承担的法律责任。

→ 药师及执业药师考点

1.药品不良反应分类;
2.药品不良反应报告与处置;
3.药品不良反应报告监测管理。

→ 目标检测

目标检测答案

一、单项选择题

1. 药品不良反应主要是指(　　)。

A. 长期用药造成的慢性中毒反应

B. 超剂量用药造成的有害反应

C. 不合格药品在正常用法用量下出现的与用药目的无关的有害反应

D. 合格药品在正常用法用量下出现的与用药目的无关的或意外的有害反应

2. 医疗卫生机构发现的死亡病例,须(　　)。

A. 立即报告　　　　　　　　　　　　　B. 及时报告

C. 3 日内报告　　　　　　　　　　　　D. 15 日内报告

3.《药品不良反应报告和监测管理办法》规定,药品发生群体不良反应的报告时限是(　　)。

A. 15 日内　　　　　B. 立即　　　　　C. 1 日内　　　　　D. 3 日内

4. 药品不良反应报告内容应当(　　)。

A. 真实、完整、详细　　　B. 详细、完整、准确　　　C. 可靠、完整、准确

D. 真实、完整、准确　　　E. 可靠、真实、详细

5. 药品生产、经营企业和医疗机构发现或者获知新的、严重的药品不良反应应当在(　　)内报告。

A. 5 日　　　　　B. 15 日　　　　　C. 30 日　　　　　D. 每季度　　　　　E. 每年

二、多项选择题

1. 国家对药品不良反应实行(　　)。

A. 逐级报告制度　　　B. 必要时可以越级报告　　C. 定期报告制度

D. 随时报告制度　　　E. 越级报告制度

2.《药品不良反应报告和监测管理办法》规定新药监测期已满的药品,主要报告该药引起的(　　)。

A. 所有可疑的不良反应　　B. 严重的不良反应　　　C. 药物相互作用引起的不良反应

D. 新的不良反应　　　　　E. 迟发型不良反应

3. 下列情况属于严重药品不良反应的是(　　)。

A. 致癌、致畸、致出生缺陷

B. 导致显著的或者永久的人体伤残或者器官功能的损伤

C. 导致死亡

D. 导致住院或者住院时间延长

E. 导致其他重要医学事件

实训项目　药品不良反应的报告

【实训目的】

通过实训,学生加深对药品不良反应的报告程序及相关要求的理解,学生分析和解决实际问题的能力得到提高。

【实训内容】

要求学生上网搜集药品不良反应案例,按照《药品不良反应报告和监测管理办法》的具体要求,对

药品不良反应报告过程中的问题加以分析。

【实训步骤】

1.以 5 人为单位进行自由分组,选出组长并进行任务分配。

2.以小组为单位,课前对药品不良反应案例进行资料收集和讨论。

3.由组长根据讨论结果进行演练角色的任务分配。要求学生完成对药品不良反应的确认、明确相关部门职责、药品不良反应的报告、药品不良反应的监测、药品不良反应的处理等各项工作。

4.各小组分别进行药品不良反应报告过程演练。

5.各小组演练完毕后派一名成员进行小结发言。

【实训评价】

教师根据各小组讲解的效果,给小组进行点评并进行打分。

（李　收）

第十五章

药品召回管理

本章
PPT

学习目标

知识目标
1. 掌握　药品召回的分类级别鉴定。
2. 熟悉　药品召回的程序;《药品召回管理办法》相关规定。
3. 了解　药品召回的法律责任。

能力目标
能界定药品召回的分级和程序,能恪守药学职业道德标准,履行召回义务。

素质目标
能树立良好的法治观念、良好的职业道德。在药品生产、经营、使用等环节中,企业对存在安全隐患的药品都应主动召回,将公众用药安全放在首位。

案 例 导 学

2019 年 6 月 19 日,福建省药品监督管理局福州药品稽查办公室收到福州市食品药品检验所关于福州屏山制药有限公司生产的康欣胶囊(批号:190101)不合格检验报告,当即立案查处。经查,福州屏山制药有限公司生产销售的批号为 190101 的康欣胶囊,"耐胆盐革兰阴性菌"不符合《中华人民共和国药典》(2015 年版)规定,违反了《药品管理法》(2015 年版)第 49 条第 1 款"禁止生产、销售劣药"的规定。当事人在收到康欣胶囊检验报告后,立即启动召回程序,共召回 878 盒。福州稽查办于 2019 年 11 月 21 日对当事人生产销售劣药的行为依据《药品管理法》第 74 条作出行政处罚:没收劣药康欣胶囊(批号:190101)共 17326 盒,没收违法所得 13.453824 万元,并处 96.974047 万元罚款。

讨论:1. 药品召回的主体是谁?

2. 按照我国《药品召回管理办法》的相关规定,药品召回应如何组织实施?

第一节　药品召回管理概述

一、我国药品召回的概况

药品是一种关系到人民身体健康和生命安全的特殊商品。由于研制、生产等原因可能使药品具有危及人体健康和生命安全的危险,药品召回可以有效降低安全隐患药品所导致的风险,最大限度保障公众用药安全。2007 年 12 月 10 日原国家食品药品监督管理局发布的《药品召回管理办法》标志着我国药品召回制度的正式建立。

二、药品召回和药品安全隐患的定义

(一)药品召回的定义

根据我国《药品召回管理办法》规定,药品召回是指药品生产企业(包括进口药品的境外制药厂商,下同)按照规定的程序收回已上市销售的存在安全隐患的药品。

(二)药品安全隐患的定义

药品的安全隐患,是指由于研发、生产等原因可能使药品具有的危及人体健康和生命安全的不合理危险。已经确认为假药劣药的,不适用召回程序。

药品生产企业应当对药品可能存在的安全隐患进行调查。药品监督管理部门对药品可能存在的安全隐患开展调查时,药品生产企业应当予以协助。药品经营企业、使用单位应当配合药品生产企业或者药品监督管理部门开展有关药品安全隐患的调查,提供有关资料。

(1)药品安全隐患调查的内容应当根据实际情况确定,包括以下几个方面。

①已发生药品不良事件的种类、范围及原因;

②药品使用是否符合药品说明书、标签规定的适应证、用法用量的要求;

③药品质量是否符合国家标准,药品生产过程是否符合药品 GMP 等规定,药品生产与批准的工艺是否一致;

④药品储存、运输是否符合要求;

⑤药品主要使用人群的构成及比例;

⑥可能存在安全隐患的药品批次、数量及流通区域和范围;

⑦其他可能影响药品安全的因素。

(2)药品安全隐患评估的主要内容包括以下几个方面。

①该药品引发危害的可能性,以及是否已经对人体健康造成了危害;

②对主要使用人群的危害影响;

③对特殊人群,尤其是高危人群的危害影响,如老年、儿童、孕妇、肝肾功能不全者、外科患者等;

④危害的严重与紧急程度;

⑤危害导致的后果。

> **课堂互动**

举例谈谈生活中是否遇到退药的情况?你是怎么处理的?

第二节 药品召回的主要内容

一、药品召回和级别

(一)药品召回的分类

根据药品召回的主体不同,药品召回可分为以下两类。

1.主动召回 药品生产企业对收集的药品信息进行分析,对可能存在安全隐患的药品按照《药品召回管理办法》中相关条款的要求进行调查评估,发现其存在安全隐患的,自行主动决定召回。进口药品的境外制药厂商在境外实施药品召回的,应当及时报告国家市场监督管理总局;在境内进行召回的,由进口单位按照国内的规定负责具体实施。

2.责令召回 药品监督管理部门经过调查评估,认为存在安全隐患,药品生产企业应当召回药品而未主动召回的,责令药品生产企业所实施的召回。必要时,药品监督管理部门可以要求药品生产企业、经营企业和使用单位立即停止销售和使用该药品。

（二）药品召回的级别

根据药品安全隐患的严重程度，药品召回分为以下几种类型。

（1）一级召回：使用该药品可能引起严重健康危害；

（2）二级召回：使用该药品可能引起暂时的或者可逆的健康危害；

（3）三级召回：使用该药品一般不会引起健康危害，但由于其他原因需要收回。

安全隐患越严重，药品召回级别越高。不同等级的药品召回要求的召回时间也有所不同，级别越高，要求药品在越短的时间内召回。

二、药品生产企业、经营企业和使用单位有关药品召回的义务

1. 药品生产企业　根据《药品召回管理办法》规定，药品生产企业是药品召回的主体，应履行以下责任：①应建立和完善药品召回制度，收集药品安全的相关信息，对可能具有安全隐患的药品进行调查评估，召回存在安全隐患的药品。②应当建立和保存完整的购销记录，保证销售药品的可溯源性。③进口药品的境外制药厂商与境内药品生产企业一样是药品召回的责任主体，履行相同的义务。进口药品的境外制药厂商在境外实施药品召回的，应当及时报告国家市场监督管理总局；在境内进行召回的，由进口单位按照本办法的规定负责具体实施。

→ 课堂互动

举例谈谈生活中接触到的药师属于哪个领域的药师？他在工作中履行了哪些药师的职责？

2. 药品经营企业和使用单位　①应当协助药品生产企业履行召回义务，按照召回计划的要求及时传达、反馈药品召回信息，控制和收回存在安全隐患的药品。②发现其经营、使用的药品存在安全隐患的，应当立即停止销售或使用该药品，通知药品生产企业或者供货商，并向药品监督管理部门报告。③应当建立和保存完整的购销记录，保证销售药品的可溯源性。

三、主动召回和责令召回

（一）主动召回

（1）药品召回的程序。

（2）药品召回级别及相关时限规定，详见表15-1。

表 15-1　药品召回级别及相关时限规定

时限	分级		
	一级召回	二级召回	三级召回
通知停止销售和使用时限	24 小时内	48 小时内	72 小时内
向所在地省级药品监督管理部门提交报告和计划时限	1 日内	3 日内	7 日内
报告药品召回进展时限	每日	每 3 日	每 7 日
省级药品监督管理部门收到总结报告进行审查时限	10 日内		

（3）调查评估报告应当包括以下内容。

①召回药品的具体情况，包括名称、批次等基本信息；

②实施召回的原因；

③调查评估结果；

④召回分级。

药品召回程序见图 15-1。

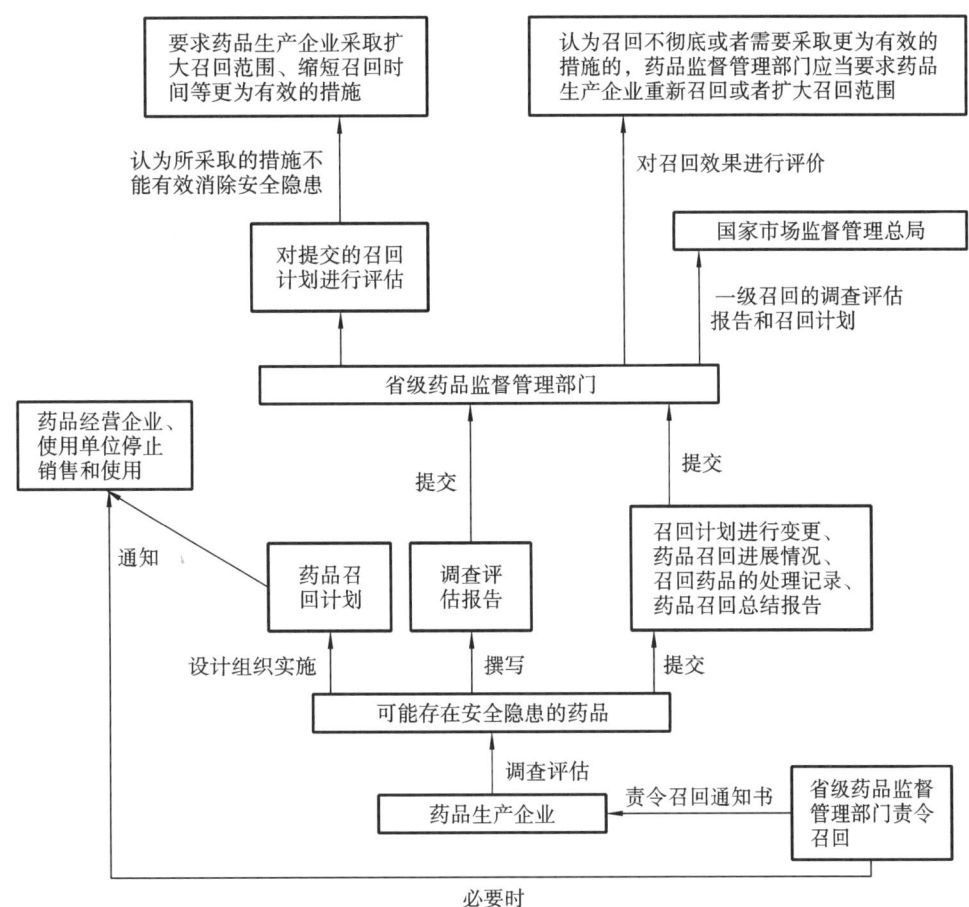

图 15-1　药品召回程序

(4)召回计划应当包括以下内容。

①药品生产销售情况及拟召回的数量;

②召回措施的具体内容,包括实施的组织、范围和时限等;

③召回信息的公布途径与范围;

④召回的预期效果;

⑤药品召回后的处理措施;

⑥联系人的姓名及联系方式。

(5)主动召回的评价。

药品生产企业在召回完成后,应当对召回效果进行评价,向所在地省、自治区、直辖市药品监督管理部门提交药品召回总结报告。省、自治区、直辖市药品监督管理部门应当自收到总结报告之日起 10 日内对报告进行审查,并对召回效果进行评价,必要时组织专家进行审查和评价。审查和评价结论应当以书面形式通知药品生产企业。

经过审查和评价,认为召回不彻底或者需要采取更为有效的措施的,药品监督管理部门应当要求药品生产企业重新召回或者扩大召回范围。

(二)责令召回

药品监督管理部门作出责令召回决定,应当将责令召回通知书送达药品生产企业,通知书包括以下内容。

①召回药品的具体情况,包括名称、批次等基本信息;

②实施召回的原因;

③调查评估结果；

④召回要求，包括范围和时限等。

药品生产企业在收到责令召回通知书后，应当按规定（同主动召回程序）通知药品经营企业和使用单位，制订、提交召回计划，并组织实施；药品生产企业应按照规定（同主动召回程序）向药品监督管理部门报告药品召回的相关情况，进行召回药品的后续处理。

素质拓展

缺陷产品召回

2018年，河北省市场监管局不断加大召回工作法律法规宣传力度，及时建立健全各项规章制度，主动搭建和推广召回信息管理平台，深入开展各项缺陷产品召回工作。先后对53家消费品生产企业开展缺陷调查，督促31家企业对生产销售的31500余件缺陷产品依法实施召回，产品涉及童车、童装、毛巾、校服、家具等，充分发挥了召回工作预防产品伤害、消除安全隐患的重要作用，有效强化了企业提升产品质量的责任，提高了社会对质量建设的信心。2019年，河北省市场监督管理局进一步完善缺陷产品召回制度，大力加强缺陷产品信息收集分析和召回实施情况监督，督促企业更好地履行召回义务，努力确保广大消费者人身和财产安全。

药品是与广大人民群众生命健康安全密切相关的特殊商品，市场监管部门应当坚决贯彻落实习近平总书记关于食品药品安全"四个最严"要求，依照新修订的药品管理法规的相关规定，大力加强药品召回实施情况监督，督促企业更好地履行召回义务，更好地保障人民群众安全用药、放心用药。

第三节 药品召回的法律责任

《药品召回管理办法》规定，药品监督管理部门确认药品生产企业因违反法律、法规、规章制度造成上市药品存在安全隐患，依法应当给予行政处罚，但该企业已经采取召回措施主动消除或减轻危害后果的，依照《行政处罚法》的规定从轻或者减轻处罚；违法行为轻微并及时纠正，没有造成危害后果的，不予处罚，但不免除其依法应当承担的其他法律责任；并对药品生产、经营企业和使用单位以及药品监督管理部门的违法行为均作了规定。

一、药品生产企业违法的相关规定

药品生产企业违法的相关规定，详见表15-2。

表15-2 药品生产企业违法行为及法律责任

《药品召回管理办法》条款	违法行为	法律责任（《药品召回管理办法》以及《中华人民共和国药品管理法》2019年版）
第30条	药品生产企业发现药品存在安全隐患而不主动召回药品的	①责令召回药品，并处应召回药品货值金额5倍以上10倍以下的罚款；货值金额不足10万元的，按10万元计算；
第31条	责令召回而药品生产企业拒绝召回药品的	②情节严重的，吊销药品批准证明文件、药品生产许可证、药品经营许可证，对法定代表人、主要负责人、直接负责的主管人员和其他责任人员，处2万元以上20万元以下的罚款

续表

《药品召回管理办法》条款	违法行为	法律责任（《药品召回管理办法》以及《中华人民共和国药品管理法》2019 年版）
第 32 条	药品生产企业未在规定时间内通知药品经营企业、使用单位停止销售和使用需召回药品的	予以警告，责令限期改正，并处 3 万元以下罚款
第 33 条	药品生产企业未按照药品监督管理部门要求采取改正措施或者召回药品的	
第 34 条	药品生产企业未按规定销毁药品的	
第 35 条	①未按本办法规定建立药品召回制度、药品质量保证体系与药品不良反应监测系统的； ②拒绝协助药品监督管理部门开展调查的； ③未按照本办法规定提交药品召回的调查评估报告和召回计划、药品召回进展情况和总结报告的； ④变更召回计划，未报药品监督管理部门备案的	①予以警告，责令限期改正； ②逾期未改正的，处 2 万元以下罚款

二、药品经营和使用单位违法的相关规定

药品经营和使用单位违法的相关规定，详见表 15-3。

表 15-3　药品经营和使用单位违法行为及法律责任

《药品召回管理办法》条款	违法行为	法律责任（《药品召回管理办法》以及《中华人民共和国药品管理法》2019 年版）
第 36 条	药品经营企业、使用单位发现其经营、使用的药品存在安全隐患： ①未立即停止销售或者使用该药品； ②未通知药品生产企业或者供货商； ③未向药品监督管理部门报告	①责令停止销售和使用，并处 1000 元以上 5 万元以下罚款； ②造成严重后果的，由原发证部门吊销药品经营许可证或者其他许可证
第 37 条	药品经营企业、使用单位拒绝配合药品生产企业或者药品监督管理部门开展有关药品安全隐患调查，拒绝协助药品生产企业召回药品的	处 10 万元以上 50 万元以下的罚款

三、药品监督管理部门的法律责任

《药品召回管理办法》第 38 条：药品监督管理部门及其工作人员不履行职责或者滥用职权的，按照有关法律、法规规定予以处理。

知识链接
15-1

→ **本章小结**

本章介绍了药品召回和药品安全隐患的定义、药品召回的两个分类和三个级别的界定、药品生产企业、经营企业和使用单位有关药品召回的义务、主动召回和责令召回的具体实施过程和药品召回的法律责任。主要内容如下。

1.药品召回是指药品生产企业（包括进口药品的境外制药厂商）按照规定的程序收回已上市销售

的存在安全隐患的药品。药品的安全隐患,是指由于研发、生产等原因可能使药品具有的危及人体健康和生命安全的不合理危险。

2.药品召回分为主动召回和责令召回两类。主动召回指药品生产企业对收集的药品信息进行分析,对可能存在安全隐患的药品按照《药品召回管理办法》中相关条款的要求进行调查评估,发现其存在安全隐患的,自行主动决定召回。责令召回指药品监督管理部门经过调查评估,认为存在安全隐患,药品生产企业应当召回药品而未主动召回的,责令药品生产企业所实施的召回。

3.根据药品安全隐患的严重程度,药品召回分为三个级别:①一级召回:使用该药品可能引起严重健康危害;②二级召回:使用该药品可能引起暂时的或者可逆的健康危害;③三级召回:使用该药品一般不会引起健康危害,但由于其他原因需要收回。

4.药品生产企业是药品召回的主体,应建立和完善药品召回制度,收集药品安全的相关信息,对可能具有安全隐患的药品进行调查评估,召回存在安全隐患的药品;应当建立和保存完整的购销记录,保证销售药品的可溯源性。

5.药品经营企业和使用单位应当协助药品生产企业履行召回义务,按照召回计划的要求及时传达、反馈药品召回信息,控制和收回存在安全隐患的药品;发现其经营、使用的药品存在安全隐患的,应当立即停止销售或者使用该药品,通知药品生产企业或者供货商,并向药品监督管理部门报告;应当建立和保存完整的购销记录,保证销售药品的可溯源性。

6.药品生产企业在作出药品召回决定后,应当制定召回计划并组织实施,一级召回在24小时内,二级召回在48小时内,三级召回在72小时内,通知有关药品经营企业、使用单位停止销售和使用。一级召回在1日内,二级召回在3日内,三级召回在7日内,向所在地省、自治区、直辖市药品监督管理部门提交报告和计划。药品召回进展时限为一级召回每日,二级召回每3日,三级召回每7日,向所在地省、自治区、直辖市药品监督管理部门报告药品召回进展。

 药师及执业药师考点

1.药品召回和药品安全隐患的界定;

2.药品生产、经营企业和使用单位有关药品召回的义务;

3.主动召回的实施和要求;

4.责令召回的实施和要求。

 目标检测

目标检测答案

一、单项选择题

1.甲药品批发企业从乙药品生产企业购进了一批药,销售至丙医院,内医院在使用该药品后发现严重药品不良反应,遂报告药品监督管理部门。经过调查评估,药品监督管理部门认为需要召回,该药品召回的主体是( )。

  A.乙药品生产企业　　　　　　　　B.甲药品批发企业

  C.丙医院　　　　　　　　　　　　D.药品监督管理部门

2.药品经营企业发现其经营的药品存在较大安全隐患,应当采取的措施不包括( )。

  A.采取紧急控制措施销毁有安全隐患的药品

  B.立即停止销售

  C.通知药品生产企业或者供货商

  D.向药品监督管理部门报告

3.根据药品安全隐患的严重程度,药品召回分为( )级。

  A.一　　　　　B.二　　　　　C.三　　　　　D.四　　　　　E.五

4.使用该药品可能引起暂时的或者可逆的健康危害的属于(　　)。

A.一级召回　　　　B.二级召回　　　　C.三级召回　　　　D.四级召回　　　　E.五级召回

5.药品一级召回应该在(　　)通知停止销售和使用。

A.12 小时内　　　B.24 小时内　　　C.48 小时内　　　D.36 小时内　　　E.72 小时内

6.药品监督管理部门认为药品生产企业召回不彻底或者需要采取更为有效的措施的,可以(　　)。

A.要求药品生产企业停产停业整顿

B.要求药品生产企业重新召回或者扩大召回范围

C.吊销药品批准证明文件

D.吊销药品生产企业的药品生产许可证

7.对可能具有安全隐患的药品进行调查评估的主体是(　　)。

A.药品生产企业　　　　　　　　　　　　B.药品经营企业

C.医疗机构　　　　　　　　　　　　　　D.药品检查机构

8.我国甲药品批发企业代理了境外乙制药厂商生产的疫苗,销售使用后,发现该疫苗存在安全隐患,应实施召回,该药品召回行为的主体是(　　)。

A.乙制药厂商

B.疫苗销售地省级药品监督管理部门

C.甲药品批发企业所在地省级药品监督管理部门

D.甲药品批发企业

E.疫苗销售地省级卫生行政部门

9.甲省乙市丙医院使用丁药品企业生产某抗菌药物后发生严重的不良反应,如该药品需要实施召回,制订召回计划并组织实施的主体是(　　)。

A.甲省药品监督管理部门　　　　B.乙市卫生行政部门　　　　C.丙医院

D.丁药品生产企业　　　　　　　E.乙市药品监督管理部门

10.召回的主体是(　　)。

A.药品监督管理部门　　　　B.药品生产企业　　　　C.药品经营企业

D.药品使用单位　　　　　　E.药品生产企业,药品经营企业

二、多项选择题

1.药品经营企业、使用单位发现其经营、使用的药品存在安全隐患的(　　)。

A.应当立即停止销售或者使用该药品

B.应当立即退给药品生产企业或者供货商

C.应当协助药品生产企业控制和收回存在安全隐患的药品

D.应当向药品监督管理部门报告

2.对于存在安全隐患的药品,下列说法正确的有(　　)。

A.药品生产企业决定召回后,应在规定时间内通知药品经营企业、使用单位停止销售和使用该药品

B.药品经营企业、使用单位当协助药品生产企业履行召回该药品义务

C.药品经营企业、使用单位应对可能具有安全隐患的药品进行调查、评估

D.药品经营企业、使用单位应当立即停止销售或者使用该药品,通知药品生产企业或者供货商

3.药品生产企业应当(　　)。

A.对召回药品的处理有详细的记录,并向药品不良反应监测中心报告

B.建立和完善药品召回制度,收集药品安全的相关信息

C.对可能具有安全隐患的药品进行调查、评估,召回存在安全隐患的药品

D.建立和保存完整的购销记录,保证销售药品的可溯源性

4.药品经营企业、使用单位（　　）。

A.应当协助药品生产企业履行召回义务

B.应当建立和保存完整的购销记录，保证销售药品的可溯源性

C.应当控制和收回存在安全隐患的药品

D.发现其经营、使用的药品存在安全隐患的，应立即销毁

5.对疗效不确、不良反应大或者其他原因危害人体健康的药品（　　）。

A.国家药品监督管理部门应当撤销批准文号或者进口药品的注册证书

B.已被撤销批准文号或者进口药品注册证书的药品，不得生产或者进口、销售和使用

C.已经生产或者进口的，由生产企业和进口的企业自行组织撤销

D.已经生产或者进口的，由当地药品监督管理部门监督销毁或者处理

E.医疗机构不得开具该药品的处方

实训项目　药品召回过程演练

【实训目的】

通过课堂药品召回过程演练，学生掌握有关药品召回管理的法律法规，提高运用所学知识分析问题和解决问题的能力，并说出自己的见解。

【实训内容】

根据学生实际人数情况将班级成员分成若干小组，根据《药品召回管理办法》，要求学生运用药品召回管理的理论知识，对以下案例进行分析、演练及课堂讨论，力求全面、规范。

2019年9月，被广泛使用的胃药雷尼替丁陷入杂质风波，事情始于美国FDA在某些企业Zantac（雷尼替丁）等药物中发现了N-亚硝基二甲胺（NDMA）可疑杂质。

【实训步骤】

1.根据班级人数分组，选出一人担任小组长。

2.以小组为单位，课前对本案例进行资料收集和讨论。

3.由组长根据讨论结果进行演练角色的任务分配。要求学生完成对药品召回的类型及级别进行确认、制订药品召回计划、"模拟召回通知"收到时间的确认、向客户发出通知、相关入库和销售记录的整理反馈、对外新闻稿的起草、模拟召回产品的赔偿方案的制定、全部拟召回药品信息的确认和反馈、召回总结报告等各项工作。

4.各小组分别进行药品召回过程演练。

5.各小组演练完毕后派一名成员对药品召回管理进行小结发言。

6.指导教师根据发言情况进行课堂总结。

7.学生将案例资料和讨论结果进行归纳整理，并写出书面分析报告。

【实训评价】

指导教师根据演练、发言及分析报告情况进行综合评定，给出实训考核成绩。

（刘金凤）

医疗器械与保健食品管理

学习目标

知识目标

1. 掌握　医疗器械产品分类、注册与备案;保健食品注册与备案。
2. 熟悉　不良事件的处理和医疗器械的召回;保健食品的定义和特征。
3. 了解　我国医疗器械生产、经营与使用的主要内容;保健食品的功能。

能力目标

能正确运用《医疗器械监督管理条例》(2021年版)和《保健食品注册与备案管理办法》(2020年修订版)的相关知识分析案例,判断企业是否具备生产医疗器械或保健食品的相关资质。

素质目标

能正确运用互联网等渠道,搜集、整理和学习相关法律法规和规章制度,完成医疗器械的管理和不良事件监测,在制作保健食品宣传时不违反相关法律法规。

案例导学

据国家药品监督管理局2021年3月发布的国家医疗器械不良事件监测年度报告显示,2020年国家医疗器械不良事件监测信息系统共收到医疗器械不良事件报告536055份,比上年增加35.25%。伤害程度为死亡的报告218份,占报告总数的0.04%。伤害程度为严重伤害的报告32874份,占报告总数的6.13%。伤害程度为其他的报告502963份,占报告总数的93.83%。

讨论:为什么在《医疗器械监督管理条例》实行的当下,医疗器械不良事件的报告数依然年年增高?

第一节　医疗器械管理概述

医疗器械是辅助医生诊断、治疗的重要工具,广泛应用于临床治疗、家庭保健等方面。质量不合格或计量误差较大的医疗器械能威胁患者的安全和健康,比如水银血压计,密封性能不佳可出现水银泄漏,导致汞中毒,而计量不准,可能出现患者血压过高但测量值显示正常,从而延误治疗。因此医疗器械的安全使用对患者的安全和健康有非常重要的意义。

第二节　医疗器械管理的基本要求

一、医疗器械的定义

医疗器械是指用于人体的仪器、设备、器具、材料或者其他物品,可以单独或组合使用,以达到预防、诊断、治疗、监护、缓解等目的。

对医疗器械进行安全管理,保障医疗器械的安全使用是保障患者安全和提高医疗质量的重要环节。医疗器械管理的内容丰富,主要包括制度管理、物流管理、质量管理、信息化管理、考核和评估等内容,涉及医疗器械的备案及注册、生产、经营和使用、不良事件的处理和医疗器械的召回等多个方面。

二、医疗器械分类

医疗器械的分类规则和分类目录由国务院药品监督管理部门负责制定,根据医疗器械生产、经营、使用情况,及时对医疗器械的风险变化进行分析、评价,对分类规则和分类目录进行调整,并向社会公布。医疗器械监督管理遵循风险管理、全程管控、科学监管、社会共治的原则,按照风险程度实行分类管理。评价医疗器械风险程度,应当考虑医疗器械的预期目的、结构特征、使用方法等因素。

第一类是低风险程度,实行常规管理可以保证其安全、有效的医疗器械。

第二类是中度风险程度,需要严格控制管理以保证其安全、有效的医疗器械。

第三类是较高风险程度,需要采取特别措施严格控制管理以保证其安全、有效的医疗器械。

知识链接
16-1

第三节　医疗器械管理的主要内容

一、产品注册与备案管理要求

第一类医疗器械实行产品备案管理,第二类、第三类医疗器械实行产品注册管理。医疗器械注册人、备案人对研制、生产、经营、使用等全部过程的医疗器械的安全性、有效性依法承担责任。申请注册应提交下列材料:①产品风险分析资料;②产品技术要求;③产品检验报告,必须符合国务院药品监督管理部门的要求,可以是医疗器械注册申请人、备案人的自检报告,也可以是委托有资质的医疗器械检验机构出具的检验报告;④临床评价资料;⑤产品说明书以及标签样稿;⑥与产品研制、生产有关的质量管理体系文件;⑦证明产品安全、有效所需的其他资料。

医疗器械注册证有效期为5年。有效期届满需要延续注册的,应当在有效期届满6个月前向原注册部门提出延续注册的申请。

医疗器械的安全性和有效性关乎使用者的生命安全和身体健康,必须慎重对待。因此,医疗器械的生产者必须具备相应的生产资质,接受有关部门的监督管理。

符合下列条件之一的医疗器械产品可免于进行临床评价:①工作机制明确、设计定型,生产工艺成熟,已上市的同品种医疗器械临床应用多年且无严重不良事件记录,不改变常规用途的;②其他通过非临床评价能够证明该医疗器械安全、有效的。

(一)医疗器械生产备案条件

1.基础条件　有与生产的医疗器械相适应的生产场地、环境条件、生产设备以及专业技术人员。

2.质检条件　有能对生产的医疗器械进行质量检验的机构或者专职检验人员以及检验设备。

3.管理制度　有保证医疗器械质量的管理制度。

4.售后条件　有与生产的医疗器械相适应的售后服务能力。

5.其他条件 符合产品研制、生产工艺文件规定的要求。

(二)不同类别医疗器械的生产备案

(1)第一类医疗器械产品备案,由备案人向公司企业依法注册经营业务或设立办事机构的主要地区的市级人民政府负责药品监督管理的部门,提交符合医疗器械生产条件的有关资料。第一类医疗器械的生产备案有关材料可与其产品备案有关材料同时提交,即完成生产备案。

(2)申请第二类医疗器械产品注册,注册申请人应当向所在地省、自治区、直辖市人民政府药品监督管理部门提交注册申请资料。申请第三类医疗器械产品注册,注册申请人应当向国务院药品监督管理部门提交注册申请资料。

(3)受理生产许可申请的药品监督管理部门应当对申请资料进行审核,按照国务院药品监督管理部门制定的医疗器械生产质量管理规范的要求进行核查,并自受理申请之日起20个工作日内做出决定。对符合规定条件的,准予许可并发给医疗器械生产许可证。对不符合规定条件的,不予许可并书面说明理由。医疗器械生产许可证有效期为5年。有效期届满需要延续的,依照有关行政许可的法律规定办理延续手续。

(三)医疗器械生产监督

医疗器械注册人、备案人可以自行生产医疗器械,也可以委托符合法律规定、具备相应条件的企业生产医疗器械。委托生产医疗器械的医疗器械注册人、备案人应当对所委托生产的医疗器械质量负责。具有高风险的植入性医疗器械不得委托生产,具体目录由国务院药品监督管理部门制定、调整并公布。可能影响医疗器械安全、有效的,应当立即停止生产活动,并向原生产许可或者生产备案部门报告。生产条件不再符合医疗器械质量管理体系要求的,医疗器械注册人、备案人、受托生产企业应当立即采取整改措施。

(四)医疗器械唯一标示制度

医疗器械应当使用通用名称。通用名称应当符合国务院药品监督管理部门制定的医疗器械命名规则。

(1)按照法律法规的规定,国家根据医疗器械产品类别,分步实施医疗器械唯一标识制度,实现医疗器械可追溯。

(2)医疗器械应当有说明书、标签。说明书、标签的内容应当与经注册或者备案的相关内容一致,确保真实、准确。

(3)第二类、第三类医疗器械还应当标明医疗器械注册证编号。

(4)消费者个人自行使用的医疗器械还应当具有安全使用的特别说明。

(五)医疗器械的说明书和标签应当标明的事项

(1)通用名称、型号、规格。

(2)医疗器械注册人、备案人、受托生产企业的名称、地址以及联系方式。

(3)生产日期、使用期限或者失效日期。

(4)产品性能、主要结构、适用范围。

(5)禁忌、注意事项以及其他需要警示或者提示的内容。

(6)安装和使用说明或者图示。

(7)维护和保养方法,特殊运输、储存的条件、方法。

(8)产品技术要求规定应当标明的其他内容。

(六)医疗器械说明书和标签不应当出现的内容

(1)含有"疗效最佳""保证治愈""包治""完全无毒副作用"等表示功效的断言或者保证。

(2)含有"最高技术""最科学"等绝对化语言和表示。

(3)说明治愈率或有效率。

（4）与其他企业产品的功效和安全性相比较的含有"保险公司保险""无效退款"等承诺性语言。

（5）利用任何单位或者个人的名义、形象做证明或者推荐。

（6）含有误导性说明，使人感到已经患某种疾病，或者使人误解不使用该医疗器械会患某种疾病或者加重病情的表述，以及其他虚假、夸大、误导性的内容。

（七）医疗器械的使用管理

（1）一次性使用的医疗器械不得重复使用，已使用过的一次性医疗器械应当销毁并记录。

（2）对需要定期检查、检验、校准、保养、危害的医疗器械，应当按要求进行检查、检验、校准、保养、维护并予以记录，及时进行分析、评估，确保医疗器械状态良好。

（3）对有使用期限的大型医疗器械，应当逐台建立使用档案，记录其使用、维护、转让、实际使用时间等事项。记录保持期限不得少于医疗器械规定使用期限终止后5年。

→ 课堂互动

举例谈谈生活中接触到的常用医疗器械属于哪一类医疗器械？它们的说明书和标签上标明了哪些事项？是否符合法规规定？

二、医疗器械备案证格式及注册证格式

（一）医疗器械备案证格式

医疗器械备案证编号的编排方式：×1械备××××2××××3号。

编号×1为备案部门所在地的简称：进口第一类医疗器械为"国"字。境内第一类医疗器械为备案部门所在的省、自治区、直辖市简称加所在地的市级行政区域的简称。无相应设区的市级行政区域时，仅为省、自治区、直辖市的简称。

编号××××2为备案年份。

编号××××3为备案流水号。

（二）医疗器械注册证格式

医疗器械注册证编号的编排方式：×1械注×2××××3×4××5××××6。

编号×1为注册审批部门所在地的简称：境内第三类医疗器械、进口第二类、第三类医疗器械为"国"字；境内第二类医疗器械为注册审批部门所在地省、自治区、直辖市简称。

编号×2为注册形式：×是准，是境内医疗器械。×是进，适用于进口医疗器械。×是许，适用于香港、澳门、台湾地区的医疗器械。

编号××××3为首次注册年份。

编号×4为产品管理类别。

编号××5为产品分类编码。

编号××××6为首次注册流水号。

延续注册的编号××××3和××××6数字不变。产品管理类别调整时应当重新编号。其中编号×2为备案年份，××××3为备案流水号。

知识链接
16-2

三、医疗器械不良事件的处理

不良事件是指由医疗行为造成患者身体受到伤害的事件，即在正常使用已上市医疗器械的情况下，导致或可能导致人体伤害的各种有害事件。这种因医疗器械产品质量问题导致的伤害事件或者故障事件均属于医疗器械不良事件的范围。

医疗器械不良事件的监测体系应当由医疗器械注册人、备案人完成，医疗器械生产经营企业、使用单位协助完成。医疗器械注册人、备案人应当配备与其产品相适应的不良事件监测机构和人员，对其产品主动开展不良事件监测，并按照国务院药品监督管理部门的规定，向医疗器械不良事件监测技

术机构报告调查、分析、评价、产品风险控制等情况。

国家鼓励有关单位和个人在发现医疗器械不良事件时,向食品药品监督管理部门报告。

国家层面也对医疗器械不良事件进行监测,建立监测制度,对医疗器械不良事件及时进行收集、分析、评价和控制。

市场监督管理部门会根据医疗器械不良事件评估结果及时采取发布警示信息以及责令暂停生产、销售、进口和使用等控制措施。

如果出现突发、群发的严重伤害或者死亡的医疗器械不良事件,省级以上人民政府食品药品监督管理部门会同同级卫生计生主管部门和相关部门组织及时进行调查和处理,并组织对同类医疗器械加强监测。

此外,以下情况应对已注册的医疗器械进行再评价:①根据科学研究的发展,对医疗器械的安全、有效有认识上的改变的。②医疗器械不良事件监测、评估结果表明医疗器械可能存在缺陷的。③国务院市场监督管理部门规定的其他需要进行再评价的情形。

如果再评价结果表明已注册的医疗器械不能保证安全、有效,由原发证部门注销医疗器械注册证,并向社会公布。被注销医疗器械注册证的医疗器械不得生产、进口、经营、使用。

医疗器械生产企业发现其生产的医疗器械不符合强制性标准或者存在其他缺陷的,应当立即停止生产,通知相关生产经营企业、使用单位和消费者停止经营和使用,召回已经上市销售的医疗器械,采取补救、销毁等措施,记录相关情况,发布相关信息,并将医疗器械召回和处理情况向市场监督管理部门和卫生计生主管部门报告。

根据医疗器械缺陷的严重程度,医疗器械召回分为三个级别。一级召回:使用该医疗器械可能或者已经引起严重健康危害的。二级召回:使用该医疗器械可能或者已经引起暂时的或者可逆的健康危害的。三级召回:使用该医疗器械引起危害的可能性较小但仍需要召回的。

第四节 保健食品管理

一、保健食品的定义

案例导学

在日常生活中,我们经常会看到保健食品的广告,比如宁夏枸杞,明亮你的双眼,又比如爱他就给他喝锌钙口服液等。简明扼要又朗朗上口的广告词向我们传递了一个共同的信息——保健食品能让我们更健康。然而检索新闻,你可以看到许多报道保健食品质量不合格、保健食品欺诈的负面新闻。那么,保健食品对我们的健康有益还是有害? 我们应当如何看待保健食品?

讨论:1.请列出一个宣传保健食品的广告,分析广告传递的信息,比较广告宣传语是否符合相关法律法规要求?

2.如何保证保健食品的安全和保健作用?

(一)保健食品的基本概念

保健食品是具有特定保健功能的食品,即适合特定人群食用,具有调节机体功能,不以治疗为目的的食品。根据国务院最新公布的相关法规,保健食品的管理机构由药品监督管理部门变更为市场监督管理部门,因此在我国保健食品必须经市场监督管理部门批准生产和销售。

(二)保健食品与药品的区别

药品是为患者设计的,以治疗疾病为目的,而保健食品适合特定人群食用,不以治疗疾病为目的。保健食品具有增进健康的作用,在很多国家也称为健康食品。但是有的产品如维生素、矿物质元素类中有的是药品,有的是保健食品。

药品和保健食品的具体区别如下:①生产和审批方面的区别。药品比保健食品的生产工艺要求更高、审批更加严格。保健食品只要检验污染物、细菌等卫生指标,合格就可以上市销售,不需经过经营者或医院等使用单位临床试验等。②疗效方面的区别。药品有严格的适应证,疗效确切,不良反应明确。而保健食品没有确切的适应证。③说明书和广告宣传不同。药品的使用说明书一定要药监局批准,说明书中应写明适应证、注意事项、不良反应等。而保健食品的说明书与注册或者备案的内容保持一致就可以了。④功效定位不同。药品的目的是治疗疾病,而保健食品调节、缓解、改善特定人群的不良状态,增进健康。从保健食品功效成分的剂量来分析,一种保健食品的功效成分的剂量通常只有非处方药品剂量的 1/4~1/3,其安全性标准是第一位的,在安全的前提下,其功效成分按推荐用量,可以起到缓解、调理进而激发人体自身系统正常运行的作用。

(三)保健食品与食品的区别

食品,各种供人食用或者饮用的成品和原料以及按照传统既是食品又是药品的物品,但是不包括以治疗为目的的物品。保健食品与食品最根本的区别就是保健食品可以声称它具有某种功能,一般食品则不可以。食品与保健食品的区别主要体现在以下两个方面:①保健食品含有一定量的功效成分,能调节人体的机能,具有特定的功能。而一般食品不强调特定功能。②保健食品一般有特定的食用范围,即限定人群,而一般食品无特定的食用范围。保健食品中的生理活性物质是通过提取、分离、浓缩,使其在人体内达到发挥作用的浓度,从而具备了食品的第三功能。

课堂互动

举例谈谈生活中接触到的食品、保健食品和药品,它们的说明书和标签上标明了哪些事项?有何异同?

二、保健食品的特征

保健食品必须具有三种属性:食品属性,功能属性及非药品属性。必须强调,根据 2020 年保健食品新规,保健食品既不治疗疾病,也不预防疾病。

1. 保健食品的分类 保健食品行业是一个新兴领域,许多概念与规则都在建设之中。大多数国家对保健食品仅有学术上的概念和分类,只有少数国家和地区将保健食品的管理纳入法制轨道。中国、日本和欧盟已将保健食品管理纳入法制轨道。按照《保健食品管理办法》规定,保健食品可分为功能型食品和营养素补充剂。

2. 保健食品的功能 虽然保健食品产品配方不同、原创设计不同、功效用途不同,但是在广告宣传和商品说明的时候都必须与国家卫健委设定的保健食品功能目录进行"对号入座",否则必须划入"免疫调节""抗疲劳"等功能列表。

2003 年 5 月,原国家卫生部颁布实行《保健食品检验与评价技术规范》新标准,将原来某些功能包括的内容单独列出,使受理的 22 项功能扩大为 27 项,其中 21 项需要做人体试验。2018 年 7 月,国家卫生健康委发布《关于宣布失效第三批委文件的决定》(国卫办发〔2018〕15 号),宣布《保健食品检验与评价技术规范》(2003 年版)失效。因 2018 年 12 月 18 日经国家市场监督管理总局公布的《保健食品原料目录与保健功能目录管理办法》仅提出纳入保健功能目录要求,但无具体功能目录,暂时以 2003 年版作为模板进行分析。

《保健食品检验与评价技术规范》(2003 年版)具有 27 项保健食品功能功效成分、评价程序、卫生指标、检验规范和检验方法规范,还有 18 项保健食品毒理学评价程序与检验方法规范。

根据 2003 年版《保健食品检验与评价技术规范》规定,保健食品有 27 项保健功能:①增强免疫力。②抗氧化。③辅助改善记忆。④缓解体力疲劳。⑤减肥。⑥改善生长发育。⑦提供缺氧耐受力。⑧对辐射危害有辅助保护作用。⑨辅助降血脂。⑩改善睡眠。⑪改善营养性贫血。⑫对化学性肝损伤有辅助保护作用。⑬促进泌乳。⑭辅助降血糖。⑮辅助降血压。⑯缓解视力疲劳。⑰改善胃肠道菌群。⑱促进消化。⑲通便。⑳减轻对胃黏膜的损伤。㉑增加骨密度。㉒促进排铅。㉓改善睡眠。㉔清咽润喉。㉕祛黄褐斑。㉖祛痤疮。㉗改善皮肤水分、油分。

以上保健功能可分为两大类。一类是有关症状缓解、辅助药物治疗的保健功能。另一类是有关增进人体健康、增强体质的保健功能。在功能型保健食品的 27 项功能中,每种保健食品的功能不能超过两项。为了加强对营养素的管理,规范营养素补充剂评审工作,营养补充剂不得以提供能量为目的。

3. 保健食品的形态　保健食品和药剂构成形态相似,主要包含胶囊(软、硬)、口服液、片剂、颗粒剂(冲剂)等,这些剂型的产品约占 96.2%。具有一般食品形态的产品,如酒、茶、糖、罐头、醋、饼干、蜜饯,约占 3.8%。与传统食品形态相比,软胶囊、含片等药品新剂型便于携带,易于服用,将成为未来保健食品剂型的发展趋势之一。但是 2018 年权健事件后,保健品销售模式由逐渐直销转向网络电商,为迎合潮流,满足消费者对时尚新颖的追求,保健品剂型出现"零食化",既设计成像零食一样便携式迷你包装,特点是独立小包装、口感好且携带便捷,如益生菌软糖、蒟蒻果冻等。

三、保健食品注册与备案管理

保健食品的注册与备案必须遵循《中华人民共和国食品安全法》和《保健食品注册与备案管理办法》。保健食品应当注册还是备案主要取决于保健食品的原料。

使用保健食品原料目录以外原料的保健食品、首次进口的保健食品需要注册。使用的原料已经列入保健食品原料目录的保健食品、首次进口的属于补充维生素、矿物质等营养物质的保健食品需要备案,特别说明,补充维生素、矿物质等营养物质应当是列入保健食品原料目录的物质。

根据《保健食品注册管理办法》(2020 年修订版)第 42 条的规定,保健食品注册证书有效期为 5 年。变更注册的保健食品注册证书有效期与原保健食品注册证书有效期相同。已经生产销售的保健食品注册证书有效期届满需要延续的,保健食品注册人应当在有效期届满 6 个月前申请延续。

(一)保健食品注册

申请保健食品注册应当提交以下材料。

①保健食品注册申请表,以及申请人对申请材料真实性负责的法律责任承诺书。②注册申请人主体登记证明文件复印件。③产品研发报告,包括研发人、研发时间、研制过程、中试规模以上的验证数据,保健食品原料目录外的原料及产品安全性、保健功能、质量可控性的论证报告和相关科学依据,以及根据研发结果综合确定的产品技术要求等。④产品配方材料,包括原料和辅料的名称及用量、生产工艺、质量标准,必要时还应当按照规定提供原料使用依据、使用部位的说明、检验合格证明、品种鉴定报告等。⑤产品生产工艺材料,包括生产工艺流程简图及说明,关键工艺控制点及说明。⑥安全性和保健功能评价材料,包括食品原料目录外的原料及产品的安全性、保健功能试验评价材料,人群食用评价材料。功效成分或者标志性成分、卫生学、稳定性、菌种鉴定、菌种毒力等试验报告,以及涉及兴奋剂、违禁药物成分等检测报告。⑦直接接触保健食品的包装材料种类、名称、相关标准等。⑧产品标签、说明书样稿。产品名称中的通用名与注册的药品名称没有重名的检索材料。⑨3 个最小销售包装样品。⑩其他与产品注册审评相关的材料。

申请首次进口保健食品注册,除了上述 10 种材料外,还应当提交以下材料:①产品生产国(地区)政府主管部门或者法律服务机构出具的注册申请人为上市保健食品境外生产厂商的资质证明文件。②产品生产国(地区)政府主管部门或者法律服务机构出具的保健食品上市销售 1 年以上的证明文件,或者产品境外销售以及人群食用情况的安全性报告。③产品生产国(地区)或者国际组织与保健食品相关的技术法规或者标准。④产品在生产国(地区)上市的包装、标签、说明书实样。

由境外注册申请人常驻中国代表机构办理注册事务的,应当提交外国企业常驻中国代表机构登记证及其复印件。境外注册申请人委托境内的代理机构办理注册事项的,应当提交经过公证的委托书原件以及受委托的代理机构营业执照复印件。

国产保健食品注册号格式:国食健注 G+4 位年代号+4 位顺序号。

进口保健食品注册号格式:国食健注 J+4 位年代号+4 位顺序号。

(二)保健食品备案管理

(1)申请保健食品备案应当提交以下材料。

①产品配方材料,包括原料和辅料的名称及用量、生产工艺、质量标准,必要时还应当按照规定提供原料使用依据、使用部位的说明、检验合格证明、品种鉴定报告等。

②产品生产工艺材料,包括生产工艺流程简图及说明,关键工艺控制点及说明。

③安全性和保健功能评价材料,包括目录外原料及产品的安全性、保健功能试验评价材料,人群食用评价材料。功效成分或者标志性成分、卫生学、稳定性、菌种鉴定、菌种毒力等试验报告,以及涉及兴奋剂、违禁药物成分等检测报告。

④直接接触保健食品的包装材料种类、名称、相关标准等。

⑤产品标签、说明书样稿。产品名称中的通用名与注册的药品名称没有重名的检索材料。

⑥保健食品备案登记表,以及备案人对提交材料真实性负责的法律责任承诺书。

⑦备案人主体登记证明文件复印件。

⑧产品技术要求材料。

⑨具有合法资质的检验机构出具的符合产品技术要求全项目检验报告。

⑩其他表明产品安全性和保健功能的材料。

(2)申请进口保健食品备案的,除提交以上 10 种材料外,还应当提交以下材料。

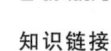

知识链接
16-3

①产品生产国(地区)政府主管部门或者法律服务机构出具的注册申请人为上市保健食品境外生产厂商的资质证明文件。

②产品生产国(地区)政府主管部门或者法律服务机构出具的保健食品上市销售一年以上的证明文件,或者产品境外销售以及人群食用情况的安全性报告。

③产品生产国(地区)或者国际组织与保健食品相关的技术法规或者标准。

④产品在生产国(地区)上市的包装、标签、说明书实样。

由境外注册申请人常驻中国代表机构办理注册事务的,应当提交外国企业常驻中国代表机构登记证及其复印件。境外注册申请人委托境内的代理机构办理注册事项的,应当提交经过公证的委托书原件以及受委托的代理机构营业执照复印件。

国产保健食品备案号格式:食健备 G+4 位年代号+2 位省级行政区域代码+6 位顺序编号;进口保健食品备案号格式:食健备 J+4 位年代号+00+6 位顺序编号

(三)保健食品广告管理

保健食品广告必须经过广告审查机关审查才能发布。广告商应当对药品、医疗器械、保健食品和特殊医学用途配方食品广告内容的真实性和合法性负责。

广告的内容应当以市场监督管理部门批准的注册证书或者备案凭证、注册或者备案的产品说明书内容为准,不得涉及疾病预防、治疗功能。保健食品广告涉及保健功能、产品功效成分或者标志性成分及含量、适宜人群或者食用量等内容的,不得超出注册证书或者备案凭证、注册或者备案的产品说明书范围,不得含有虚假或者引人误解的内容。

保健食品广告应当显著标明"保健食品不是药物,不能代替药物治疗疾病",声明本品不能代替药物,并显著标明保健食品标志、适宜人群和不适宜人群。

依法停止或者禁止生产、销售或者使用的保健食品不能发布广告。

知识链接
16-4

本章小结

本章介绍了医疗器械管理基本要求、医疗器械的使用管理、不良事件的处理与医疗器械的召回、保健食品管理等主要内容，以及两个法规《医疗器械监督管理条例》和《保健食品注册与备案管理办法》(2020年修订版)的部分内容。

1.医疗器械分类为三类。第一类是低风险程度，实行常规管理可以保证其安全、有效的医疗器械。第二类是中度风险程度，需要严格控制管理以保证其安全、有效的医疗器械。第三类是具有较高风险程度，需要采取特别措施严格控制管理以保证其安全、有效的医疗器械。

2.医疗器械注册证有效期为5年。有效期届满需要延续注册的，应当在有效期届满6个月前向原注册部门提出延续注册的申请。

3.第一类医疗器械实行产品备案管理，第二类、第三类医疗器械实行产品注册管理。第一类医疗器械产品备案，由备案人向公司企业依法注册经营业务或设立办事机构的主要地区的市级人民政府负责药品监督管理的部门提交备案资料。申请第二类医疗器械产品注册，注册申请人应当向所在地省、自治区、直辖市人民政府药品监督管理部门提交注册申请资料。申请第三类医疗器械产品注册，注册申请人应当向国务院药品监督管理部门提交注册申请资料。

4.医疗说明书应当说明产品性能、主要结构、适用范围、禁忌、注意事项以及其他需要警示或者提示的内容，包括安装和使用说明或者图示，维护和保养方法，特殊运输、储存的条件、方法。消费者个人使用的医疗器械说明书、标签应当具有安全使用的特别说明。

5.医疗设备生产公司或监督部门发现已上市销售医疗器械产品具有较大的使用安全风险，如经常发生故障、对人体健康可能造成很大伤害或者发生伤害的后果较为严重时，采取警示、检查、修理、重新标签、修改并完善说明书、软件更新、替换、收回、销毁等方式进行处理的行为是医疗器械召回。

6.根据医疗器械缺陷的严重程度，医疗器械召回分为三个级别。一级召回：使用该医疗器械可能或者已经引起严重健康危害的。二级召回：使用该医疗器械可能或者已经引起暂时的或者可逆的健康危害的。三级召回：使用该医疗器械引起危害的可能性较小但仍需要召回的。

7.保健食品是具有特定保健功能的食品。它适合特定人群食用，具有调节机体功能，是不以治疗为目的的食品。保健食品必须具有三种属性：食品属性，功能属性及非药品属性。

8.保健食品注册证书有效期为5年。变更注册的保健食品注册证书有效期与原保健食品注册证书有效期相同。当前保健食品注册证书的颁发部门是市场监督管理部门。已经生产销售的保健食品注册证书有效期届满需要延续的，保健食品注册人应当在有效期届满6个月前申请延续。

药师及执业药师考点

1.医疗器械注册及备案；

2.医疗器械管理基本要求；

3.不良事件的处理与医疗器械的召回；

4.保健食品定义；

5.保健食品的注册备案。

目标检测

目标检测答案

一、单项选择题

1.保健食品注册的有效期为(　　)。

A.1年　　　　　　　　B.2年　　　　　　　　C.3年　　　　　　　　D.5年

2.医疗器械产品可分为几类？(　　)

A. 1   B. 2   C. 3   D. 4

3. 需要进行备案的医疗器械产品是(　　)。

A. 一类   B. 二类   C. 三类   D. 以上都要

4. 医疗器械产品的注册和备案有效期为(　　)。

A. 1年   B. 2年   C. 3年   D. 5年

5. 申请第二类医疗器械注册，应当向哪一机构提出申请？(　　)

A. 所在地市级人民政府负责药品监督管理的部门

B. 所在地省、自治区、直辖市人民政府药品监督管理部门

C. 国务院药品监督管理部门

D. 以上都不是

6. 医疗器械注册应当在有效期满多久前申请延续注册？(　　)

A. 3个月   B. 6个月   C. 9个月   D. 期满以后

7. 保健食品注册应当在有效期满(　　)前申请延续注册。

A. 3个月   B. 6个月   C. 9个月   D. 1个月

8. 以下(　　)不属于保健食品的功能。

A. 适宜特定人群食用   B. 额外补充两种以下营养素

C. 调节机体功能   D. 提供能量补充

9. 下列(　　)情况不需要召回医疗器械。

A. 正常使用情况下存在可能危及人体健康和生命安全的不合理风险的产品

B. 不符合强制性标准、经注册或者备案的产品技术要求

C. 不符合医疗器械生产、经营质量管理有关规定导致可能存在不合理风险的产品

D. 出现医疗器械不良事件或可疑医疗器械不良事件

10. 颁发保健食品注册证书的部门是(　　)。

A. 食品药品监督管理部门   B. 市场监督管理部门

C. 卫生局   D. 健康委员会

二、多项选择题

1. 医疗器械召回的内容包括(　　)。

A. 召回医疗器械名称、批次等基本信息

B. 召回的原因

C. 召回的要求，如立即暂停销售和使用该产品、将召回通知转发到相关经营企业或者使用单位或使用人

D. 召回医疗器械的处理方式

E. 召回医疗器械的注册人和备案人

2. 各级召回应当在多长时间通知到有关医疗器械经营企业、使用单位或者告知使用者？(　　)

A. 一级召回应在1日内

B. 二级召回应在3日内

C. 四级召回应在15日内

D. 五级召回应在31日内

E. 三级召回应在7日内

3. 不良事件的报告主体可以是(　　)。

A. 医疗器械的注册人   B. 医疗器械的备案人   C. 医疗器械的生产经营单位

D. 医疗器械的使用人   E. 监督机构

4. 下列(　　)情况需要召回。

A. 正常使用情况下存在可能危及人体健康和生命安全的不合理风险的产品

B.不符合强制性标准、经注册或者备案的产品技术要求的产品

C.不符合医疗器械生产、经营质量管理有关规定导致可能存在不合理风险的产品

D.出现医疗器械不良事件或可疑医疗器械不良事件

E.其他需要召回的产品

5.医疗器械管理包括(　　)。

A.医疗器械的备案及注册

B.医疗器械的生产

C.医疗器械的经营和使用

D.医疗器械的不良事件的处理

E.医疗器械的召回

实训项目　医疗器械的备案及注册

【实训目的】

能遵循国家相关法律法规对医疗器械进行分类,知道不同类别的医疗器械的管理部门,能按要求完成医疗器械产品备案及注册材料的初步准备工作,提升综合能力和职业素养。

【实训内容】

学生根据教师布置的任务,以小组为单位进行检索相关网站、查阅相关书籍、杂志等方式收集所需信息,做成PPT。

【实训步骤】

1.教师布置任务:①区分医疗器械产品备案和注册的异同点。②确立一个医疗产品,准备申请医疗产品备案或注册需要的材料。

2.以5人为单位进行自由分组,选出组长并进行任务分配。

3.根据组长分配的任务进行检索、查阅相关网站、杂志,收集所需信息。

4.小组所有成员对获取的资料进行讨论筛选,包括医疗产品基本信息、产品检验、临床评价、生产经营的安全性、不良事件的检测报道及召回、药学职业道德等方面的内容。

5.将讨论筛选好的内容做成PPT。

6.小组选派1名学生对PPT进行讲解。

【实训评价】

教师根据PPT讲解的效果,对小组进行点评并进行打分。

内容	医疗器械产品备案和注册的异同点	申请医疗产品备案或注册需要的材料	医疗器械不良事件监测	医疗器械召回相关材料	医疗产品备案或注册证书延续注册	医疗机构药师应遵守的药学职业道德
参考分值	20	40	10	10	10	10

(肖奕珂)

主要参考文献

［1］　李洁玉,杨冬梅,卞晓霞.药事管理与法规[M].北京.高等教育出版社,2019.

［2］　巩海涛,蒋琳,边虹铮.药事管理与法规[M].广州:世界图书出版公司,2020.

［3］　沈力,李桂荣.药事管理与法规[M].4 版.北京.中国医药科技出版社,2021.

［4］　杨冬梅,何晓丽.药事管理与法规实训[M].2 版.南京:东南大学出版社,2020.

［5］　左根永.药事管理与法规 2000 国家执业药师职业资格考试通关必做 2000 题[M].6 版.北京:中国医药科技出版社,2021.

［6］　舒炼,祝悦,张嘉杨.药事管理与法规[M].重庆:重庆大学出版社,2021.

［7］　杨家林,易东阳,王强.药事管理与法规[M].武汉:华中科技大学出版社,2017.

［8］　韩宝来,梁艳.药事管理与法规[M].北京:化学工业出版社,2021.

［9］　徐景和.2021 药事管理与法规[M].8 版.北京:中国医药科技出版社,2021.

［10］　徐景和.2019 药事管理与法规[M].7 版.北京:中国医药科技出版社,2019.

［11］　张琳琳,侯沧.药事管理与法规[M].2 版.北京:中国医药科技出版社,2020.

［12］　查道成,肖兰.药事管理与法规[M].2 版.北京:科学出版社,2021.

［13］　沈力,李桂荣.药事管理与法规[M].北京:中国医药科技出版社,2021.

［14］　沈力,吴美香.药事管理与法规[M].北京:中国医药科技出版社,2017.

［15］　金安琪,王诺,常冬,等.从科技驱动角度分析中药产业创新发展面临的问题与出路[J].中国食品药品监管,2019,12(07):82-88.

［16］　李耿,高峰,毕胜,等.中药饮片产业面临的困境及发展策略分析[J].中国现代中药,2021,23(07):1139-1154.

［17］　汪丽华,李君,李卫平.药事管理与法规[M].北京:中国协和医科大学出版社,2019.

［18］　杨世民.药事管理学[M].6 版.北京:人民卫生出版社,2017.

［19］　谢松城,郑焜.医疗设备使用安全风险管理[M].北京:化学工业出版社,2019.

［20］　郭晓磊.医疗器械同品种临床评价的质控、难点及应对[M].北京:科学出版社,2018.

［21］　张锦.医疗器械管理手册[M].北京:人民卫生出版社,2009.

［22］　颜爱民,谢路国.药品保健食品行业研究[M].北京:北京大学医学出版社,2006.

［23］　吴长忠,查道成.药事管理学[M].北京:军事医学科学出版社,2013.